Hermann-T. Steffen (Hrsg.)

Pflege in der Epileptologie

Wissen, Versorgung, Praxiskompetenz

Verlag W. Kohlhammer

Pharmakologische Daten verändern sich ständig. Verlag und Autoren tragen dafür Sorge, dass alle gemachten Angaben dem derzeitigen Wissensstand entsprechen. Eine Haftung hierfür kann jedoch nicht übernommen werden. Es empfiehlt sich, die Angaben anhand des Beipackzettels und der entsprechenden Fachinformationen zu überprüfen. Aufgrund der Auswahl häufig angewendeter Arzneimittel besteht kein Anspruch auf Vollständigkeit.

Piktogramme

 Empfehlung

 Merke

 Definition

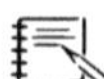 Information

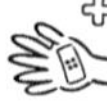 Hinweis für die Pflegepraxis

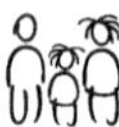 Fallbeispiel

1. Auflage 2021

Gesamtherstellung: W. Kohlhammer GmbH, Stuttgart

Print:
ISBN 978-3-17-037302-0

E-Book-Formate:
pdf: ISBN 978-3-17-037303-7
epub: ISBN 978-3-17-037304-4

Kohlhammer

Der Herausgeber

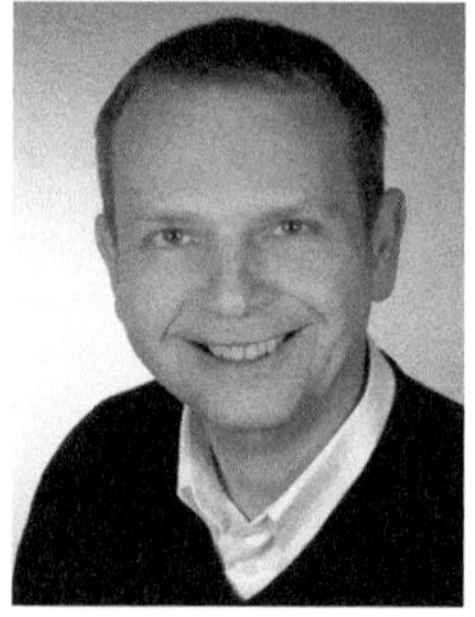

Prof. Dr. Hermann-T. Steffen, exam. Krankenpfleger und Gesundheitswissenschaftler. Nach langjähriger Tätigkeit in unterschiedlichen Praxisfeldern der Epileptologie und Psychiatrie bekleidet er eine Professur für Gesundheitswissenschaften und Versorgungsforschung an der Fachhochschule der Diakonie und ist Leiter der Epilepsie-Fachberatung, Bildung & Beratung Bethel. Seine Arbeits- und Forschungsschwerpunkte sind »Familie und chronische Krankheit«, »Partizipation im Gesundheitswesen« und »Anwendung von E-(Mental)Health«.

Inhalt

Einleitung – Krankheitsbewältigung und Pflege bei Epilepsie

Hermann-T. Steffen

Epilepsien[1] zählen zu den häufigsten chronischen neurologischen Erkrankungen weltweit (WHO 2019). Auch wenn die Remissionsrate der Epilepsien mit 70 % geschätzt wird (Beghi et al. 2015) – und die Erkrankung somit eine günstige Prognose aufweist –, gehen sie nicht selten mit langjährigen Verläufen einher (Sillanpää 2016). Zudem ist ihnen eine spezifische Verlaufsdynamik zu eigen: Je nach Frequenz und Gestalt der Anfälle – als Symptom der Epilepsien – können sich stabile, instabile und akute Phasen ablösen, zeitweise kann die Symptomatik ganz zum Erliegen kommen, um dann wieder – langsam einschleichend oder abrupt – aufzuflammen (Bartolini & Sander 2019). Auch weisen sich Epilepsien durch ihre Komplexität aus, bedingt durch fallweise auftretende kognitive Störungen, psychiatrische Komorbidität und psychosozialen Folgen (Helmstaedter 2012; Schmitz 2012). So können sich die Auswirkungen der Erkrankung nicht allein in Schule, Ausbildung und Beruf zeigen, gleichermaßen machen sie ihren Einfluss in der Gestaltung sozialer Kontakte geltend (Specht & Thorbecke 2010). Denn der Erkrankung haftet mithin ein Stigma an, das seinen Schatten auf das Selbstbild und auf die soziale Teilhabe von Menschen mit Epilepsie wirft und damit auf die Lebensqualität nachhaltigen Einfluss nehmen kann (Fiest et al. 2014). Die Folgen einer Epilepsie treffen jedoch nicht die Kranken allein, immer sind es ihre Familien, die zahlreichen alltags- und krankheitsbezogenen Anforderungen begegnen müssen (Steffen 2015). Dementsprechend zeigt sich der Gesundheitsstatus von Angehörigen Epilepsieerkrankter vielfach niedrig, derweil ihre ökonomischen, zeitlichen, emotionalen und sozialen Belastungen vergleichsweise hoch ausfallen (van Andel et al. 2009).

Die Bewältigungsarbeit von Menschen mit Epilepsie nimmt ihren Auftakt bereits mit dem Auftreten erster Anfälle. Denn in der Resonanz einer – neuen – komplexen Lebenssituation stellen sich unmittelbar Fragen nach den biographischen Konsequenzen einer mit vielfacher Unsicherheit behafteten Erkrankung (Naess et al. 2009). So müssen epilepsiebedingte Einschränkungen erkannt, künftige Handlungsspielräume austariert und ein neuer Lebensplan entworfen werden. Auch muss das durch die Epilepsie irritierte Selbstkonzept nicht nur zu Beginn, sondern zuweilen fortlaufend angepasst und aktualisiert werden.

Nicht minder anspruchsvoll sind die Aufgaben des Krankheits(selbst-)managements: Um bei wiederkehrenden Anfällen einen gewissen Grad der Kontrolle ge-

1 Mit dem Plural »Epilepsien« wird in der medizinischen Klassifikationsterminologie der Heterogenität epileptischer Anfälle, als Symptom der Erkrankung, Ausdruck verliehen.

genüber der Epilepsie zu erlangen, gilt es, Anfallsauslöser und -muster im Krankheitsverlauf zu erkennen und zu deuten. Gelingt dies nicht, mindert es die Überzeugung, die Erkrankung kontrollieren zu können und führt mithin zu Gefühlen des Ausgeliefertseins und der Hilflosigkeit (Velissaris et al. 2007). Aber auch ein angemessener Umgang mit dem iktalen Geschehen selbst, das zuweilen bizarr und fremd anmutend jählings jegliche soziale Interaktion unterbrechen kann, muss gefunden werden. Denn epileptische Anfälle ereignen sich nicht immer im Privaten, zuweilen treten sie vor Publikum auf und werden so zu einem öffentlichen Ereignis. Fallweise – wenn der Anfall mit Bewusstseinseintrübung einhergeht – nehmen die Betroffenen das Ereignis einzig im »Spiegel der Umwelt« (Janz 1962, S. 1386) wahr, die sich nicht selten ängstlich, verstört und besorgt zeigt. Somit sind Menschen mit Epilepsie gefordert, sich nicht nur mit der eigenen Situation, sondern auch mit der vermeintlichen Wirkung auf die Zeugen des Anfallsgeschehens auseinandersetzen. Um nicht an sozialer Integrität einzubüßen, ist ein geeignetes Informations- und Stigma-Management unabdingbar. Menschen mit Epilepsie müssen beurteilen und entschieden, wen, zu welcher Zeit, in welcher Form und zu welchem Grad sie über ihre Erkrankung informieren (Elliott et al. 2019).

Aber auch die Handhabe des zuweilen komplexen Medikamentenregimes verlangt Menschen mit Epilepsie mannigfaltige Bewältigungsbemühungen ab. Denn nicht nur die Einnahmepraxis muss in die Routinen des Alltags eingebunden werden, mehr noch müssen sie ihre Haltung gegenüber der antiepileptischen Medikation entwickeln. Denn das Verhältnis von Menschen mit Epilepsie zu ihren Medikamenten ist keineswegs ungetrübt (Malek et al. 2017): Einerseits ermöglichen sie die Kontrolle über das Anfallsgeschehen und zeigen sich somit als Garant von Alltagsnormalität, andererseits bezeugen sie fortwährend die Gegenwart der Erkrankung. So erstaunt es nicht, dass die Wirksamkeit, aber auch die Notwendigkeit des medikamentösen Regimes zuweilen eigenverantwortlich überprüft wird (Conrad 1985).

Die alltagsbezogenen und biographischen Anpassungserfordernisse finden jedoch auch bei dauerhafter Anfallsfreiheit kein Ende. Vielmehr sehen sich die Erkrankten vor die Aufgabe gestellt, von der Rolle als »Kranker« in die Rolle als »Gesunder« zu wechseln (Wilson et al. 2007). Nicht selten antworten die Betroffenen mit sozialem Rückzug, aus Angst den potenziellen Erwartungen des Umfelds nicht zu entsprechen, oder mit einer übersteigerten sozialen Aktivität, aus dem Wunsch heraus, die verpassten Möglichkeiten nachzuholen. Jedoch haben nicht nur die Betroffenen diese Adaptionsleistung zu erbringen, insbesondere die Familien und das soziale Umfeld hat sich in der Bewältigung der neuen Situation zu bewähren, indem es die Bemühungen anerkennt, unterstützt und fördert, mehr noch die erforderliche Anpassung selbst vornimmt (Wilson et al. 2005). Nicht selten stellen sich Probleme ein, wenn die Betroffenen das Gefühl haben, dass Angehörige, Freunde und Arbeitskollegen sie weiterhin in der Rolle als Kranker ansprechen, sie dadurch nicht den Entwicklungsmöglichkeiten nachkommen können und sich in ihrer biographischen Transition gehindert sehen. Angesichts der zahlreichen und vielschichtigen Aufgaben, die sich Menschen mit Epilepsie und deren Angehörige im Krankheits(selbst-)management stellen, wundert es nicht, dass Belastungen zeitweise überborden, Anpassungsstrategien aus dem Kurs geraten und die Bewältigungsbemühungen gar ganz zum Erliegen kommen können.

Um die Lebensqualität und Autonomie in der Lebenspraxis von Menschen mit Epilepsie zu befördern, wird deutlich, dass die Unterstützung der Bewältigungsarbeit als prioritäre Aufgabe epileptologischer Pflege verstanden werden muss. Dreh- und Angelpunkt bilden hier – neben den klinisch pflegerischen Aufgaben – vor allem kommunikative Pflegeinterventionen der Information, Aufklärung, Beratung, Edukation und Anleitung. Eingebettet in den dynamischen Pflegeprozess sollten diese Maßnahmen so geformt und organisiert sein, dass sie die je spezifischen Lebensweltbezüge aufnehmen und der verlaufsbezogenen Entwicklung der Erkrankung begegnen. Zu Beginn steht ein umfassendes, mehrdimensionales Assessment, das ermöglicht, den Stand der Krankheitsbewältigung von Menschen mit Epilepsie zu bestimmen, potenzielle Blockaden zu identifizieren, Lebensvorstellungen zu ergründen, Ressourcen zu erkennen und Optimierungspotenziale zu benennen. Auf dieser Grundlage lassen sich alsdann in einem partizipativen Prozess individuelle Ziele definieren und passende Interventionsstrategien ableiten. Für die Interventionen gilt es, eine flexible, individualisierte Form zu finden, um Veränderungen im Krankheitsverlauf, biographischen Neuausrichtungen und alltagsbezogenen Anpassungserfordernissen begegnen zu können. Die Wirksamkeit und Qualität der Interventionen zu kontrollieren, den jeweiligen Zielerreichungsgrad zu bestimmen und nötigenfalls Anpassungen vorzunehmen, ist ebenso Aufgabe der pflegerischen Praxis bei Epilepsie, wie den Erfolg der Maßnahmen abschließend zu bewerten.

Um das Themen- und Aufgabenspektrum in der Pflege von Menschen mit Epilepsie zu entfalten, sind die Kapitel im vorliegenden Buch zielgruppen- aber auch behandlungsbezogen gegliedert. Einleitend werden das Krankheitsbild und Behandlungsaspekte der Epilepsien vorgestellt. Es folgt eine Einführung in die Anfallsbeobachtung und Erste Hilfe bei Anfallsereignissen. Den Anforderungen und Interventionen in der Pflege von Menschen mit Epilepsien in bestimmten Lebensphasen (Kinder, junge Erwachsene, Erwachsene im mittleren und höheren Lebensalter), Komorbidität (komplexe Behinderung) und in besonderen Pflegesettings (Psychosomatik, Epilepsiechirurgie, Rehabilitation) gilt die Aufmerksamkeit der folgenden Kapitel. Abschließend wird der Fokus auf die methodischen und krankheitsbezogenen Aspekte der pflegerischen Epilepsieberatung gelenkt.

Literatur

Bartolini E, Sander JW (2019) Dealing with the storm: An overview of seizure precipitants and spontaneous seizure worsening in drug-resistant epilepsy, Epilepsy & Behavior, 97, S. 212–218

Beghi E, Giussani G, Sander JW (2015) The natural history and prognosis of epilepsy, Epileptic Disorders, 17(3), S. 243–253

Conrad P (1985) The meaning of medications: Another look at compliance, Social Science & Medicine 20, S. 29–37

Elliott N, Pembroke S, Quirke M et al. (2019) Disclosure strategies in adults with epilepsy when telling, »I have epilepsy«: The How2tell study, Epilepsia, 60(10), S. 2048–2059

Fiest KM, Birbeck GL, Jacoby A et al. (2014) Stigma in epilepsy, Current neurology and neuroscience reports, 14(5), S. 444

Helmstaedter C (2012) Kognitive Defizite bei unbehandelten Patienten mit neu diagnostizierter Epilepsie, Z. Epileptol., 25(4), S. 273–277

Janz D (1962) Epilepsie-Ambulanz als Institution, Deutsche Medizinische Wochenzeitschrift 87, S. 1385–1387

Malek N, Heath CA, Greene J (2017) A review of medication adherence in people with epilepsy, Acta Neurologica Scandinavica, 135(5), S. 507–515

Naess S, Eriksen J, Tambs, K (2009) Perceived change in life satisfaction following epilepsy diagnosis, Scand J Public Health 37(6), S. 627–631

Schmitz B (2012) Psychiatrische Aspekte bei Epilepsien, Der Nervenarzt 83(2), S. 205–208

Sillanpää M (2016) Natural course of treated epilepsy and medico-social outcomes. Turku studies. Part II, Journal of Epileptology, 24(1), S. 25–39

Specht U, Thorbecke R (2010) Epilepsien. In: Frommelt P, Lösslein H (Hrsg.) NeuroRehabilitation. Berlin, Heidelberg: Springer. S. 739–756

Steffen HT (2015) Epilepsie und Familie – Familialer Umgang mit chronischer Krankheit und Krankenrolle. Bielefeld: Universität Bielefeld

Velissaris SL, Wilson SJ, Saling MM et al. (2007) The psychological impact of a newly diagnosed seizure: losing and restoring perceived control, Epilepsy & Behavior, 10(2), S. 223–233

Wilson SJ, Bladin PF, Saling MM et al. (2005) Characterising psychosocial outcome trajectories following seizure surgery, Epilepsy & Behavior 6, S. 570–580

Wilson SJ, Bladin PF, Saling MM (2007) The burden of normality: a framework for rehabilitation after epilepsy surgery, Epilepsia 48, Suppl 9, S. 13–16

World Health Organization (Hrsg.) (2019) Epilepsy: a public health imperative: summary (No. WHO/MSD/MER/19.2), World Health Organization

1 Epileptologische Grundlagen

Christian Brandt

1.1 Einleitung

Epilepsie ist eine Krankheit des Gehirns. Sie kann vielfältige Ursachen haben und ebenso vielfältige Erscheinungsformen. Etwas weniger als 1 % der Bevölkerung leidet an einer Epilepsie. Wenn Patient*innen[1] mit anfallsartigen Zuständen zum Arzt gehen oder ins Krankenhaus kommen, ist es zunächst einmal wichtig sicherzustellen, ob es sich um eine Epilepsie oder um eine andere Erkrankung mit anfallsartigen Symptomen handelt. Andere Krankheiten, die sich ebenfalls anfallsartig äußern, sind z. B. Synkopen (kreislaufbedingte Bewusstlosigkeiten) oder psychogene nichtepileptische Anfälle. Die wichtigsten Schritte bei der Diagnosefindung sind die Erhebung der Anamnese, insbesondere Schilderungen oder Beschreibungen der anfallsartigen Zustände, und idealerweise die Videoanalyse eines anfallsartigen Zustandes.

Die wichtigsten apparativen Untersuchungen in der Epilepsiediagnostik sind das EEG (Elektroenzephalographie, Hirnschrift) und die Kernspintomographie (Magnetresonanztomographie, MRT). Laboruntersuchungen inklusive Liquoranalyse haben ebenfalls ihre Bedeutung.

Die Behandlung erfolgt in der Regel mit Medikamenten, den sogenannten Antiepileptika oder Antikonvulsiva. Je nach Epilepsieform kann es auch wichtig sein, bestimmte Lebensregeln, z. B. die Einhaltung eines regelmäßigen Schlaf-Wach-Rhythmus, zu befolgen. Die Prognose einer Epilepsie, also die Aussicht auf Anfallsfreiheit, ist prinzipiell gut. Sie sinkt allerdings mit der Zahl der erfolglos eingesetzten Antiepileptika. Wenn zwei korrekt ausgewählte und adäquat eingesetzte Medikamente nicht zum gewünschten Erfolg geführt haben, spricht man von einer medikamentenrefraktären Epilepsie (Kwan et al. 2010). Spätestens, wenn dieses Stadium erreicht ist, sollte die Überweisung an ein spezialisiertes Zentrum erfolgen. Dort muss auch die Möglichkeit eines epilepsiechirurgischen Eingriffs geprüft werden. Psychotherapeutische Verfahren können ergänzend wichtig sein. Stationäre Rehabilitation hat ihre Bedeutung nach epilepsiechirurgischen Operationen, aber auch in vielfältiger anderer Hinsicht, insbesondere wenn die Berufstätigkeit des Betroffenen gefährdet ist.

---

1 In diesem Herausgeberband wird überwiegend der »Gender-Stern« genutzt, um alle Geschlechter anzusprechen. Wenn bei bestimmten Begriffen, die sich auf Personengruppen beziehen, nur die männliche Form gewählt wurde, so ist dies nicht geschlechtsspezifisch gemeint, sondern geschah ausschließlich aus Gründen der besseren Lesbarkeit.

1.2 Klassifikation der Epilepsien und der epileptischen Anfälle

Zunächst einmal geht es um die Frage, wann man überhaupt von einer Epilepsie spricht. Früher galt die Definition, dass man die Diagnose einer Epilepsie dann stellt, wenn mindestens zwei unprovozierte epileptische Anfälle aufgetreten sind. Dies hatte seinen Grund darin, dass nicht alle Menschen, die einen epileptischen Anfall erleiden, weitere Anfälle bekommen. Bei manchen bleibt es auch bei einem einzigen epileptischen Anfall. Außerdem können Anfälle als Symptom bestimmter akuter Krankheiten oder Ereignisse auftreten, z. B. bei einem Schädel-Hirn-Trauma, in den ersten sieben Tagen nach einem Schlaganfall oder bei Entzündungen des Gehirns, Stoffwechselstörungen, Vergiftungen oder Alkoholentzug.

Wichtige Ursachen akut symptomatischer Anfälle (detaillierte Informationen bei Beghi et al. 2010):

- Cerebrovaskuläre Erkrankung (Schlaganfall, Hirnblutung)
- Schädel-Hirn-Trauma
- Hirninfektion
- Akute Allgemeininfektionen
- Bestimmte Autoimmunerkrankungen
- Metabolische Störungen
- Cerebrale Hypoxie
- Alkoholentzug
- Alkoholintoxikation
- Drogeninduziert
- Fieberkrämpfe (bei Kindern)

Auch heute spricht man nach zwei unprovozierten epileptischen Anfällen von einer Epilepsie. Es ist allerdings eine Neuerung hinzugekommen:

Unprovozierte epileptische Anfälle

Wenn bei den Untersuchungen nach einem epileptischen Anfall eine Ursache gefunden wird, von der man weiß, dass sie mit einer hohen Wahrscheinlichkeit weitere epileptische Anfälle auslösen wird, stellt man die Diagnose einer Epilepsie bereits nach *einem* epileptischen Anfall (Fisher et al. 2014). Dies ist oft nach Schlaganfällen so.

Epileptische Anfälle nach Schlaganfällen sind ein gutes Beispiel, um die Unterscheidung zwischen akut symptomatischen epileptischen Anfällen (früher auch als provozierte Anfälle bezeichnet) und Anfällen im Rahmen einer Epilepsie zu erklären. Tritt innerhalb der ersten sieben Tage nach einem Schlaganfall ein epileptischer Anfall auf, so betrachtet man ihn als akut symptomatischen Anfall. Tritt der Anfall jenseits dieser Grenze von sieben Tagen nach dem Schlaganfall auf, wird er als epileptischer Anfall im Rahmen einer Epilepsie gewertet. Die Grenze von sieben Tagen mag etwas willkürlich erscheinen. Sie beruht jedoch letztlich auf Erkenntnissen über das Wiederholungsrisiko.

Bezüglich der Klassifikation der Epilepsien und der epileptischen Anfälle haben sich in den letzten Jahren Neuerungen ergeben. Im Jahr 2017 wurden offizielle Klassifikationen von der Internationalen Liga gegen Epilepsie in Kraft gesetzt. Früher unterschied man zwei Gruppen von Epilepsien, nämlich fokale und generalisierte Epilepsien. Je nachdem, ob die Ursache der Epilepsie bekannt oder unbekannt war oder ob man eine genetische Verursachung vermutete, ergänzte man die Bezeichnungen »symptomatisch«, »kryptogen« oder »idiopathisch«. Nach der aktuellen Klassifikation (Scheffer et al. 2017) ordnet man zunächst die Anfallsarten ein, ausgehend davon unterteilt man in fokale, generalisierte, kombiniert generalisierte und fokale Epilepsien und Epilepsien unbekannter Zuordnung. Ggf. kann man diese Epilepsietypen noch zu einem speziellen Syndrom zuordnen. Als weiterer Bestandteil geht die Ursache der Epilepsie in die Klassifikation ein. Je nach Ätiologie spricht man von struktureller, genetischer, infektiöser, metabolischer, immuner oder unbekannter Ätiologie. Begleiterkrankungen, wie sie bei einer Epilepsie typischerweise auftreten können, gehen als Komorbidität in die Epilepsieklassifikation ein.

Die grobe Einteilung in fokale Epilepsien, also solche, die von einem bestimmten Fokus (Herd) ausgehen, und generalisierte Epilepsien bleibt also bestehen.

Prinzipiell kann eine Epilepsie in jedem Hirnlappen ihren Ursprung haben. Beispielhaft seien hier die Temporallappen-Epilepsie (Schläfenlappen-Epilepsie) und die Frontallappen-Epilepsie (ausgehend vom Stirnlappen) erwähnt.

Temporallappen-Epilepsie

- Die Temporallappen-Epilepsie (TLE) ist die häufigste fokale Epilepsie bei Erwachsenen.
- Typische Anfallsformen sind epigastrische Auren (aufsteigendes Gefühl aus der Magengegend) und Déjà-vu (bewusst erlebte kognitive Anfälle).
- Manchmal haben die Betroffenen als Kinder Fieberkrämpfe erlebt. Eine Hippokampussklerose ist eine häufige Ursache einer TLE.
- Der Verlauf der TLE ist oft therapieresistent.
- Insbesondere bei Vorliegen einer Hippokampussklerose ergeben sich gute Aussichten auf einen erfolgreichen epilepsiechirurgischen Eingriff.

Frontallappen-Epilepsie

- Auch Frontallappen-Epilepsien sind häufige fokale Epilepsien.
- Oft treten fokale klonische oder hyperkinetische Anfälle auf.

- Der Epilepsieverlauf ist oft therapieresistent.
- Bei therapieresistentem Verlauf ist die Prüfung einer epilepsiechirurgischen Option erforderlich.

Innerhalb der genetisch generalisierten Epilepsien wurde für vier Syndrome der alte Begriff der idiopathischen generalisierten Epilepsie beibehalten. Es handelt sich um die kindliche Absence-Epilepsie, die juvenile Absence-Epilepsie, die juvenile myoklonische Epilepsie und die Epilepsie mit ausschließlich generalisierten tonisch-klonischen Anfällen (früher: Epilepsie mit Aufwach-Grand-mal-Anfällen).

Die Zuordnung einer Epilepsie zum Bereich der fokalen oder der generalisierten Epilepsien ist besonders wichtig, da sie die Medikamentenauswahl bestimmt. Auch ist die Einhaltung bestimmter Lebensregeln bei genetisch generalisierten Epilepsien deutlich wichtiger als bei fokalen Epilepsien.

Juvenile myoklonische Epilepsie

- Hierbei handelt es sich um eine idiopathische generalisierte (genetisch generalisierte) Epilepsie.
- Das Manifestationsalter ist in der Regel in der Jugend.
- Das Syndrom ist durch Myoklonien und tonisch-klonische Anfälle definiert, Absencen können auftreten.
- Die Einhaltung bestimmter Lebensregeln (regelmäßiger Schlaf-Wach-Rhythmus, allenfalls geringer Alkoholkonsum oder der Verzicht auf Alkohol) ist anzuraten.
- Die Aussichten auf Anfallsfreiheit unter korrekt ausgewählter und eingenommener antiepileptischer Medikation sind hoch.
- Das Syndrom zeichnet sich durch typische EEG-Muster aus.

Auch die Klassifikation der epileptischen Anfälle, also der einzelnen Anfallsformen, wurde geändert. Hier werden sich jedoch im Sprachgebrauch vermutlich die früheren Bezeichnungen noch lange halten bzw. in Gesprächen oder Arztbriefen auftauchen. Deshalb werden sie an dieser Stelle kurz erwähnt. Man unterschied fokale und generalisierte Anfälle. Die fokalen Anfälle wiederum unterteilten sich in einfach-fokale (bei diesen war das Bewusstsein vorhanden) und komplex-fokale Anfälle (bei diesen wurde das Bewusstsein verloren).

Zu den generalisierten Anfällen gehörten Absencen, tonische Anfälle, klonische Anfälle, myoklonische Anfälle und generalisierte tonisch-klonische Anfälle. Bei den generalisierten tonisch-klonischen Anfällen kam die Besonderheit hinzu, dass sie primär generalisiert sein konnten (wenn von vornherein beide Hirnhälften betroffen waren) oder sekundär generalisiert (wenn sie aus einem fokalen Anfall hervorgingen).

Ein wesentlicher Kritikpunkt war, dass die Worte »einfach« und »komplex« in diesem Zusammenhang irreführend sein können. Auch war die genannte Einteilung sehr grob.

Die neue Klassifikation (Fisher et al. 2017) unterscheidet Anfälle mit fokalem Beginn, generalisiertem Beginn und unbekanntem Beginn. Wenn man einmal diese grobe Einteilung getroffen hat, wird – je nachdem, welche Informationen zur Verfügung stehen – weiter unterteilt. Fokal beginnende Anfälle werden in bewusst erlebte und nicht bewusst erlebte Anfälle gegliedert, außerdem in solche mit motorischem Beginn und solche mit nicht motorischem Beginn. Je mehr Informationen zur Verfügung stehen, desto detaillierter kann die Anfallsklassifikation werden.

Hier ist es wichtig, dass die Einteilung in bewusst erlebte und nicht bewusst erlebte Anfälle danach vorgenommen wird, ob der komplette Anfallsablauf erinnert wird oder nicht. Im letzteren Fall wird der Anfall als nicht bewusst erlebt eingeordnet. Bei den motorischen oder nicht motorischen Symptomen wird allerdings das erste Symptom, also das, mit dem ein Anfall beginnt, berücksichtigt. So kann es zu dem zunächst paradox erscheinenden Begriff eines nicht bewusst erlebten emotionalen Anfalls kommen. Der frühere sekundär generalisierte tonisch-klonische Anfall wird nun als fokal zu bilateral tonisch-klonischer Anfall bezeichnet, der frühere primär generalisierte tonisch-klonische Anfall als tonisch-klonischer Anfall.

Unabhängig von dieser offiziellen Klassifikation können im Alltag Begrifflichkeiten hilfreich sein, die es ermöglichen, über einen Anfall zu sprechen und ihn mit einem prägnanten Wort zu bezeichnen. Hierzu gehört der Begriff der Aura, also z. B. eines Anfallsvorgefühls oder eines Anfalls, den nur der Betroffene selbst erlebt. Auch die Bezeichnung »psychomotorischer Anfall«, die in der neuen Klassifikation nicht mehr erhalten ist, kann als umgangssprachliche Bezeichnung eines fokalen Anfalls mit motorischem Beginn und Automatismen sinnvoll sein. Fokal zu bilateral tonisch-klonische oder tonisch-klonische Anfälle werden sicher auch im Umgangssprachgebrauch weiterhin als Grand-mal-Anfall bezeichnet werden.

1.3 Pathophysiologie

Vereinfacht ausgedrückt liegt bei einer Epilepsie ein gestörtes Gleichgewicht zwischen hemmenden und erregenden Einflüssen im Gehirn vor. Eine wichtige Rolle spielen hierbei die Botenstoffe (Neurotransmitter). Der wichtigste hemmende Neurotransmitter ist GABA, der wichtigste erregende ist Glutamat. Außerdem spielen Ionenkanäle (Natrium-, Kalzium- und Kaliumkanäle) eine Rolle. Aus diesen Mechanismen der Anfallsentstehung erklären sich die pharmakologischen Prinzipien der Epilepsiebehandlung mit Medikamenten. Einige Antiepileptika wirken an Natriumkanälen im Gehirn (sogenannte Natriumkanalinhibitoren), andere greifen in den Stoffwechsel von GABA ein oder wirken an Glutamatrezeptoren. Manche Medikamente haben mehrere Wirkmechanismen. Nicht immer ist der genaue Wirkmechanismus eines Antiepileptikums in allen Einzelheiten bekannt.

1.4 Epidemiologie

Die Epidemiologie befasst sich mit der Häufigkeit von Krankheiten. Wichtige Begriffe sind Inzidenz und Prävalenz. Die Inzidenz bezeichnet den Zugang an Kranken, im Falle einer Epilepsie also die Häufigkeit, mit der Epilepsien neu auftreten. Die Prävalenz bezeichnet den Bestand an Kranken. Am Beispiel der Epilepsie bedeutet die Prävalenz also, wie viele Epilepsiekranke es in der Bevölkerung gibt. Die Zahl der Erkrankten vermindert sich durch Heilung (Remission) oder Tod (Mortalität).

Epilepsien treten besonders häufig in den ersten Lebensjahren und dann wieder ab dem Alter von 60 Jahren auf. Während das häufige Auftreten in den ersten Lebensjahren schon lange bekannt ist, wird das häufige Auftreten im höheren Lebensalter erst in den letzten 20 Jahren deutlich. Dies hat mit der zunehmenden Lebenserwartung in der Gesamtbevölkerung und mit dem altersbedingten Auftreten von Hirnerkrankungen zu tun. Hier sind besonders Hirngefäßkrankheiten (z. B. Schlaganfälle), Demenzen und Hirntumore zu nennen. Die Prävalenz von Epilepsien liegt in den industrialisierten Ländern zwischen 0,5 und 1 %. Ungefähr 5 % der Bevölkerung erleidet mindestens einmal im Leben einen epileptischen Anfall, ohne dass gleich die Diagnose einer Epilepsie zu stellen wäre (▸ Kap. 1.2).

Die Prognose einer Epilepsie ist prinzipiell gut, d. h. es bestehen gute Aussichten, dass Patient*innen anfallsfrei werden können. Dies trifft für ungefähr 70 % der Betroffenen zu. Andererseits heißt es jedoch, dass 30 % der Menschen mit Epilepsie ihre Anfälle in unterschiedlichen Abständen behalten werden. Je mehr antiepileptische Medikamente bei einem Betroffenen schon erfolglos eingesetzt wurden, desto geringer werden die Aussichten, dass das nächste oder übernächste Medikament doch noch zu einer anhaltenden Anfallsfreiheit führt.

Das Risiko, an den Folgen einer Epilepsie zu sterben, ist grundsätzlich gering. Dennoch besteht ein solches Risiko. Zu den Todesursachen bei Epilepsie gehören der plötzliche unerwartete Tod bei Epilepsie (sudden unexpected death in epilepsy, SUDEP), Status epilepticus, anfallsbedingte Verletzungen und Suizide. Ein ganz entscheidendes Ziel der Epilepsiebehandlung ist es, diese Todesfälle zu verhindern. Dazu gehört zunächst einmal eine bestmögliche Behandlung der Epilepsie, im Weiteren ggf. der Einsatz von Anfallswarngeräten, die konsequente Behandlung eines Status epilepticus, Vorsichtsmaßnahmen zur Verhinderung von anfallsbedingten Unfällen, je nach Epilepsieart und Anfallsfrequenz Vermeidung bestimmter Sportarten oder Tätigkeiten, Sicherheitsvorkehrungen im Haushalt, bei häufigen Sturzanfällen auch der Einsatz eines Anfallsschutzhelmes und Bemühungen im Hinblick auf die Früherkennung von Suizidgedanken und Verhinderung von Suizidalität.

1.5 Diagnostik

Da epileptische Anfälle, wie der Name schon sagt, anfallsartig beginnen und in der Regel auch nach kurzer Zeit von selbst wieder aufhören, werden behandelnde Ärzte und Pflegende oft gar keinen Anfall mit eigenen Augen sehen.

Wenn ein*e Patient*in, der in der Öffentlichkeit einen epileptischen Anfall gehabt hat, mit dem Rettungsdienst in eine Notaufnahme gebracht wird, ist der Anfall in der Regel vorbei. Damit sind die direkten Untersuchungsmöglichkeiten des Krankheitsbildes in der Epileptologie eingeschränkt gegenüber anderen Krankheiten. Damit ist in der Diagnostik anfallsartiger Zustände immer etwas »Detektivarbeit« zu leisten. Dies mag die Diagnostik erschweren, macht aber andererseits auch den besonderen Reiz der Epileptologie aus.

1.6 Anamnese

Eine gründliche Erhebung der Anamnese ist in der Epileptologie besonders wichtig. Zunächst einmal wird man die Patient*innen über das befragen, was sie selbst erlebt haben, insbesondere zu Beginn eines epileptischen Anfalls. Dies ermöglicht ggf. Rückschlüsse auf den Anfallstyp und auf die Lokalisation des epileptogenen Fokus. Neben der Schilderung des Anfalls durch den Betroffenen selbst sind die Angaben von Beobachtern, also die Fremdanamnese, hilfreich.

Zunächst einmal ist es wichtig, Patient*innen spontan von ihren Anfällen berichten zu lassen, andererseits muss man aber auch typische Symptome ausdrücklich nachfragen, weil sie oft nicht von selbst berichtet werden.

1.7 Anfallsbeobachtung

Die Beobachtung eines anfallsartigen Zustandes, insbesondere bei gleichzeitiger Video-EEG-Ableitung, stellt den Idealfall dar. Dieser ist nicht immer zu erreichen und in der Regel spezialisierten Zentren vorbehalten, zumindest dann, wenn es um ein Video-EEG-Intensivmonitoring geht. Mit der rasanten Entwicklung von Smartphones haben Videoaufnahmen anfallsartiger Zustände, die von Angehörigen oder Betreuungspersonen gemacht wurden, eine immer größere Bedeutung gewonnen.

1.8 Elektroenzephalographie

Das EEG ist eine Schlüsseluntersuchung, wenn es um die Diagnose einer Epilepsie geht. Man untersucht das EEG insbesondere im Hinblick auf sogenannte epilepsietypische Potenziale. Das sind EEG-Veränderungen, die typischerweise bei einer Epilepsie vorkommen, ohne dass sie für sich genommen die Diagnose einer Epilepsie beweisen. Im Verlauf einer Epilepsie wird die Bedeutung des EEG häufig überschätzt. Hier sind spezielle Fragestellungen nötig.

1.9 Kernspintomographie und Computertomographie

Die Computertomographie wird in der Notfalldiagnostik eingesetzt, z. B. bei einem ersten epileptischen Anfall oder bei Verdacht auf ein Schädel-Hirn-Trauma. Zur gründlichen Abklärung bei Verdacht auf Epilepsie ist eine Kernspintomographie erforderlich. Diese Untersuchung, die nicht mit Röntgenstrahlen arbeitet, geht mit einer deutlich besseren Auflösung im Vergleich zur Computertomographie einher und bietet damit wesentlich höhere Aussichten, auch feinste Veränderungen der Hirnstruktur als mögliche Ursache einer Epilepsie zu identifizieren.

1.10 Differenzialdiagnostik

Andere Erkrankungen, die mit anfallsartigen Zuständen einhergehen, können mit Epilepsie verwechselt werden. Hier handelt es sich insbesondere um Synkopen, also um kreislaufbedingte Bewusstseinsstörungen, und psychogene nichtepileptische Anfälle. Aber auch Narkolepsie, transitorische ischämische Attacken, Panikattacken, Bewegungsstörungen und Hyperekplepsie (gesteigertes Erschrecken) können mit Epilepsie verwechselt werden.

Typische Merkmale psychogener nichtepileptischer Anfälle:

- Situative Auslösung
- Undulierender Verlauf
- Asynchrone Arm- und Beinbewegungen, geballte Fäuste
- Rhythmische Beckenbewegungen, arc de cercle
- Rosige Hautfarbe
- Geschlossene Augen, Widerstand bei passivem Öffnen

1.11 Medikamentöse Epilepsiebehandlung

Mit Kaliumbromid wurde 1857 das älteste in Deutschland noch auf dem Markt verfügbare Antiepileptikum eingeführt. Erst 1912 kam Phenobarbital hinzu, das ebenfalls noch in Deutschland verfügbar ist. Beide Medikamente spielen jedoch in der Epilepsiebehandlung mittlerweile eine untergeordnete Rolle. Seit Anfang der 90er Jahre des 20. Jahrhunderts hat die Zahl verfügbarer Antiepileptika stetig zugenommen (▸ Tab. 1.1).

Tab. 1.1: Klinische Charakteristika der Antiepileptika (Adaptiert mit freundlicher Genehmigung von Wolters Kluwer Health, Inc.: Brandt C (2019) Pharmacodynamic monitoring of antiepileptic drug therapy, Therapeutic drug monitoring, 41(2), S. 168–173, https://journals.lww.com/drug-monitoring/Abstract/2019/04000/Pharmacodynamic_Monitoring_of_Antiepileptic_Drug.8.aspx)[2]

Medikament	Vorteile	Nachteile, Nebenwirkungen
Kaliumbromid	Gut wirksam gegen tonisch-klonische Anfälle	NW: Magengeschwüre, Sedierung, Akne
Brivaracetam	Psychiatrische Nebenwirkungen vermutlich seltener als unter Levetiracetam	Psychiatrische NW möglich
Cannabidiol	Wirksamkeit bei LGS und Dravet-Syndrom nachgewiesen	Neues Medikament, deshalb wenig Erfahrung damit
Carbamazepin	Wirksam bei fokalen Epilepsien; langjährige Erfahrung	Enzyminduzierend
Clobazam	Sehr gut wirksam	Toleranzentwicklung möglich
Eslicarbazepin-acetate	Tägliche Einmaldosierung möglich	Hyponatriämie
Ethosuximid	Sehr effektiv gegen Absencen	NW
Everolimus	Wirkt direkt auf den pathophysiologischen Mechanismus bei TSC	Infektionen möglich, Hypercholesterinämie
Felbamat	Wirksam beim LGS	Potentiell lebensbedrohliche NW: Leberversagen, Blutbildstörungen
Gabapentin	Gut verträglich	Mäßige Wirksamkeit
Lamotrigin	Breites Wirkspektrum, geringes teratogenes Potential, nicht sedierend	Schwere Hautreaktionen möglich
Lacosamid		NW: Schwindel, AV-Block

2 Wolters Kluwer Health, Inc. und seine Gesellschaften übernehmen keine Verantwortung für die Richtigkeit der Übersetzung des veröffentlichten englischen Originals und haften nicht für eventuell auftretende Fehler.

Tab. 1.1: Klinische Charakteristika der Antiepileptika (Adaptiert mit freundlicher Genehmigung von Wolters Kluwer Health, Inc.: Brandt C (2019) Pharmacodynamic monitoring of antiepileptic drug therapy, Therapeutic drug monitoring, 41(2), S. 168–173, https://journals.lww.com/drug-monitoring/Abstract/2019/04000/Pharmacodynamic_Monitoring_of_Antiepileptic_Drug.8.aspx) – Fortsetzung

Medikament	Vorteile	Nachteile, Nebenwirkungen
	Wirksam bei fokaler Epilepsie, wird in Studien bei generalisierter Epilepsie geprüft	
Levetiracetam	Breites Wirkspektrum, schnelle Eindosierung möglich; nur geringes teratogenes Potential	Psychiatrische NW, Verhaltensstörungen
Methsuximid		NW
Oxcarbazepin	Wirksam bei fokalen Epilepsien	Hyponatriämie
Perampanel	Wirksames Antiepileptikum, besonders bei tonisch-klonischen Anfällen, tägliche Einmaldosierung möglich	Psychiatrische NW, Verhaltensstörungen
Phenobarbital	Wirksames Antiepileptikum	Enzyminduzierend; NW: Sedierung
Primidon	Pro-Drug von Phenobarbital, wirksam auch bei Tremor	NW: Magenprobleme, Verhaltensstörungen
Phenytoin	Wirksames Antiepileptikum, i. v.-Gabe möglich	Enzyminduzierend, geringe therapeutische Breite
Pregabalin	Wirksam auch bei generalisierter Angststörung und neuropathischem Schmerz	Schwaches Antiepileptikum; Sedierung, Gewichtszunahme
Rufinamid	Wirksam gegen Sturzanfälle beim LGS	NW: Sedierung, Appetitverlust, Übelkeit
Stiripentol	Orphan-Drug für das Dravet-Syndrom	Eingeschränkte Erfahrung wegen des Orphan-Drug-Status
Sultiam	Wirksam bei verschiedenen kindlichen Epilepsien	Selten im Erwachsenenalter gebraucht
Topiramat	Breites Wirkspektrum	Kognitive NW
Valproat	Breites Wirkspektrum; synergistisch in Kombination mit Lamotrigin	Darf Frauen im gebärfähigen Alter nicht verabreicht werden, wenn nicht alle anderen Möglichkeiten ausgeschöpft sind (wegen der Teratogenität); Sedierung, Gewichtszunahme, Leber- und Blutbildprobleme
Vigabatrin	Wirksam bei infantilen Spasmen	Gesichtsfelddefekte
Zonisamid	Breites Wirkspektrum, tägliche Einmalgabe möglich	Kognitive NW

Eigenschaften eines »idealen« Antiepileptikums:

- Hohe Wirksamkeit
- Keine Toleranzentwicklung
- Günstiges NW-Profil
- Keine Teratogenität
- Klar definierter Wirkmechanismus
- Geringe Proteinbindung
- Wenig Interaktionen
- Geringe Kosten

Es ist nicht möglich, unter den derzeit verfügbaren Antiepileptika ein Medikament als das Wirksamste zu identifizieren. Damit richtet sich die Auswahl eines Medikaments für die Behandlung im Wesentlichen nach dem Verträglichkeitsprofil, außerdem nach Alter, Geschlecht und Lebenssituation der Patient*innen. Es ist nicht möglich, hier eine umfassende Darstellung aller einzelnen Antiepileptika zu geben. Zu einer allerersten Orientierung wird auf die ▸ Tab. 1.1 verwiesen. Die Angaben dort beruhen auf Studiendaten, reflektieren aber auch die persönliche klinische Erfahrung des Verfassers dieses Kapitels.

Als Therapieprinzip wird man zunächst ein Medikament auswählen, das eine gute Wirksamkeit erwarten lässt, bei gleichzeitig günstigem Nebenwirkungsprofil und bei Frauen im gebärfähigen Alter fehlender Teratogenität. Auf das Auftreten von Nebenwirkungen, insbesondere von kognitiven und psychischen Nebenwirkungen, muss geachtet werden.

Zunächst stellt man Patient*innen auf *ein* Antiepileptikum ein. Dies nennt man Monotherapie. Man stellt – in der Regel schrittweise – auf eine Dosis ein, die gute Wirksamkeit und gleichzeitig gute Verträglichkeit verspricht. Wenn das Medikament nach Erreichen dieser Dosis noch nicht ausreichend hilft, aber gut vertragen wird, erhöht man die Dosis schrittweise. Welche Maximaldosis man wählt, hängt von verschiedenen Faktoren ab, u. a. vom spezifischen Medikament, von der Kooperationsfähigkeit des Betroffenen und ggf. von der Serumkonzentration. Wenn das erste Medikament auch in der Maximaldosis nicht ausreichend wirkt, stellt man in der Regel auf ein zweites Medikament um, ebenfalls in Monotherapie. Wenn auch dieses Medikament nicht ausreichend hilft, muss man entscheiden, ob man auf ein drittes Medikament in Monotherapie umstellt oder ob man eine Kombination von zwei Antiepileptika wählt.

1.12 Therapiekontrolle

Ein wichtiges Mittel der Therapiekontrolle ist der Anfallskalender. Nur durch eine sorgfältige Dokumentation kann gewährleistet werden, dass man ggf. auch noch Jahre später die Wirksamkeit und Verträglichkeit eines bestimmten Medikaments in einem bestimmten Zeitraum nachvollziehen kann. Wenn jemand längere Zeit anfallsfrei ist und dann erneut einen epileptischen Anfall bekommt, muss man prüfen, ob das verordnete Medikament regelmäßig eingenommen wurde. Einnahmefehler (fehlende Adhärenz bzw. fehlende Compliance) sind häufige Ursachen von Rezidivanfällen. Die Bestimmung des postiktalen Serumspiegels (Medikamentenspiegels), also eine Blutentnahme zur Bestimmung der Medikamentenkonzentration im Serum (möglichst zeitnah nach einem epileptischen Anfall), ist oft hilfreich (Brandt et al. 2008; Brandt & May 2011). Zur Therapiekontrolle gehört auch die Prüfung der Verträglichkeit. Neben Spontanschilderungen der Patient*innen oder der Angehörigen sind direkte Fragen im Hinblick auf typische Nebenwirkungen eines bestimmten Medikaments hilfreich. Nebenwirkungsfragebögen sind erprobt, werden aber letztlich in der Praxis wenig eingesetzt. Natürlich ist bei Verdacht auf Nebenwirkungen eine ärztliche Untersuchung sinnvoll, die in Teilen auch durch geschulte Mitarbeiter wahrgenommen werden kann, z. B. bei der Prüfung des Blickrichtungsnystagmus. Insbesondere kognitive Nebenwirkungen sollten quantifiziert werden, z. B. mit dem neuropsychologischen Kurztest EpiTrack® (Lutz & Helmstaedter 2005). Idealerweise erfolgt hier eine Untersuchung vor der Eindosierung eines bestimmten Medikaments (Baseline) und dann eine Verlaufsuntersuchung unter der Zieldosis.

1.13 Notfallbehandlung

Ein einzelner epileptischer Anfall limitiert sich in der Regel von selbst, d. h. er hört auch ohne die Gabe einer Bedarfsmedikation auf. Die Verabreichung eines akut wirksamen Medikaments ist deshalb bei oder nach einem einzelnen epileptischen Anfall in der Regel nicht erforderlich. Eine Ausnahme stellt der – im Fall eines Grand-mal-Status lebensbedrohlich – Status epilepticus dar. Dieser ist durch eine mehr als fünf Minuten andauernde Anfallsaktivität oder mindestens zwei Anfälle definiert, zwischen denen das Bewusstsein oder der vorherige neurologische Status nicht wiedererlangt wird. In diesem Fall ist neben der Gabe eines Bedarfsmedikaments, in der Regel eines Benzodiazepins, der Notarzt zu rufen.

1.14 Weitere Behandlungsformen

Bei Vorliegen einer Autoimmun-Enzephalitis ist ggf. eine kausale Behandlung mittels immunmodulatorischer Medikamente möglich.

Epilepsiechirurgische Eingriffe werden in resektive Eingriffe (Entfernung des epileptogenen Fokus ggf. einer Hirnhälfte) und palliative Eingriffe unterteilt. Zu den Letzteren gehören die Vagusnervstimulation und die Kallosotomie (Trennung des die Hirnhälften verbindenden Balkens). Diese führen in der Regel nicht zur Anfallsfreiheit, können aber lindernd wirken. Durch eine Kallosotomie können mit einer hohen Wahrscheinlichkeit Sturzanfälle verhindert werden.

1.15 Zusammenfassung

Dieses Kapitel ging auf grundlegende Fragen zur Epilepsie ein. Selbstverständlich ist es nicht möglich, alle wesentlichen Fakten, mit denen ja schließlich sonst ganze Lehrbücher gefüllt werden, in einem einzelnen Kapitel zu behandeln. Deshalb wird auf weiterführende Literatur verwiesen, z. B. auf das Betheler Praxisbuch (2020).

Literatur

Beghi E, Carpio A, Forsgren L et al. (2010) Recommendation for a definition of acute symptomatic seizure, Epilepsia, 51(4), S. 671–675

Bien CG (Hrsg.) (2020) Allgemeine Epileptologie. Das Bethel-Praxisbuch. Stuttgart: Kohlhammer

Brandt C, Baumann P, Eckermann G et al. (2008) Therapeutic drug monitoring in epileptology and psychiatry, Nervenarzt, 79(2), S. 167–174

Brandt C, May TW (2011) Therapeutic drug monitoring of newer antiepileptic drugs, LaboratoriumsMedizin, 35(3), S. 161–169

Brandt C (2019) Pharmacodynamic monitoring of antiepileptic drug therapy, Therapeutic drug monitoring, 41(2), S. 168–173, DOI: 10.1097/FTD.0000000000000623

Fisher RS, Acevedo C, Arzimanoglou A et al. (2014) ILAE official report: a practical clinical definition of epilepsy, Epilepsia, 55(4), S. 475–482

Fisher RS, Cross JH, French JA et al. (2017) Operational classification of seizure types by the International League Against Epilepsy: Position Paper of the ILAE Commission for Classification and Terminology, Epilepsia, 58(4), S. 522–530

Kwan P, Arzimanoglou A, Berg AT et al. (2010) Definition of drug resistant epilepsy: consensus proposal by the ad hoc Task Force of the ILAE Commission on Therapeutic Strategies, Epilepsia, 51(6), S. 1069–1077

Lutz MT, Helmstaedter C (2005) EpiTrack: tracking cognitive side effects of medication on attention and executive functions in patients with epilepsy, Epilepsy & Behavior, 7(4), S. 708–714

Scheffer IE, Berkovic S, Capovilla G et al. (2017) ILAE classification of the epilepsies: Position paper of the ILAE Commission for Classification and Terminology, Epilepsia, 58 (4), S. 512–521

2 Anfälle beobachten und Erste Hilfe bei Anfallsereignissen

Petra Ott-Ordelheide

2.1 Einleitung

Anfälle und deren Formen haben eine zentrale Bedeutung für die Klassifikation eines Epilepsiesyndroms und damit sind sie wegweisend bei der Behandlung einer Epilepsie. Anfallsbeobachtung und die Beschreibung der Anfälle sind ein wichtiger Teil der Diagnosefindung und Therapieentscheidung. Handelt es sich um eine Epilepsie oder um eine andere Erkrankung? Wie soll die Epilepsie klassifiziert werden? Diese und andere Fragestellungen lassen sich nur mit Hilfe der schriftlichen Schilderung der charakteristischen Symptome eines Anfalls beantworten.

Auch die Ermittlung der Verlaufskontrolle, wie beispielsweise die Einschätzung der Anfallsfrequenz, oder die Wirkung der aktuellen antiepileptischen Therapie sind auf die Angaben in der Anfallsdokumentation angewiesen.

Freizeit, Beruf und jeder Lebensbereich im Alltag werden durch eine Epilepsie beeinflusst. In vielen Aspekten können Patient*innen mit Epilepsie auf Unterstützung angewiesen sein: Pflegende benötigen Kenntnisse der Anfallsformen und Hilfsmittel, um eine epilepsiebezogene Einzelberatung (► Kap. 10) durchführen zu können.

Nur durch die intensive Wahrnehmung der Anfälle kann beurteilt werden, welche Risiken sich aus diesen ergeben können: Bewusstseinsverlust, Stürze sowie unangemessene Handlungen während des Anfalls sind für sozialmedizinische Gutachten oder die Feststellung einer Fahrerlaubnis von zentraler Wichtigkeit.

Die Untersuchung des Anfallsverlaufes und der Frequenz der unterschiedlichen epileptischen Ereignisse sind das A und O, um das Outcome und die Prognose der Erkrankung einzuschätzen. Ein bedeutender Aspekt der Pflege von Menschen mit Epilepsie ist die Begleitung der Anfälle. Für die Beurteilung und Einordnung der Anfälle sind Kenntnisse der Neuroanatomie eine wichtige Voraussetzung, um verstehen zu können, wie sich Anfälle entwickeln können. Die Sorge für die Sicherheit der Patient*innen mit Anfallsereignissen, das Vermeiden von Komplikationen durch Anfälle und die Begleitung vor, während und nach einem Anfall sind zentrale Aufgaben der Profession Pflege.

Dokumentation und Beobachtung von Anfällen im klinischen Setting, aber auch in Einrichtungen der Eingliederungshilfe (nach Bundesteilhabegesetz, BTHG), sollen dazu beitragen, eine einheitliche Sprache der Dokumentation von Anfällen zu entwickeln und damit die Behandlung der Epilepsien zu unterstützen. Entscheidungen über die Art und den Umfang von fachlichen Betreuungsleistungen sind von der Anfallsart und -frequenz abhängig. So benötigen Patient*innen mit nächtlichen Anfällen eine Betreuung in der Nacht in ihrem persönlichen Wohnumfeld.

Die Ausbildung einer gemeinsamen Systematik zur Erfassung der Anfallsereignisse ist wichtig, um die interprofessionelle Kommunikation zu erleichtern – unabhängig vom Stationskontext –, epileptische Begebenheiten einheitlich zu benennen und mit Patient*innen in einen Dialog eintreten zu können, der eine gemeinsame Deutung der Erfahrungen in Zusammenhang mit der Epilepsie ermöglicht.

Bei der Dokumentation der Anfälle ist immer wieder ein Kompromiss zwischen den unterschiedlichen Anforderungen der Berufsgruppen bezüglich der Anfallsbeschreibungen zu finden. Für Pflegende stehen Stürze und Beeinträchtigungen der Alltagskompetenzen im Vordergrund, Mediziner*innen priorisieren häufig klassifikatorische Merkmale. Dabei hat sich bewährt, dass sich die Dokumentation am Erscheinungsbild des Anfalls orientieren sollte und außerdem die Pathophysiologie berücksichtigt wird.

Im Zeitalter von vielfältigen digitalen Diagnostik-Möglichkeiten (insbesondere die Video-EEG-Diagnostik) und der Verfügbarkeit der elektronischen Dokumentationssysteme nimmt die Bedeutung der Beschreibung von Anfällen in Erzählform deutlich ab, nichtsdestotrotz ist die Wahrnehmung der Anfälle durch unterschiedliche Berufsgruppen, Angehörige und natürlich Patient*innen selbst von großer Relevanz für den Behandlungsprozess. Außerdem wird eine gemeinsame Sprache benötigt, mit der die Anfälle in der Übersicht einer Patientendokumentationskurve verdeutlicht werden, so dass sich jede*r Mitarbeiter*in des interdisziplinären Teams über die Anfalls-Situation informieren und die für seine Berufsgruppe notwendigen klinischen Entscheidungen mit den Patient*innen treffen kann.

Dabei sollte der Anfall nicht nur als Einzelereignis betrachtet werden. Auch die umfassende Wahrnehmung der Situation, in der der Anfall auftritt, ist von hoher Relevanz. So kann ein Sturzanfall in der Nacht im Bett weniger beeinträchtigend sein, wie der gleiche Anfall am Tag in einer beruflichen Situation. Hier ist von allen Pflegefachpersonen eine immer wiederkehrende Reflexion der Einschätzung notwendig, damit das individuelle Belastungserleben im Alltag der Betroffenen gesehen werden kann.

In diesem Kapitel wird eine Auswahl der wichtigsten Anfallsformen unter Berücksichtigung der neuen Klassifikation dargestellt. Ein weiterer Schwerpunkt ist die Beobachtung und Dokumentation von Anfällen. Es erfolgt eine Darstellung von Untersuchungsmöglichkeiten während der Anfallsereignisse und technische Hilfsmittel zur Anfallserkennung werden vorgestellt. Abschließend werden die Themen SUDEP (sudden unexpected death by epilepsy), Erste Hilfe sowie die Thematik Anfallsereignisse in der Palliativbetreuung und Intensivpflege thematisiert.

2.2 Anfallsformen

Fisher et al. veröffentlichten 2018a und b eine veränderte Klassifikation der Epilepsien. In der neuen Klassifikation der Anfallsformen wurde eine Baumstruktur etabliert, die die verschiedenen Varianten der epileptischen Ereignisse systematisiert.

In der neuen ILAE-Klassifikation werden weiterhin fokale von generalisierten Anfällen getrennt, Schwerpunkte sind eine anatomische Orientierung der Anfallssymptome und eine Fokussierung des Anfallsbeginns. Ziel der Klassifikation ist es, die Anzahl der Betroffenen mit der Diagnose »Epilepsie, nicht näher klassifizierbar« zu senken. Die Struktur ist als Stufenmodell zu verstehen, so dass eine medizinische Diagnose auch nur auf der Grundlage einer Anfallsbeschreibung und weiterer diagnostischer Schritte, ohne Kenntnis des Anfallsbeginns durch einen Arzt gestellt werden könnte. Folgende Stufen werden in diesem Modell benannt und sollten bei einer Klassifikation durch einen Arzt berücksichtigt werden:

1. Stufe Anfallsbeginn: fokal, generalisiert oder unbekannt
2. Stufe Motorik: motorische Symptome, nichtmotorische Symptome oder Absencen
3. Stufe Bewusstsein: ungestört, gestört oder unklar

Somit gewinnt die Qualität der Anfallsbeobachtung und Dokumentation durch die neue Klassifikation zusätzlich an Relevanz für den diagnostischen und therapeutischen Prozess.

Wie bereits im einführenden Kapitel 1 beschrieben, hat die Erkrankung Epilepsie sehr viele unterschiedliche Ausprägungen, die sich vor allen Dingen durch unterschiedlichen Anfallsformen unterscheiden.

2.2.1 Fokaler Beginn

Die Begrifflichkeit »fokal« wird verwendet, wenn der Anfall an einer Stelle im Gehirn beginnt. Viele unterschiedliche Zeichen weisen auf einen fokalen Anfall hin, beweisen kann dies aber erst die EEG-Aufzeichnung eines Anfalls (NICE 2020).

Fokaler Beginn – bewusst erlebt

Der Anfall mit der Bezeichnung »fokaler Beginn – bewusst erlebt« wurde zuvor häufig unter dem Begriff »Vorgefühl« oder »Aura« subsummiert, diese epileptischen Ereignisse laufen häufig immer wieder in derselben Art und Weise ab. Dabei empfinden die Betroffenen ein Gefühl, das nicht im Zusammenhang mit einer realen Reaktion steht. Fokale Anfälle, die bewusst erlebt werden, geben Hinweise auf den Ursprungsort der Epilepsie, dies ist insbesondere im Rahmen einer prächirurgischen Diagnostik relevant. Diese Form der Anfälle ist für viele Menschen mit Epilepsie ein Warnsignal. Sie können von manchen Patient*innen dazu genutzt werden, sich mit der Methode des Bio-Feedbacks so zu entspannen, dass das Auftreten eines Anfalls vermieden wird. Von der Länge der Aura ist abhängig, ob die Patient*innen Methoden der Anfallsunterbrechung erlernen können. Die Gefühle können von Außenstehenden schlecht nachvollzogen werden, werden oft verkannt und sind für manche Patient*innen extrem belastend, z. B. das Erleben von Angstgefühlen ohne erkennbaren Grund. Typisch für eine Temporallappen-Epilepsie ist eine epigastrische Aura: aufsteigendes (häufig Wärme-, Druck-, Kribbel-, Übelkeits-)Gefühl aus dem Bauch heraus, vgl. hierzu auch das Kapitel zur Begleitung von Menschen in der prächirurgischen Diagnostik von C. Schulte-Döinghaus (► Kap. 8). Fokale Anfälle gibt es in vielen unterschiedlichen Ausprägungen:

1. Visuell-optische Halluzinationen, z. B. das Sehen von Punkten oder Luftballons
2. Auditiv – die Wahrnehmung von Tönen
3. Olfaktorisch – die Wahrnehmung von Gerüchen, z. B. Brandgeruch
4. Gustatorisch – die Wahrnehmung eines veränderten Geschmackes
5. Vertiginös – die Wahrnehmung eines Schwindelgefühles

Fokaler Beginn – nicht bewusst erlebt

Das Bewusstsein kann auch bei fokalen Anfällen zu Beginn aussetzen, so dass Menschen mit Epilepsie keine Erinnerung an den Anfall haben.

Patient*innen, die fokale Anfälle nicht bewusst erleben, haben häufig eine hohe Dunkelziffer von Anfallsereignissen, da diese nicht so prägnant sind, dass das Umfeld sie in jedem Fall wahrnimmt.

2.2.2 Fokal-motorischer Beginn

Anfälle, die von einer Stelle im Gehirn ausgehen und mit motorischen Phänomenen beginnen, werden als fokal-motorische Anfälle bezeichnet. Diese Anfallsform ist, insbesondere wenn im Verlauf ein Bewusstseinsverlust auftritt, sehr belastend für betroffene Patient*innen im Alltag.

Fokal-motorischer Beginn – Automatismus

Automatismen treten häufig im oralen Bereich als Kau- oder Schluckbewegungen auf. Diese Form eines Anfallsereignisses kann sich an allen Extremitäten zeigen, besonders häufig sind distale Automatismen der Hände: Geldscheinzählbewegung, Reiben der Hände etc. Diese Anfälle treten häufig im Zusammenhang mit Temporallappen-Epilepsien (► Kap. 8) auf.

Fokal-motorischer Beginn – atonisch

Anfälle mit atonischer motorischer Symptomatik zeichnen sich dadurch aus, dass der Körpertonus unmittelbar aussetzt (NICE 2020) und Stürze in vielen Fällen nicht vermeidbar sind.

Prävention von Sturzfolgen ist für Patient*innen mit hoher Anfallsfrequenz ein wichtiges Beratungsthema.

Fokal-motorischer Beginn – klonisch

Länger anhaltende rhytmische Zuckungen von einzelnen Muskelpartien oder -gruppen werden als klonische Anfälle bezeichnet (»Kloni« von griechisch klonos = heftige Bewegung). Häufig zeigen sich diese klonischen Anfälle an den Extremitäten: Das kann ein Zucken des kleinen Fingers sein, der sich beim Spielen mit dem Handy als störend auswirkt, aber es kann auch zu einem Sturz führen, wenn ein Bein klonische Anfallsaktivität zeigt. Diese Anfallsformen treten relativ häufig bei einer benignen (gutartigen) Epilepsie im Kindesalter auf (Dröge 2014).

Fokal-motorischer Beginn – epileptische Spasmen

Bei diesem Anfallstyp, der vor allen Dingen im Säuglingsalter vorkommt, erhöht sich der Tonus der Rumpfmuskulatur. Dies äußert sich in einer Beugebewegung des Oberkörpers, auch diese Anfallsform kommt häufig in Serien vor (NICE 2020).

Fokal-motorischer Beginn – hyperkinetisch

Bis vor wenigen Jahren wurde diese Anfallsform als hypermotorisch bezeichnet und gibt damit einen direkten Hinweis auf die in vielen Fällen heftigen Bewegungen, die mit diesem Anfallstyp verbunden sind. Dieser tritt oft aus dem Schlaf heraus auf und Menschen mit dieser Epilepsie erleben heftige, nicht rhythmische, wälzende Bewegungen, bei denen Stürze und Verletzungen häufig sind.

Der Schutz vor Sturzfolgen ist bei dieser Gruppe besonders wichtig.

In der Pflegeanamnese sollte immer intensiv befragt werden, wie die Anfälle ablaufen. Pflegende sollten prüfen, ob Glas oder andere zerbrechliche Gegenstände im Zimmer verbleiben können, welche Ecken und Kanten von Möbeln ein Verletzungsrisiko bergen und wie ein Sturz aus dem Bett vermieden werden kann (Meier 2011).

Fokal-motorischer Beginn – myoklonisch

Merkmal ist hier ein plötzlicher, kurzer (< 100 ms) und fast schockartiger unwillkürlicher einzelner oder mehrfacher Ruck aufgrund abnormaler übermäßiger oder synchroner Aktivität im Gehirn. Bei einer sitzenden Position besteht die Gefahr, im Gesicht Verletzungen zu erleiden, z. B. durch Geschirr auf einem Esstisch. Stürze sind bei dieser Anfallsform häufig (NICE 2020).

Fokal-motorischer Beginn – tonisch

Diese Anfallsform ist durch eine abrupte Muskelversteifung einer oder mehrerer Muskelgruppen gekennzeichnet. Häufig dauern diese Anfälle nur wenige Sekunden bis zu einer Minute. Die postiktale Phase ist sehr kurz und in vielen Fällen wird keine oder nur eine kurze Zeitspanne zur Erholung benötigt. Das Bewusstsein ist bei tonischen Anfällen in vielen Fällen verändert, so dass die Patient*innen das Auftreten des Anfalls nicht bemerken (NICE 2020).

Präiktal: Phase vor dem Anfall
Interiktal: Zeitraum während des Anfalls
Postiktal: Zeitspanne nach dem Anfall

2.2.3 Fokal-nicht motorischer Beginn

Anfälle, die nicht mit einer motorischen Reaktion beginnen, sind unter der Rubrik »fokal-nicht motorischer Beginn« zusammengefasst. Die Phänomene, die Ausdruck des vegetativen Nervensystems sind, z. B. Sprachstörungen, kognitive Beeinträchtigungen oder emotionale Reaktionen, werden von Betroffenen und ihren Angehörigen sehr unterschiedlich im Alltag bewältigt. Vorgefühle, die sich in Angstgefühlen äußern, sind auch über den Anfall hinaus äußerst belastend.

Fokal-nicht motorischer Beginn – autonom

Bei diesem Anfallstyp ist das autonome, vegetative Nervensystem beteiligt. Häufige Reaktionen sind Erröten, Blässe, Piloreaktion der Haut (z. B. Gänsehaut, Aufstellen der Körperbehaarung) und Reaktionen des Herzschlages (Herzrasen oder Herz-Rhythmus-Störungen) (Schulze- Bonhage et al. 2019).

Fokal-nicht motorischer Beginn – innehalten

Der Beginn dieses Anfalls ist mit einer Pause der durchgeführten Aktion gekennzeichnet. Falls die Patient*innen gesprochen haben, entsteht eine Sprechpause, in der sie ins Leere schauen.

Fokal-nicht motorischer Beginn – kognitiv

Unter diesem Begriff werden unterschiedliche Phänomene der Kognition zusammengefasst, z. B. Aphasie (Sprachstörung), Apraxie (Verlust der Handlungsfähigkeit), Neglekt (Verlust der Körperwahrnehmung), Phänomene wie Déjà-vu (Situation schon mal gesehen), Jamais-vu (Situation noch nie wahrgenommen), Illusionen oder Halluzinationen.

Fokal-nicht motorischer Beginn – emotional-affektiv

Diese Anfallsform geht mit emotionalen Phänomenen einher. Häufig sind beispielsweise Angstauren. Diese werden von vielen Betroffenen als sehr belastend erlebt.

Fokal-nicht motorischer Beginn – sensibel-sensorisch

Bei diesem epileptischen Ereignis erleben die Betroffenen sensible Empfindungen in einer oder mehreren Körperregionen. Typisch ist das Gefühl des Kribbelns, das Patient*innen in den Beinen oder Armen wahrnehmen können.

2.2.4 Generalisierter Beginn

Anfallsereignisse, bei denen von Beginn an das ganze Gehirn in die epileptische Aktivität einbezogen ist, werden als generalisierte Anfälle bezeichnet. Diese Anfälle gehen immer mit einem unmittelbaren Bewusstseinsverlust einher. Während bei Absencen keine motorischen Phänomene auftreten, sind bei klassisch tonisch-klonischen Anfällen Stürze und Verletzungen häufig (Hagemann 2017).

Generalisierter Beginn

Generalisierte Anfälle entstehen dadurch, dass das ganze Gehirn von epileptischer Aktivität gleichzeitig beeinträchtigt ist. Bezogen auf generalisierte Anfälle gibt es folgende Untergruppen: tonisch-klonische, tonische, klonische, myoklonische, myoklonisch-klonisch-tonische, atonische und epileptische Spasmen. Bei den tonischen, klonischen und atonischen Anfallsereignissen soll auf die vorhergehenden Schilderungen verwiesen werden (Hagemann 2017).

Generalisierter Beginn – tonisch-klonische Anfälle

Zu Beginn zeigt sich eine Erhöhung des Muskeltonus am ganzen Körper, gefolgt von rhythmischen Muskelzuckungen. Zungenbiss und Einnässen können diese Anfallsform begleiten.

Der generalisiert tonische-klonische Anfall gilt als die schwerste Form eines Anfalls. Falls diese Anfallsform zum ersten Mal auftritt, nicht nach fünf Minuten sistiert oder weitere Komplikationen auftreten, sollte unmittelbar der Notarzt verständigt werden.

Generalisierter Beginn – myoklonische Anfälle

Diese epileptischen Ereignisse zeichnen sich durch kurze, plötzliche und ruckartige Bewegungen aus, dabei liegt die Dauer unter 100 ms. Die Myoklonien können sowohl als einzelne Anfallsereignisse wie auch wiederholt auftreten, auch Serien dieser Anfälle sind nicht selten. Diese Anfallsereignisse entstehen durch pathologische Aktivität des Gehirnes, die sich häufig in Polyspikes im EEG zeigt (NICE 2020).

Generalisierter Beginn – nicht motorische Absence

Diese Anfallsform ist im Alltag kaum auffällig. Die Patient*innen verharren nur wenige Sekunden im Gespräch oder in ihrer Handlung. Weitergehende Unterstützung durch Pflegende ist in dieser Situation nicht notwendig. Die Diagnostik dieser Anfallsform ist für die Patient*innen von großer Bedeutung, da Absencen häufig im Grundschulalter auftreten und dazu führen, dass die Kinder dem betroffenen Schulstoff nicht folgen können und Leistungsprobleme in der Schule haben (Vrielynck 2013).

2.2.5 Unbekannter Beginn

Oftmals werden Anfälle erst in ihrem Verlauf wahrgenommen, so dass der Beginn des Anfalls unbekannt ist, deshalb wurde diese Konstellation in die Klassifikation mitaufgenommen und sollte für alle Ereignisse mit Unbekannten genutzt werden.

2.2.6 Anfallstestung

Die Testung von Anfällen stellt für Pflegefachpersonen eine wichtige Aufgabe bei der Betreuung von Menschen mit Epilepsie dar. Nur in dem Moment des Anfalls kann evaluiert werden, ob das Bewusstsein eingeschränkt ist, ob Sprache,

Kognition oder Reaktionen des Betroffenen verändert sind. Wahrnehmung kann eher fokussiert werden, wenn Beobachtungskriterien im Falle eines Anfalls bekannt sind. Die Anfallsbeobachtung kann trainiert werden.

Fragen während eines Anfalls

Um ein Anfallsgeschehen korrekt zu beurteilen, ist es wichtig, dass Pflegende versuchen, mit den Patient*innen zu kommunizieren, denn viele Symptome eines Anfalls laufen still ab. Die Beeinträchtigung des Bewusstseins ist nur zu ermitteln, wenn dieses während eines Anfallsereignisses erfragt wird. Die Fragen sollten der Situation der Patient*innen angepasst werden: Kinder benötigen eine andere Form der Fragen, diese sollte ihrem Entwicklungsalter angemessen sein. Auch die Anfallsform und die kognitive Situation sollten berücksichtigt werden. Patient*innen mit schweren Gedächtnisstörungen haben nicht nur während eines epileptischen Ereignisses Probleme sich zu erinnern, so dass die Erinnerungsfrage bei dieser Patient*innengruppe nicht immer eindeutig ausgewertet werden kann.

Als Erstes sollte die Person direkt angesprochen und eventuell am Arm berührt werden. Falls keine Reaktion erfolgt, sollte eine weitere Befragung stattfinden. Folgende Fragen sind hilfreich, um unterschiedliche kognitive Funktionen während eines Anfalls zu ermitteln:

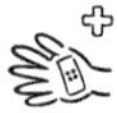

1. Merken Sie sich das Wort, z. B. »Sonnenblume« (mehrsilbiges Wort zur Erinnerung anbieten). Hiermit kann die Gedächtnisleistung im Anfall getestet werden.
2. Heben Sie Ihren rechten/linken Arm! (Um herauszufinden, ob die Motorik während des Anfalls verändert ist.)
3. Sagen Sie Ihren Vornamen! (Um die Orientierung zur eigenen Person zu testen.)
4. Nach dem Anfall sollten Sie fragen, ob das Wort, das Sie angeboten haben, erinnert wird.

Bei Patient*innen, die sich in einer diagnostischen Phase befinden, ist es wichtig, ein differenziertes Bild über die Anfälle zu gewinnen. In Absprache mit dem behandelnden Neurologen kann es wichtig sein, während der Anfälle eine Testung durchzuführen. Dabei ist es sinnvoll, für Patient*innen mit Epilepsie standardisiertes Testmaterial vorzuhalten. Die Abfolge der Fragen und Aufgaben sollte mit neuen Mitarbeiter*innen in der Einarbeitungsphase geübt werden, da das Anfallsgeschehen oft überraschend im Alltag auftritt und der Moment der Wahrnehmung der Symptome in Aktivitäten mit den Patient*innen eingebettet ist (▶ Abb. 2.1).

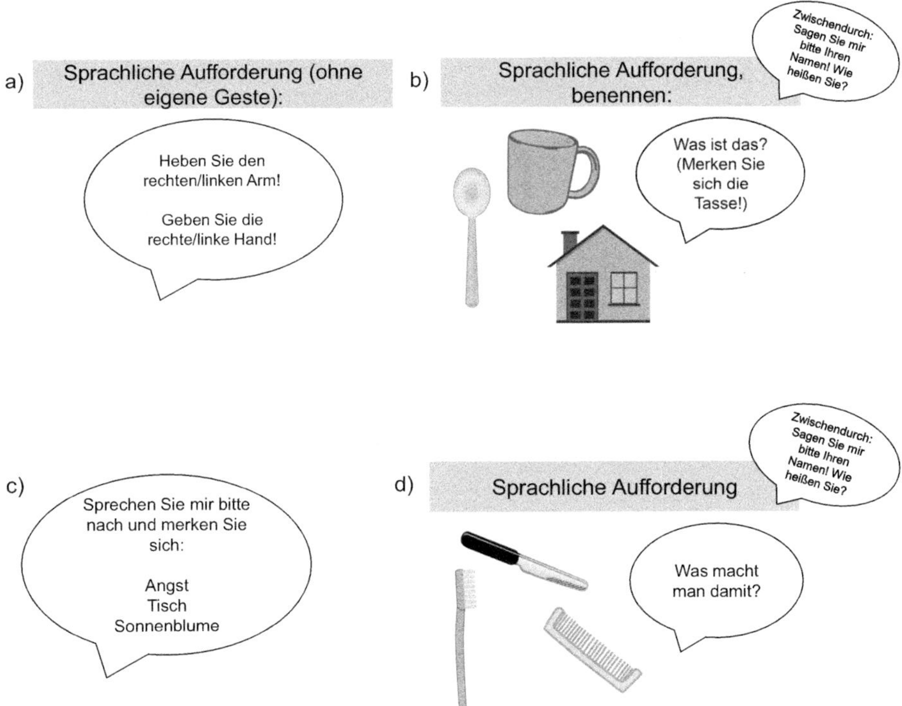

Abb. 2.1: Material zum Testen eines Anfalles (modifiziert nach einer Weiterentwicklung eines Testhefts der Univ.-Klinik für Epileptologie Bonn, das auf der Publikation Lux S et al. (2002), Brain 125(12), S. 2691–2698 beruht)

2.2.7 Dokumentation

Die Dokumentation der Anfalls-Situationen ist eine zentrale Aufgabe von Pflegenden. Hier ist es wichtig, Vereinbarungen im interdisziplinären Team zu treffen, damit aus der Dokumentation heraus die relevanten klinischen Entscheidungen für alle Berufsgruppen abgeleitet werden können.

Anfälle durch Symbole dokumentieren

In vielen klinischen Behandlungssettings wird zur Dokumentation eines Anfalls in der Patientendokumentationskurve oft ein Blitzzeichen verwendet und eine genauere Beschreibung in der Verlaufsdokumentation durchgeführt. Dies ist für die Stationen, bei denen die Behandlung einer Epilepsie nicht im Vordergrund steht, völlig ausreichend. Behandlungsteams, die häufiger Patient*innen mit Anfallsereignissen begleiten, sollten eine Methodik entwickeln, mit der die Anfälle systematisch beschrieben werden können.

Hier eignen sich insbesondere die Anfangsbuchstaben der motorischen und nicht motorischen Symptome, die bei Anfällen beobachtet werden können. Diese lassen sich auch ohne Probleme in elektronischen Dokumentationsformen abbilden. Die Klassifikation der Epilepsie stützt sich auf diese Beobachtungen und ist ein weiterer Schritt, der durch einen Neurologen erfolgen sollte.

Auch Patient*innen, bei denen sich unterschiedliche Anfallsformen zeigen, sollten darin angeleitet werden, dass sie oder ihre Angehörigen für unterschiedliche Anfälle unterschiedliche Symbole in ihrem persönlichen Anfallskalender nutzen.

Dokumente zur Anfallsbeobachtung

Damit eine strukturierte Beurteilung von Anfallsereignissen durchgeführt werden kann, ist es sinnvoll, in der Dokumentation Parameter vorzugeben, die bei jeder Episode beurteilt werden sollten. Bei einer Patient*innendokumentationsform mit Papier ist dies in einem separaten Dokument sinnvoll, bei einer elektronischen Form sind Textbausteine eine gute Unterstützung. Das Set sollte auf jeden Fall eine Beurteilung des Bewusstseins und der Motorik beinhalten sowie eine Einschätzung, ob der Anfall fokal oder generalisiert ist.

Beobachten von Anfällen durch Patient*innen selbst und Angehörige

Die Selbstbeobachtung von Patient*innen ist ein wichtiger Baustein, um die Effektivität einer Behandlung zu erfassen. Deshalb sollten alle Patient*innen mit einer aktiven Epilepsie dazu angeleitet werden, einen Anfallskalender zu führen. Durch Selbstbeobachtung werden ca. 30 % der Anfälle erfasst. Trotzdem geben Anfallskalender wichtige Hinweise für die Behandlung einer Epilepsie (Detyniecki 2014).

Elektronische Dokumentationsformen

Inzwischen gibt es Apps, die das Krankheitsmanagement von Patient*innen unterstützen. Hier können sowohl Arzttermine und Medikamentenspiegel als auch Anfälle eingetragen werden. Bisher gibt es wenige Studien (Le Marne et al. 2018) die Aussagen zum Krankheitsmanagement mit Epilepsie-Apps belegen. Studien zum Krankheitsmanagement allgemein sehen jedoch in der Zeitersparnis einen Vorteil. Smartphone-Apps sind immer verfügbar und die Möglichkeit, die Aufzeichnungen mit anderen (auch Pflegenden und Mediziner*innen) zu teilen, gilt als der wichtigste Vorteil (Rutz et al. 2016). Die Nutzung der Apps ist von vielfältigen Faktoren abhängig: Erwartung an die App und deren Nutzen für das Krankheitsmanagement, Geschlecht, Alter, Bildung, Dauer der Erkrankung, sozialer Einfluss, Gesundheitskompetenz, Selbstwirksamkeit im Umgang mit der Erkrankung und dem Smartphone sowie die Motivation, Apps zu nutzen (Menzel et al. 2019).

Elektronische Detektion von Anfällen

Die Erfassung von Anfällen ist inzwischen digital möglich. Sensormatten bzw. Sensortechnik wird unter die Matratze gelegt und registriert klonische Anfälle. Diese Anfallserkennung ist insbesondere zur Erkennung von Grand-mal-Anfällen im Schlaf eine wichtige Hilfestellung (▶ Kap. 9).

Alle Systeme können jedoch zu Fehlalarmen führen, die insbesondere nachts erheblich den Schlaf stören. Manche Systeme müssen bezogen auf das Körpergewicht und die Matratzenstärke individuell eingestellt werden, fehlende individuelle Einstellungen können zu trügerischer Sicherheit bei allen Beteiligten führen. Einige Systeme alarmieren nur, wenn ein Anfall länger als 30 Sekunden dauert. Andere alarmieren bei tonisch-klonischen Ereignissen. Es sollte individuell beurteilt werden, wie die Prophylaxe eines SUDEPs (sudden unexpected death by epilepsy) durchgeführt werden sollte (Ramgopal et al. 2014).

2.2.8 Verhalten beim Anfall

Die Beobachtung des Anfalls und die Erste Hilfe bei einem Anfall können miteinander konkurrieren. Sofern es möglich ist, sollten sich Pflegende, die zum ersten Mal einen Anfall begleiten, Unterstützung holen. In diesem Fall können die Erste Hilfe und die Beobachtung des Anfalls auf zwei Personen aufgeteilt werden.

Verhalten bei Anfällen, Erste Hilfe beim Anfall

Folgende Grundsätze gelten für die Begleitung von Anfällen:

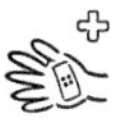

1. Umsichtig Handeln
2. Verletzungen vermeiden: gefährliche Gegenstände aus der Reichweite der betroffenen Patient*innen entfernen
3. Stabile Seitenlage, enge Kleidung lockern, wenn die Patient*innen das Bewusstsein verloren haben
4. Menschen mit Anfallsereignissen nicht alleine lassen
5. Wenn der Anfall nach fünf Minuten nicht aufhört oder zum ersten Mal auftritt oder innerhalb einer Stunde zwei Anfallsereignisse auftreten, unmittelbar den Notarzt rufen

Keinesfalls sollte versucht werden, Gegenstände zwischen den Kiefer zu schieben, um einen Zungenbiss zu verhindern. Die Gefahr, dass Patient*innen ersticken können oder sich verletzen, steigt durch die in den Mund eingebrachten Gegenstände. Menschen mit Anfallsereignissen sollten auf keinen Fall festgehalten werden, da die Gefahr für aggressive Entgleisungen steigt (Deutsche Epilepsievereinigung 2013).

Stürze/Verletzungen dokumentieren

Verletzungen sollten ärztlich und pflegerisch beurteilt werden, bei Platzwunden sollte eine chirurgische Versorgung erfolgen. Wichtiger Bestandteil der Dokumentation ist die Auswertung von Verletzungen und Stürzen. Daraus kann sich ergeben, dass sich das Sturzrisiko erhöht. Im Expertenstandard Sturzprophylaxe in der Pflege (Deutsches Netzwerk für Qualitätsentwicklung in der Pflege 2013) wird u. a. gefordert, dass eine Erfassung des Sturzrisikos vorliegt und jeder Sturz systematisch dokumentiert und ausgewertet wird. Dies sollte auch auf epileptische Anfälle mit Sturzereignis übertragen werden.

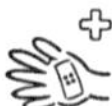

1. Wurde dem Betroffenen »schwarz« vor Augen, bevor das Sturzereignis auftrat?
2. Handelte es sich bei dem Sturz um ein Herabsinken des Körperstammes oder stürzte der*die Patient*in wie ein Baum?
3. War das Bewusstsein während des Anfalls erhalten oder verändert?
4. Die Dokumentation und Differenzierung von epilepsie- und entwicklungsbedingten Stürzen im Kindesalter erfordern Training und Reflexion. Stürze beeinträchtigen den Alltag der Patient*innen erheblich.

2.2.9 Wenn ein Anfall zum Notfall wird

Status epilepticus ist die schwerste Anfallsform einer Epilepsie insbesondere bei generalisierten Anfällen. Bei dieser dauert das Anfallsgeschehen an oder hat nur wenige kurze Pausen. Bei der Entstehung eines Status werden drei Phasen unterschieden:

1. Initialphase (die ersten zehn Minuten)
2. Etablierter sekundär generalisierter tonisch-klonischer Anfall, im Zeitraum von mehr als 10 Minuten bis 60 Minuten
3. Refraktärer sekundär generalisierter tonisch-klonischer Anfall ab 60 Minuten

In der ersten Phase ist die Wahrscheinlichkeit, dass der Anfall sistiert, am höchsten. Deshalb ist es wichtig, dass Patienten mit Epilepsie für diesen Fall Bedarfsmedikationen erhalten. Im Krankenhaus können diese intravenös verabreicht werden. Von Laien oder wenn kein intravenöser Zugang vorhanden ist, kann Bedarfsmedikation auch in die Wangentasche verabreicht werden.
In der zweiten Phase ist eine klinische Behandlung notwendig, in der nacheinander unterschiedliche intravenöse Antiepileptika verabreicht werden, und falls nicht wirksam, wird spätestens in der refraktären Phase die Option einer Narkose-Behandlung erwogen.
Begleitend sollten abhängig vom klinischen Verlauf Blutentnahmen, Infusionstherapien und eine intensive Überwachung der neurologischen und vitalen Parameter erfolgen (AMWF 2012).

SUDEP (sudden unexpected death in epilepsy)

Bei allen chronischen Erkrankungen ist das Risiko zu sterben ganz leicht gegenüber der Normalbevölkerung erhöht. Auch bei einer Epilepsie können lebensbedrohliche Situationen entstehen. Hier sind zwei Situationen zu nennen, bei denen das Mortalitätsrisiko erhöht ist: der Status epilepticus und die Situation nach einem Anfall mit bilateral-tonisch-klonischer Phase (SUDEP: sudden unexpected death in epilepsy). Bei einem Status epilepticus kann es durch die andauernde Anfallsaktivität zu weiteren Komplikationen im kardio-respiratorischen Bereich kommen, die lebensbedrohlich sein können und in jedem Fall einer intensiven Überwachung und Therapie bedürfen. Nach einem Anfall mit bilateral-tonisch-klonischer Phase kann es bereits während des Anfalls zu kardialen Beeinträchtigungen kommen, die wiederum durch Hypoxie oder weitere Faktoren, wie z. B. Herzrhythmusstörungen, verstärkt werden. Dies führt zu einer Zunahme von respiratorischen Defiziten, sodass ein Herz-Kreislauf-Stillstand entstehen kann (SUDEP). Dieses Phänomen ist sehr selten und wird bei May und Israel (2019) mit einer Häufigkeit von 1,2/1000 Personenjahre beziffert. Da auch jüngere Menschen betroffen sein können, ist es relevant, in Abstimmung mit dem interprofessionellen Team über präventive Maßnahmen bezüglich SUDEP aufzuklären:

1. Anfallskontrolle: Verbesserung der Anfallssituation durch optimierte medikamentöse Therapie und Verbesserung der Adhärenz der Medikamenteneinnahme vermindert das Risiko, einen SUDEP zu erleiden.
2. Anfallsüberwachung: Sensor-Überwachung der schlafgebundenen Anfälle oder das gemeinsame Übernachten mit einer weiteren Person in einem gemeinsamen Zimmer führen zu einer verbesserten Kontrolle der postiktalen Situation (▶ Kap. 2.2.7).
3. Ermittlung von weiteren Risikofaktoren, wie z. B. kardiale Probleme, medikamentöse Polytherapie oder therapieschwierige Epilepsie, um individuell angepasste Maßnahmen zu planen (May & Israel 2019).

Auch die Schulung von Reanimationsmaßnahmen von Professionellen und Angehörigen trägt zur Vorbeugung bei.

2.2.10 Anfälle in der Situation der Palliativpflege

Das Risiko für epileptische Anfälle ist für Menschen am Lebensende erhöht. Risikofaktoren sind alle Erkrankungen, bei denen eine Beteiligung des zentralen Nervensystems gegeben ist. Auch Entgleisungen von Stoffwechselerkrankungen führen in dieser Phase zu epileptischen Ereignissen. Die Wünsche der Patient*innen an die letzte Lebensphase sollten höchste Priorität haben und die Therapie der Epilepsie und der Anfälle sollten daran angepasst werden.

Im Vordergrund sollte die Prävention von Anfällen stehen, und eine rechtzeitige medikamentöse Therapie sollte eingeleitet werden. Alle Patient*innen mit einem Risiko für Anfallsereignisse sollten eine ausreichende Bedarfsmedikation für das Auftreten dieser haben, so dass epileptische Anfälle schnell unterbrochen werden können.

In der palliativen Betreuung werden häufig Bedarfsmedikationen verordnet, um die Angst und Unruhe der Patient*innen zu lindern. Diese wirken in der richtigen Dosis zum Teil auch anfallsunterbrechend, so dass Angehörige über diesen Wirkungsmechanismus aufgeklärt werden sollten.

2.2.11 Anfälle auf der Intensivstation

Auf Intensivstationen sind epileptische Ereignisse häufig. Folgende Ursachen sind oft gegeben:

1. Neurochirurgische Operationen
2. Stoffwechselerkrankungen
3. Zerebrale Durchblutungsstörungen
4. Schädel-Hirn-Verletzungen
5. Akute entzündliche Erkrankungen des Gehirns
6. Alkoholüberdosierung, -entzug
7. Vorbekannte Epilepsie
8. Status epilepticus (▸ Kap. 2.2.9)

Für die Intensivbehandlung ist es wichtig zu berücksichtigen, dass bei Anfallsereignissen auf der Intensivstation neben der Sedierung eine Aufdosierung von Antiepileptika erfolgen sollte, wenn weitere Anfallsereignisse wahrscheinlich sind. Anderenfalls besteht bei Reduktion der Narkosemedikamente ein hohes Risiko von Anfallsrezidiven. Ein interdisziplinäres und multiprofessionelles Vorgehen unter der Beteiligung von neurologischem Fachpersonal ist in diesem Fall sehr empfehlenswert (Stolecki 2015).

2.3 Lessons learned

- Für die Anfallsbeobachtung und -dokumentation ist entscheidend und handlungsleitend, welche Indikation vorliegt.
- Je präziser die Fragestellung aus dem interdisziplinären Team für Behandlung, Diagnostik und Pflege vorliegt, umso zielgerichteter und effektiver kann beobachtet werden.
- Eine gemeinsame Sprache der unterschiedlichen Professionen zur Anfallsdokumentation ist notwendig, damit eine systematische, einheitliche und professionelle Darstellung der Anfälle ermöglicht wird und der gesamte

Pflege- und Behandlungsprozess für alle Beteiligten, insbesondere für die Patient*innen, nachvollziehbar wird.

- Welche Information durch das interdisziplinäre Team für Diagnostik, Behandlung und Pflege benötigt wird, ist handlungsleitend für die Dokumentation der Anfälle.
- Eine Anfallsdokumentation ist digital und papiergestützt möglich.
- Apps für das Krankheitsmanagement bei Epilepsie wurden bereits entwickelt und unterstützen Betroffene sinnvoll im Alltag.
- Pflegende sollten eine Wissensbasis über die unterschiedlichen Anfallsformen, die es gibt, erwerben.
- Bei der Begleitung der Anfälle ist die Sicherheit das oberste Paradigma.
- Wenn möglich, sollte bei einem Anfallsereignis getestet werden, ob der Bewusstseinszustand oder die kognitiven Fähigkeiten verändert sind.
- Stürze und Sturzfolgen sind insbesondere bei tonischen und klonischen Anfällen ein häufiges Phänomen, Sturzprävention sollte von Beginn der Behandlung an aktiv durchgeführt werden.
- Langdauernde Anfälle sollten konsequent medikamentös behandelt werden und die Patient*innen sollten in dieser Phase dauerhaft in ihren Vitalfunktionen überwacht werden.
- Das Risiko für SUDEP (sudden unexpected death in epilepsy) sollte bei allen neuen Patient*innen ermittelt werden und darauf abgestimmte Interventionen sollten erfolgen.
- Auf der Intensivstation steht die Sicherung der Vitalfunktionen im Vordergrund, trotzdem sollte die Behandlung der Epilepsie in das allgemeine Behandlungskonzept integriert werden.
- Patient*innen am Lebensende sollten ausreichend Dosen eines Bedarfsmedikamentes zur Verfügung haben, um auftretende Anfälle kontrollieren und unterbrechen zu können.

Literatur

AMWF (Hrsg.) (2012) Leitlinie: Status epilepticus im Erwachsenenalter (https://www.awmf.org/leitlinien/detail/ll/030-079.html, Zugriff am: 17.3.2020)

Brandhoff F, Mayer T (2019) Die neue Einteilung von Epilepsien und epileptischen Anfällen: Bedeutung und Umsetzung in der Praxis, neuro aktuell, 4, S. 24–28

Detyniecki K, Blumenfeld H (2014) Consciousness of seizures and consciousness during seizures: are they related?, Epilepsy & Behavior 30, S. 6–9

Deutsche Epilepsievereinigung (Hrsg.) (2013) Notfall (https://www.epilepsie-vereinigung.de/epilepsie/erste-hilfe/notfallbehandlung/, Zugriff am: 17.03.2020)

Deutsches Netzwerk für Qualitätsentwicklung in der Pflege (Hrsg.) (2013) Expertenstandard Sturzprophylaxe in der Pflege, 1. Aktualisierung, (https://www.dnqp.de/fileadmin/HSOS/Homepages/DNQP/Dateien/Expertenstandards/Sturzprophylaxe_in_der_Pflege/Sturz-Akt_Auszug.pdf, Zugriff am: 18.08.2020)

Dröge F (2014) Erfassung der Alltagsaktivitäten bei Patienten mit Epilepsie als zusätzliches diagnostisches Verfahren in der Neuropsychologie. Diss. Universitäts- und Landesbibliothek Bonn

Fisher RS, Cross JH, French JA et al. (2018a) Operationale Klassifikation der Anfallsformen durch die Internationale Liga gegen Epilepsie: Positionspapier der ILAE-Klassifikations- und Terminologiekommission, Z. Epileptol., 31, S. 272–281 (https://doi.org/10.1007/s10309-018-0216-8)

Fisher RS, Cross JH, D'Souza C et al. (2018b) Anleitung (»instruction manual«) zur Anwendung der operationalen Klassifikation von Anfallsformen der ILAE 2017, Z. Epileptol., 31, S. 282–295 (https://doi.org/10.1007/s10309-018-0217-7)

Grönheit W, Popkirov S, Wehner T et al. (2018) Practical Management of Epileptic Seizures and Status Epilepticus in Adult Palliative Care Patients, Frontiers in Neurology, 9, S. 595

Hagemann A (2017) Das Schulungsprogramm FAMOSES für Familien von Kindern mit Epilepsie. Eine quasi-experimentelle Evaluation des Elternkurses. Dissertation veröffentlicht unter https://pub.uni-bielefeld.de/download/2913261/2913262/Dissertation_AHagemann.pdf

Hoppe C, Poepel A, Elger CE (2007) Accuracy of Patient Seizure Counts, Neurology 64 (11), S. 1595–1599

Le Marne FA, Butler S, Beavis E et al. (2018) EpApp: Development and evaluation of a smartphone/tablet app for adolescents with epilepsy, Journal of Clinical Neuroscience, 50, S. 214–220

Lux S, Kurthen M, Helmstaedter, C et al. (2002) The localizing value of ictal consciousness and its constituent functions: a video-EEG study in patients with focal epilepsy, Brain, 125(12), S. 2691–2698

May T, Israel C (2019) Plötzlicher unerwarteter Tod bei Epilepsie (SUDEP). Herzschrittmachertherapie + Elektrophysiologie, 30(3), S. 274–286

Meier A (2011) Quantitative Bewegungsanalyse epileptischer Anfälle zur Differenzierung hypermotorischer und automotorischer Anfälle. Dissertation (https://edoc.ub.uni-muenchen.de/12615/, Zugriff am: 18.08.2020)

Menzel M, Apolinário-Hagen J (2019) Akzeptanz und Nutzung von »MS-Apps« zur Krankheitsbewältigung bei Personen mit Multipler Sklerose. Erste Ergebnisse einer Pilotstudie mit Mixed-Methods-Design, e-beratungsjournal.net – Fachzeitschrift für Onlineberatung und computervermittelte Kommunikation, 15(1), S. 1–25

NICE (National Institute for Health and Care Excellence) (Hrsg.) (2020) Epilepsies. Diagnosis and Management (https://guidance/cg137/Appendix-G-Terms-used-in-this-guideline#-focal-seizure, Zugriff am 17.08.2020)

Ramgopal S, Thome-Souza S, Jackson M et al. (2014) Seizure detection, seizure prediction, and closed-loop warning systems in epilepsy, Epilepsy & Behavior, 37, S. 291–307

Rutz M, Kühn D, Dierks ML (2016) Kapitel 6. Gesundheits-Apps und Diagnostik & Therapie. Chancen und Risiken von Gesundheits-Apps (CHARISMHA), engl. Chances and risks of mobile health apps (CHARISMHA). Medizinische Hochschule Hannover, S. 136–159

Schulze-Bonhage A, Hamer H, Krämer G (2019) Neue Klassifikation epileptischer Anfälle, Der Nervenarzt, S. 1–7

Steffen HT (2015) Epilepsie und Familie-Familialer Umgang mit chronischer Krankheit und Krankenrolle. Dissertation veröffentlicht unter https://scholar.google.com/scholar?q=%2Bintitle%3A%22Epilepsie+und+Familie+-+Familialer+Umgang+mit+chronischer+Krankheit+und+Krankenrolle%22

Ulrich L, Stolecki D (Hrsg.) (2015) Intensivpflege und Anästhesie. Stuttgart: Georg Thieme Verlag

Vrielynck P (2013) Current and emerging treatments for absence seizures in young patients, Neuropsychiatric Disease and Treatment, 9, S. 963

3 Pflege in der Kinderepileptologie

Margarete Lauber

3.1 Einleitung

Nach mentalen Retardierungen und der Zerebralparese gelten Epilepsien als eine der häufigsten neurologischen Erkrankungen im Kindesalter (Panzer et al. 2015, S. 33). Bis zum Alter von 20 Jahren tritt etwa bei 5 % der Bevölkerung ein epileptischer Anfall auf, eine chronische Epilepsie wird bei etwa 1 % der betroffenen Kinder und Jugendlichen diagnostiziert. Etwa zwei Drittel der epilepsiekranken Kinder und Jugendlichen können gut behandelt werden und erlangen langfristig Anfallsfreiheit, ein Drittel jedoch leidet an einer therapierefraktären Epilepsie. Einflussfaktoren einer erfolgreichen Behandlung sind das Alter bei Beginn der Epilepsie, die konkrete Epilepsieform bzw. das Epilepsiesyndrom, genetische Faktoren und andere Grund- und/oder Begleiterkrankungen wie z. B. Hirnfehlbildungen, Zerebralparesen oder mentale Retardierung (Panzer et al. 2015, S. 39).

Wie bei Erwachsenen gibt es genetische und strukturelle Epilepsien sowie Epilepsien unklarer Ursache (idiopathisch). Auch die einzelnen Anfallsformen kommen sowohl bei Erwachsenen als auch bei Kindern vor.

In diesem Kapitel finden sich eine Auswahl an besonderen Epilepsieformen und Epilepsiesyndromen im Kindes- und Jugendalter. Besonderheiten bei der Anfallsbeobachtung und im Umgang mit Anfällen, Notfallsituationen und dem Thema »plötzlicher Tod bei Epilepsie« werden ebenfalls aufgeführt.

Zudem wird auf die Auswirkungen von Epilepsie auf die Entwicklung und die Psyche der betroffenen Kinder und Jugendlichen sowie auf die Auswirkungen auf das Alltags- und Familienleben eingegangen. Die damit zusammenhängende Notwendigkeit an Schulung, Beratung und Anleitung für betroffene Familien und der Professionalisierung von Pflegenden wird ebenfalls thematisiert. Ein Fallbeispiel aus der Kinderepileptologie rundet das Kapitel ab und mündet in einer Zusammenfassung der wichtigsten Punkte, die Pflegende im Umgang mit epilepsiekranken Kindern und Jugendlichen beachten sollten.

3.2 Besondere Epilepsieformen und Epilepsiesyndrome im Kindes- und Jugendalter

3.2.1 Neugeborenenanfälle

Aufgrund der Unreife des Gehirns zeigen sich Anfälle im Neugeborenenalter oft bruchstückhaft, unorganisiert und multifokal. Sie sind schwer zu erkennen und zu beschreiben. Die einzelnen Anfälle sind zwar in ihrer Grundstruktur ähnlich, unterscheiden sich jedoch in der Ausprägung, der Seitenbetonung und im Verlauf. Neugeborene können auch subtile Zeichen wie Blickbewegungen, Lidflattern und Grimassieren sowie autonome und vegetative Anfallszeichen wie Sauerstoffsättigungsabfälle, Tachy- und Bradycardien, Apnoen und Schluckauf (Singultus) zeigen. Neugeborenenanfälle können benigne sein und einen günstigen Verlauf haben (benigne neonatale oder familiäre Anfälle) oder eine ungünstige Prognose haben wie bei symptomatischen Neugeborenenanfällen und neonatalen Encephalopathien. Leider ist ein Großteil der Neugeborenenanfälle symptomatisch. Die häufigsten Ursachen sind die Hypoxie unter der Geburt, Hirnblutungen und Infektionen.

Bei Kindern, die zusätzlich andere Bewegungsstörungen und Spastiken haben, ist die Anfallsbeobachtung erschwert, da die Auffälligkeiten nicht immer eindeutig von den epileptischen Anfällen zu unterscheiden sind. Hier sind eine genaue Anfallsbeobachtung und -beschreibung notwendig sowie der Austausch im multidisziplinären Team und eine kompetente Video- und EEG-Diagnostik, um Anfälle zu klassifizieren und von anderen Bewegungsstörungen und -mustern zu unterscheiden.

Bei Neugeborenen auch auf vegetative und unterschwellige Anfallszeichen achten!

3.2.2 Fieberkrämpfe

Ein Fieberkrampf ist ein bei Fieber auftretender epileptischer Anfall im Kindesalter jenseits des 1. Lebensmonats in Verbindung mit einer fieberhaften Erkrankung, die nicht durch eine Infektion des zentralen Nervensystems ausgelöst wurde und dem kein afebriler Anfall vorangegangen ist. Auch nach Impfungen können Fieberkrämpfe auftreten.

2 bis 5 % der Kinder entwickeln im Verlauf eine chronische Epilepsie. Die meisten Fieberkrämpfe sind tonisch-klonisch, verlaufen glimpflich und sistieren von selbst unter 15 Minuten. Seltener können Fieberkrämpfe auch fokal sein und einen komplizierten Verlauf haben. Oft besteht eine genetische Veranlagung.

Nach Auftreten des ersten Fieberkrampfes ist eine Beratung der Eltern notwendig sowie die Anleitung zur Gabe von Diazepam rektal oder Midazolam buccal zur Anfallsunterbrechung. Ebenfalls ist bei einem fieberhaften Infekt die rechtzeitige Gabe von Antipyretika zur Verbesserung des Allgemeinzustandes empfohlen, auch wenn der Effekt der Verhinderung eines Anfalls damit bisher nicht wissenschaftlich bewiesen werden konnte (Neubauer 2008).

3.2.3 Rolando-Epilepsie (benigne kindliche Epilepsie mit zentrotemporalen Spikes)

Dieses Epilepsiesyndrom gehört zu den idiopathisch fokalen Epilepsien und ist mit 20 % eines der häufigsten im Kindesalter und tritt zwischen dem 2. und 14. Lebensjahr auf. Die betroffenen Kinder zeigen fokale Anfälle in der Einschlaf- oder Aufwachphase, die auch im Verlauf in generalisierte Anfälle übergehen können. Die Prognose und die kindliche Entwicklung sind in der Regel günstig (Spohr 2008).

3.2.4 Epileptische Encephalopathien

Epileptische Encephalopathien

Schwer verlaufende Epilepsien im Kindesalter mit besonders ungünstiger Langzeitprognose. Massive, langanhaltende epileptische Entladungen stören auf Dauer kognitive, sensorische und motorische Funktionen des Gehirns.

3.2.5 West-Syndrom

Diese epileptische Encephalopathie tritt vom 3. bis 8. Lebensmonat auf und geht mit einer globalen Entwicklungsstörung einher. Die betroffenen Kinder zeigen im EEG zu Anfang mit einer sogenannten Hypsarrhythmie ein stark auffälliges EEG. Die typische Anfallsform sind infantile Spasmen (früher BNS-Anfälle genannt), die oft in Serien auftreten. Epileptische Encephalopathien können strukturelle (z. B. Hirnfehlbildungen), metabolische (z. B. Mitochondriopatien) oder genetische Ursachen haben. In 17 % der Fälle geht das West-Syndrom im Verlauf der Entwicklung in ein Lennox-Gastaut-Syndrom über.

3.2.6 Lennox-Gastaut-Syndrom

Dieses Epilepsiesyndrom tritt im Alter von 2 bis 6 Jahren auf. Die betroffenen Kinder zeigen unterschiedlichste Anfallsformen und ebenfalls eine psychomotorische Retardierung.

3.2.7 Dravet-Syndrom

Diese Erkrankung ist eine schwere myoklonische Epilepsie, die bereits im ersten Lebensjahr beginnt. Ein Großteil der Kinder ist Träger einer Variante im SCN1A-Gen, das den Natriumkanal in den Nervenzellen betrifft, der für die Reizweiterleitung im Gehirn mit zuständig ist. In 20 bis70 % der Fälle gibt es eine familiäre Häufung von Fieberkrämpfen und Epilepsien. Die ersten Anfälle treten bei Fieber auf und enden häufig in einem Status epilepticus. Im Verlauf kommen weitere Anfallsformen dazu, die auch ohne Fieber auftreten können. Oft sind Anfälle getriggert durch Hitze, warmes Wasser, Lichtreize und positive wie negative Emotionen und können lange andauern. Durch oft nächtlich auftretende tonisch-klonische Anfälle, die oft mit einer Zyanose einhergehen, haben Kinder ein erhöhtes Risiko an einem SUDEP zu versterben. Daher ist eine nächtliche Überwachung der Anfälle sinnvoll. Das Dravet-Syndrom gehört zu den therapieschwierigen Epilepsien (Panzer et al. 2015, S. 273 ff.)

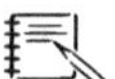

Dravet-Syndrom

- Beginn im 1. LJ mit fiebergebundenen Anfällen
- Familiäre Häufung von Fieberkrämpfen und Epilepsien
- Häufig Variante im SCN1A-Gen
- Im Verlauf weitere Anfallsformen
- Statusneigung
- Erhöhtes SUDEP-Risiko
- Therapieresistenz
- Verhaltensauffälligkeiten
- Wahrnehmungsstörungen
- Photosensibilität
- Weitere Trigger: Hitze, warmes Wasser, Emotionen, Fieber (Panzer et al. 2015, S. 273 ff.)

3.2.8 CSWS-Syndrom (»continues spike waves during sleep«)

CSWS ist eine epileptische Encephalopathie mit kontinuierlicher epileptischer Aktivität im Schlaf, die zwischen dem 3. und 10. Lebensjahr auftritt. Die meisten Kinder zeigen keine sichtbaren epileptischen Anfälle. Trotzdem hat das auffällige EEG im Schlaf massive Auswirkungen auf die allgemeine und kognitive Entwicklung der Kinder. Wird nicht rechtzeitig behandelt, können sich die kognitiven Fähigkeiten der Kinder bis hin zu einer demenziellen Veränderung zurückentwickeln. Auch dieses Epilepsiesyndrom gehört zu den therapieschwierigen Epilepsien. Oberstes Ziel ist hier nicht die Behandlung der Anfälle, sondern die Sanierung des hochpathologischen EEGs.

Ziel bei epileptischen Enzephalopathien:

Rechtzeitige Behandlung zur Unterbrechung des hochpathologischen EEGs, damit betroffene Kinder sich bestmöglich weiterentwickeln können.

3.3 Epilepsiediagnose und ihre Folgen

Für alle, die mit einer chronischen Krankheit konfrontiert werden, ruft sie eine existenzielle Krise hervor (Seidl & Walter 2005). Epilepsien bzw. erste Anfälle treten meist völlig unerwartet auf und lösen bei den Betroffenen und ihren Angehörigen Schock und Angst aus. Viele Eltern beschreiben, dass sie Angst um das Leben ihrer Kinder haben, wenn Anfälle dramatisch ablaufen oder ihre Kinder vital bedroht scheinen. Im Verlauf kommt Trauer hinzu, Trauer um das »normale« Familienleben und das unbeschwerte Aufwachsen ihrer Kinder, denn Epilepsien als chronische Erkrankungen haben Auswirkungen auf das gesamte Leben der Kinder und deren soziales Umfeld. Einschränkungen in der Selbstständigkeit durch Sturzgefahr oder Gefahren im Straßenverkehr durch Bewusstseinseinschränkungen, Lernschwierigkeiten und/oder eine gestörte kognitive Entwicklung durch häufige Anfälle und ein auffälliges EEG sind hier zu nennen.

Oft haben Eltern auch Schuldgefühle, wenn eine genetische Epilepsie vorliegt, oder sie haben Sorge, in der Schwangerschaft zu unvorsichtig gewesen zu sein. Bekommen die betroffenen Kinder und Jugendlichen Antiepileptika zur Behandlung der Epilepsie, kommen ggf. auch Nebenwirkungen hinzu, die die verschiedensten Organsysteme betreffen und unter Umständen auch Wesensveränderungen verursachen können.

Menschen aller Altersgruppen erfahren durch die epileptischen Anfälle einen Kontrollverlust, der Unsicherheit und Angst verursacht. Stigmatisierungen durch die Gesellschaft und das soziale Umfeld sowie Hänseleien in der Schule und das Abwenden von Freund*innen und Familienmitgliedern, die nicht mit der neuen Situation umgehen können, sind nicht selten. Im pflegerischen Alltag haben wir es mit den unterschiedlichsten Patient*innengruppen zu tun: Kinder und Jugendliche mit neurologischen Grunderkrankungen sowie Betroffene ohne jegliche Krankheitsvorgeschichte, Familien in den verschiedensten Stadien der Trauer- und Krankheitsbewältigung und mit den unterschiedlichsten Fragen zum Thema Epilepsie. Auch unterschiedliche Definitionen von Gesundheit und Krankheit und der Umgang damit in unterschiedlichen Kulturen und Religionen spielen eine Rolle in der Patient*innenbegleitung.

Pflegende sollten in der Lage sein, auf die auftretenden Pflegeanforderungen einzugehen, die Sorgen und Bedürfnisse ernst zu nehmen, die Familien zu begleiten und ihnen mit fachlicher Expertise zu verschiedensten Fragen zur Seite zu stehen. Befragt man Familien mit chronisch kranken Familienmitgliedern, ergeben sich vier Kernaufgaben für Pflegende:

- Hilfe bei der Überwindung der existentiellen Krise
- Unterstützung beim Management des therapeutischen Regimes
- Unterstützung im täglichen Leben
- Hilfe bei der Organisation der Pflege
  (Seidl & Walter 2005)

Pflegenden begegnet eine Vielzahl an Pflegephänomenen, wie Schock, Angst, Trauer, Wut, Hilflosigkeit und Verzweiflung. Hier sind unterschiedliche pflegerische und kommunikative Fähigkeiten und individuell ausgerichtete Maßnahmen gefordert!

Im Folgenden werden die unterschiedlichen Herausforderungen und Besonderheiten, die mit einer Epilepsieerkrankung einhergehen, dargestellt und die damit verbundenen pflegerischen Interventionen zusammengefasst.

3.3.1 Besonderheiten in der Anfallsbeobachtung

Die Anfallsbeobachtung ist bei Patient*innen mit epileptischen Anfällen eine wichtige pflegerische Aufgabe (▶ Kap. 2). Die Besonderheit bei insbesondere kleinen Kindern sowie bei Patient*innen mit mentalen Retardierungen (▶ Kap. 6) ist die eingeschränkte Kommunikationsfähigkeit. Subjektive Vorgefühle, Befinden und Wahrnehmung während und nach fokalen Anfällen können durch die betroffenen Kinder und Jugendlichen oft nur eingeschränkt kommuniziert werden. Hier spielt die pflegerische Einschätzung der nonverbalen Kommunikation, der vegetativen Zeichen, der Körpersprache, die Vitalzeichenkontrolle und der Austausch mit anwesenden Eltern oder Bezugspersonen eine große Rolle. Anfallstestungen (▶ Kap. 2) können auch im Kindesalter durchgeführt werden, wenn sie an das Alter und die Fähigkeiten der Patient*innen angepasst sind. Auch die korrekte Dokumentation von Anfällen ist wichtig, sowohl durch Pflegende als auch durch die Eltern. Einen Anfallskalender zu führen oder auch ein Anfallstagebuch, in dem nicht nur Anfälle selbst, sondern auch Begleiterscheinungen sowie aktuelle Medikation und Nebenwirkungen notiert werden, ist den Eltern zu empfehlen. Auch digitale Versionen von Anfallskalendern stehen den Familien mittlerweile Verfügung.

3.3.2 Begleitung während epileptischer Anfälle

Patient*innen mit Epilepsien können ganz unterschiedliche Anfallsformen zeigen: Anfälle mit fokalem oder generalisiertem Beginn, mit Bewusstseineinschränkungen oder Bewusstseinsverlust sowie Anfälle mit motorischen oder vegetativen Zeichen. In der Regel sistieren epileptische Anfälle von selbst und die Verabreichung von Notfallmedikamenten ist nicht notwendig. Auch bei generalisiert tonisch-klonischen Anfällen, die die Atmung beeinträchtigen und mit einer Blaufärbung der Gesichtsfarbe (Zyanose) einhergehen können, ist ein Eingreifen mit Medikamenten oder Sauerstoffgabe nicht grundsätzlich notwendig. Hält der Sauerstoffmangel länger als zwei Minuten an und nimmt die Intensität des Anfalls nicht ab, so ist ggf. eine Beatmung per Beatmungsbeutel und die Gabe eines Notfallmedikaments notwendig. Treten diese prolongierten Anfälle vermehrt auf, ist die Schulung der Eltern in Reanimationsmaßnahmen sinnvoll. Insgesamt ist es eine wichtige pflegerische Aufgabe, die Eltern und Kinder während Anfallssituationen zu begleiten, Sicherheit zu geben, Maßnahmen zu erklären und Ruhe zu bewahren. Auch die Anleitung der Eltern und Bezugspersonen in der korrekten Anwendung und Gabe von Notfallmedikamenten ist sehr wichtig.

Wird durch Unsicherheit und Angst von Eltern und Betreuungspersonen bei jedem Anfall, unabhängig von der Stärke und der tatsächlichen Notwendigkeit einer medikamentösen Intervention, der Rettungswagen gerufen, hat dies unter Umständen mehr Stress für das Kind und dessen Eltern zur Folge, als Nutzen daraus entsteht. Ein individueller, mit dem behandelnden Arzt abgesprochener und festgelegter Notfallplan ist hier sinnvoll.

3.3.3 SUDEP (sudden unexpected death in epilepsy)

SUDEP ist eine seltene Komplikation bei Epilepsien und steht für den plötzlichen Tod von Menschen mit Epilepsien, der nicht durch einen Status epilepticus, durch Unfälle oder andere mögliche Ursachen erklärt werden kann.

Menschen mit Epilepsien habe statistisch gesehen eine höhere Mortalitätsrate. Ursachen sind neurologische Grunderkrankungen und Komorbiditäten, Selbstmord sowie Unfälle während eines Anfalls, z. B. durch Ertrinken oder Schädel-Hirn-Traumata in Folge eines Sturzes. Auch die Folgen eines Status epilepticus können tödlich sein. Der unerwartete Tod bei Patient*innen mit Epilepsie ist hier ebenfalls aufzuführen.

Bei allen chronischen Erkrankungen ist das Risiko zu sterben, gegenüber der Normalbevölkerung, leicht erhöht. Bei Epilepsien entstehen lebensbedrohliche Situationen bei einem Status epileticus und dem plötzlichen Tod bei Epilepsie (SUDEP). Dieses Risiko ist sehr gering und beträgt ca. 0,11 % pro Lebensjahr eines Menschen mit aktiver Epilepsie (Hampel et al. 2016, S. 230–236; Krämer 2016, S. 229).

Risikofaktor sind Betroffene mit sekundär-generalisiert-tonisch-klonischen Anfällen aus dem Schlaf heraus. Die Ursachen eines SUDEP sind ähnlich wie beim plötzlichen Kindstod noch nicht gänzlich geklärt. Ein vermuteter Mechanismus, der zum SUDEP führen kann, ist die Beeinflussung des vegetativen Nervensystems durch die Anfälle. Dies führt zu unregelmäßiger Atmung und Auffälligkeiten im Herzschlag (Hampel et al. 2016, S. 230–236; Krämer 2016, S. 229).

Die wichtigste Prävention des plötzlichen Todes bei Epilepsie besteht in einer verbesserten Anfallskontrolle von tonisch-klonischen Anfällen, Anfallsdetektion (► Kap. 3.7) und eine postiktale Überwachung der Vitalparameter nach diesen Anfällen. Auch die Schulung von Reanimationsmaßnahmen von Professionellen und Angehörigen trägt zur Vorbeugung bei (Panzer et al. 2015, S. 566).

Bei Kindern ist das Risiko um das 10-Fache niedriger. Kinder mit Dravet-Syndrom haben ein hohes SUDEP-Risiko, genauso wie Kinder mit strukturellen Epilepsien, nächtlichen tonisch-klonischen Anfällen, Encephalopathien, therapieschwierigen Epilepsien und Kinder im ersten Lebensjahr sowie Jugendliche jenseits von 18 Jahren (Panzer et al. 2015, S. 565). Es ist wichtig, Eltern über das SUDEP-Risiko aufzuklären und Risikofaktoren einzuschätzen. Um einen SUDEP bei Risikopatienten zu verhindern, sollte eine nächtliche Überwachung der Kinder getestet und eingesetzt werden. Dabei gibt es unterschiedliche Methoden. Zum einen können Kinder mithilfe eines Pulsoxymeters überwacht werden, das die Sauerstoffsättigungsabfälle und Bradycardien registriert und Alarm schlägt. Eine andere Methode ist der Einsatz eines Gerätes (EpiCare®), dessen Sensor unter der Matratze die typischen rhythmischen Bewegungen eines tonisch-klonischen Anfalls registriert und Alarm schlägt. Für diese Methode muss das Kind ein gewisses Gewicht erreicht haben, damit der Sensor die Anfälle auch registrieren kann. Dieses Gerät gibt es auch für das Handgelenk (EpiWatch®), welches mittels einer App auch mit dem Smartphone verbunden werden kann. Eine neue Methode ist die NightWatch®, die mittels eines Armbands am Oberarm befestigt wird und sowohl tonisch-klonische Anfälle als auch tonische, hypermotorische und gruppierte myoklonische Anfälle melden kann. Auch Tachykadien, die während eines Anfalls häufig auftreten, können registriert werden. Bei Bedarf kann es mit dem Mobilfunkgerät verbunden werden.

Welche Überwachungsmethode für die jeweiligen Patient*innen geeignet ist, ist abhängig von der Anfallsform, den Begleiterscheinungen, wie Tachycardien, Bradycardien oder Sauerstoffsättigungsabfällen, vom Alter und Gewicht des Kindes und von der Kooperation der Kinder. Nicht bei jeder Epilepsieform ist eine nächtliche Überwachung sinnvoll. Aber bei vital gefährdeten Kindern und Jugendlichen kann eine Überwachung ein hohes Maß an Sicherheit geben und einen SUDEP verhindern. Zudem gibt es den Betroffenen u. U. ihre Privatsphäre wieder zurück, wenn Kinder wieder allein in ihrem Zimmer schlafen können und auch die Eltern ein stückweit loslassen können, weil sie ihr Kind in Sicherheit wissen.

3.4 Behandlungsmöglichkeiten

Zur Behandlung von Epilepsien stehen uns verschiedene Möglichkeiten zur Verfügung, die auch miteinander kombiniert werden können oder auch müssten. Je nach Epilepsiediagnose, dem aktuellen medizinischen Standard und der individuellen Situation der Patient*innen wird die Behandlungsform ausgesucht. Vor allem, weil es sich um eine längerfristige Behandlung handelt, die unter Umständen über Jahre stattfinden muss, sollte sie immer zusammen mit den Patient*innen und den Eltern entschieden werden. Das Konzept des »shared desicion making« ist besonders bei chronischen Erkrankungen nicht mehr wegzudenken und notwendig, um eine erfolgreiche Zusammenarbeit zwischen Patient*innen und medizinischem Personal und damit eine erfolgreiche Therapie gewährleisten zu können. Die Kinder und Jugendlichen sollten selbstverständlich in die Behandlung mit einbezogen werden, angepasst an das Alter und die kognitiven Möglichkeiten. Denn die subjektiven Wahrnehmungen vor, während und nach Anfällen sind wichtig für die Diagnosefindung und ernst zu nehmen. Zudem stärkt das Einbeziehen der Kinder und Jugendlichen deren Selbstbewusstsein, aber auch deren Selbstständigkeit und wirkt dem Gefühl von Kontrollverlust durch die Erkrankung und das gesteigerte Angewiesen-Sein auf Hilfe ihrer Eltern entgegen. Es ist empfehlenswert, besonders Kinder mit therapieschwierigen Epilepsien vorrangig in Epilepsiezentren zu behandeln, da die hohe Expertise in vielen Fällen zu einem schnelleren und effektiveren Behandlungserfolg führen kann.

3.4.1 Medikamentöse Therapie

Antiepileptika sind Medikamente, die an Ionenkanälen der Nervenzellen angreifen, Neurotransmitterrezeptoren beeinflussen oder den Neurotransmitterstoffwechsel verändern. Ziel ist die Hemmung der Entstehung epileptischer Aktivität (Epileptogenese) und damit die Verhinderung weiterer epileptischer Anfälle, die Verhinderung der Chronifizierung und die Vermeidung neurologischer Folgeschäden (Panzer et al. 2015, S. 387). Bei Kindern liegen weniger Studien zu Antiepileptika vor als bei Erwachsenen. Qualitativ hochwertige Studien gibt es für Kinder und Jugendliche nur für das Dravet-Syndrom und das Lennox-Gastaut-Syndrom. Die Ergebnisse der aktuellen Studien sind durch die ILAE zusammengefasst und veröffentlicht. Therapieansätze und -empfehlungen orientieren sich am aktuellen Wissensstand.

Eltern, deren Kinder an einer Epilepsie erkranken, benötigen zu Beginn der Behandlung mehr Aufmerksamkeit, Unterstützung und Beratung der behandelnden Ärzt*innen und Pflegenden. Die Suche nach der richtigen Behandlung kann manchmal Monate dauern. Ziel der Behandlung ist es, Anfallsfreiheit ohne Nebenwirkungen zu erreichen, deren Beobachtung eine gemeinsame Aufgabe von Eltern und Pflegenden ist. Um die Wirksamkeit einer antiepileptischen Therapie zu beurteilen, ist die Anfallsdokumentation, insbesondere der Anfallsfrequenz, wichtig. Die Prüfung der Verträglichkeit (▶ Kap. 1) ist ein wichtiger Teil der Behandlung.

Den vielfältigen Formen und Ursachen von Nebenwirkungen der Antiepileptika sollte mit differenzierten Gegenmaßnahmen begegnet werden (Dorn & Krämer 2008). In der pflegerischen Begleitung ist vor allem zu Beginn der Behandlung die Beobachtung der unerwünschten Medikamentenwirkungen wichtig. Dosisabhängige Nebenwirkungen treten in zeitlicher Nähe zur Einnahme auf und zumeist in den ersten Wochen der Behandlung. Es genügen oft kleinere Dosisreduktionen bzw. Umverteilungen der Tagesdosen, besonders in der Eindosierungsphase. Treten Nebenwirkungen dosisabhängig auf, so betreffen sie meist das Zentralnervensystem (Dorn & Krämer 2008):

- *Störungen der Koordination:* Schwindel, Doppeltsehen, Gang- und Standunsicherheit, Tremor, Ataxien, Nystagmus
- *Kognitive Beeinträchtigungen:* Müdigkeit, Konzentrations- und Gedächtnisstörungen, Antriebssteigerung, Sprachstörungen, Stimmungsschwankungen u. a.
- *Vegetative Zeichen:* Nervosität, Unruhe, Schwindel, Appetitlosigkeit, Übelkeit, Schwitzen, veränderte Atmung u. a.

Auch die dosisunabhängigen Wirkungen treten in der Regel in den ersten drei Monaten einer Behandlung auf. Meist sind es allergische bzw. noch nicht ausreichend verstandene Symptome, die vor allem Haut, Schleimhäute, Leber, Knochenmark sowie die Bauchspeicheldrüse betreffen. Die Schwere ist sehr unterschiedlich und reicht von Hautausschlägen (skin rash) bis zu lebensbedrohlichen Zuständen (Leberversagen, aplastische Anämie). Eine langsame Aufdosierung kann ihr Auftreten z. T. verhindern (z. B. Hautauschläge beim Lamotrigin). Auch eine Umstellung eines Präparats, z. B. von Carbamazepin auf Oxcarbazepin, ist denkbar.

Die Wirkung der Antiepileptika ist bei Kindern anders als bei Erwachsenen. Ursachen dafür sind die Unreife des Gehirns, eine veränderte Bioverfügbarkeit und Verstoffwechselung, eine veränderte Eiweißbindung, eine veränderte intestinale Transportzeit und eine veränderte Magenentleerung und Peristaltik. Deshalb sind ein langsamer Beginn und eine sensible Dosisanpassung wichtig. Die meisten antiepileptischen Medikamente sollten im Blut einen gewissen therapeutischen Bereich erreichen, der regelmäßig kontrolliert werden sollte, besonders nach Medikamentenumstellung, Anfallshäufung oder bei Gewichtsveränderung. Das gilt auch für andere Laborparameter wie Leberwerte und Blutbild, denn u. U. können pathologische Leberwerte und Blutbildveränderungen auch zu lebensbedrohlichen Situationen führen.

Um eine gute Wirkung der verordneten Medikamente zu gewährleisten, sollte auf die regelmäßige und korrekte Einnahme geachtet werden. Kinder wie Eltern müssen in der richtigen Verabreichung angeleitet und unterstützt werden. Für Säuglinge, Kleinkinder und Kinder mit Ernährungssonden sind Medikamente in Saftform oder als Suspension geeignet. Auch Tabletten, die man auflösen kann oder die gemörsert mit Joghurt, Breikost oder anderen Nahrungsmitteln verabreicht werden können, sind von Vorteil. Mit älteren Kindern kann trainiert werden, Tabletten und Kapseln zu schlucken. Wenn irgend möglich, sollten retardierte Präparate bevorzugt werden, da sie einen stabileren Medikamentenspiegel im Blut aufbauen. Sind Kinder nicht kooperativ, muss man unter Umständen kreativ werden. Bei Jugendlichen kann man beginnen, die Selbstständigkeit und ihr Selbstmanagement zu fördern und ein Dosettentraining zu starten, bei dem die Jugendlichen ihre Medikamente kennen und selbst vorbereiten lernen. Sie trainieren selbst, an die Einnahme zu denken.

Bei Medikamentenumstellungen ist es möglich, dass Anfälle sich in Länge, Intensität und Erscheinungsform verändern. Unter Umständen können Antiepileptika sogar zu einer Anfallshäufung führen. In diesem Fall sollte man eine gezielte Patient*innen- und Anfallsbeobachtung durchführen und bei tatsächlichem Zusammenhang eine Medikamentenumstellung in Erwägung ziehen. Bei der Reduktion von Medikamenten kann eine Anfallshäufung auftreten. Das Sturzrisiko und das Risiko eines Status epilepticus ist deutlich erhöht. Eltern sollten über diese Risiken aufgeklärt und entsprechende Vorsichtsmaßnahmen sollten ergriffen werden. Um das Verletzungsrisiko bei einem Sturz zu minimieren, können das Tragen eines Sturzhelms, das Abpolstern der Tischkante und eine enge Begleitung notwendig sein.

Maßnahmen:

- Regelmäßige und korrekte Einnahme der Medikamente gewährleisten
- Medikamenteneinnahme kindgerecht gestalten
- Verabreichungsform individuell aussuchen (möglichst retardierte Form)
- Regelmäßige Laborkontrollen
- Patient*innenbeobachtung bezüglich der Nebenwirkungen
- Anfallsbeobachtung

3.4.2 Die ketogene Ernährungstherapie (KET) – eine besondere Therapieform im Kindesalter

Diese Therapieform ist eine fettreiche, an Kohlenhydraten stark reduzierte, streng bilanzierte Ernährungsform und ist bei Kindern und Jugendlichen eine gut untersuchte Therapieform. Bei Erwachsenen ist sie ebenfalls anwendbar, auch wenn hier weniger Erfahrungswerte und Untersuchungen vorhanden sind. Sie bewirkt eine Umstellung des Energiestoffwechsels. Die Hauptenergie wird nicht mehr aus Kohlenhydraten gewonnen, sondern aus Fettsäuren, den sogenannten Ketonkörpern, die bei Fettverbrennung im Körper entstehen und im Blut und Urin nachweisbar sind. Die Ketonkörper sollten Werte von 2–6 mmol/l im Blut erreichen, damit die ketogene Ernährungsform eine antiepileptische Wirkung erzielen kann. Steigen die Ketonwerte zu stark und zu schnell an oder wird zu wenig Flüssigkeit zu sich genommen, so übersäuert das Blut, der Blutzucker kann unter den Normwert sinken und der Allgemeinzustand kann reduziert sein, sogar lebensbedrohliche Entgleisungen können auftreten. Aus diesem Grund erfolgt die Umstellung auf die ketogene Ernährungstherapie nur unter stationären Bedingungen. Die Blutgase, die Ketonkörper und der Blutzucker werden zu Beginn der Behandlung vor jeder Mahlzeit kapillär gemessen und dokumentiert. Die Begleitung der Umstellung und die Patient*innenbeobachtung hinsichtlich der Verträglichkeit, Befindlichkeit, Verdauung und der Anfallssituation ist ebenfalls eine wichtige pflegerische Aufgabe.

Die Wirkungsweise der ketogenen Ernährungstherapie ist noch nicht vollständig bewiesen. Man geht aber davon aus, dass die Ketonkörper an sich eine antiepileptische Wirkung haben. Der Säure-Basen-Haushalt und die Zellmembran verändern sich. Das Zusammenspiel aus diesen vielen Faktoren bewirkt letztlich eine Hemmung der Übererregbarkeit der Nervenzellen, welche die epileptischen Anfälle auslöst. Das Verhältnis von Fetten zu Kohlenhydraten und Eiweiß muss zu jeder Mahlzeit gesichert sein, damit die Ketose über 24 Stunden konstant bleibt. Man beginnt mit einem Verhältnis von 1:1 und steigert je nach Entwicklung der Ketonwerte, der anderen Laborparameter und der Verträglichkeit. Da die Kohlenhydratzufuhr stark reduziert ist und damit die Auswahl an Lebensmitteln eingeschränkt ist, stehen weniger Vitamine, Mineralstoffe und Spurenelemente zu Verfügung. Diese müssen dann über entsprechende Präparate substituiert werden. Auch Medikamente, die Zucker enthalten, müssen ggf. auf Alternativpräparate umgestellt werden. Bei Infusionstherapien muss darauf geachtet werden, wenn möglich, keine Mischlösungen mit Glucose zu verwenden. Ernährungsberater der jeweiligen Einrichtung bereiten die Ernährungsumstellung zusammen mit den Eltern vor, erstellen eine Ernährungsanamnese und beraten sie während des stationären Aufenthalts. Wird die Diät gut vertragen, sind die Blutwerte stabil und fühlen sich die Eltern sicher in der Berechnung und Durchführung der Diät, können die Kinder entlassen werden.

Sie werden regelmäßig zu Kontrolle wieder einbestellt. Insgesamt braucht der Körper ca. drei Monate, bis er sich komplett umgestellt hat. Die Dauer der Behandlung beträgt in der Regel zwei bis drei Jahre, danach kann versucht werden, die Ernährungstherapie langsam wieder umzustellen. Die ketogene Ernährungstherapie wird von den meisten Kindern gut vertragen. Zu Beginn können Hypoglykämien, Dehydratationen, Übelkeit, Durchfälle und Obstipation auftreten, die Kinder sind zudem anfänglich leicht überreizt und müde. Diese Nebenwirkungen treten jedoch meist nur vorübergehend auf. Als Nebenwirkungen auf lange Sicht können Herz-Rhythmusstörungen, eine Hypercholesterinämie, Entzündungen der Bauchspeicheldrüse und Nierensteine auftreten. Deshalb sind jährliche kardiologische und nephrologische Kontrollen wichtig. Ein positiver Nebeneffekt der Diät ist, dass die Kinder deutlich wacher, aufmerksamer, wahrnehmungsfähiger und lernfähiger sind und dadurch eine verbesserte Lebensqualität erlangen. Ein Drittel der Kinder werden unter ketogener Ernährungstherapie anfallsfrei, 50 % erfahren eine Anfallsreduktion. Eine Alternative zur ketogenen Ernährungstherapie ist die modifizierte Atkins-Diät (MAD). Sie entspricht in etwa einem Verhältnis von 1:1 bei der KET und ist etwas einfacher in der Berechnung und oft besser in der Akzeptanz bei den Kindern und Jugendlichen. Dabei ist der Kohlenhydratanteil festgelegt, der Fettanteil erhöht und der Eiweißanteil frei. In manchen Fällen startet man mit der MAD und entscheidet im Verlauf, je nach Ketose und Anfallssituation, ob diese Ernährungsform ausreicht oder ob doch auf die klassische KET umgestellt werden muss.

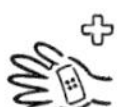

Maßnahmen:

- Engmaschige Begleitung der Familien während der Einführung
- Regelmäßig kapilläre Blutkontrollen
- Ausreichend Flüssigkeitszufuhr
- Ausreichend Vitaminzufuhr
- Patient*innen- und Anfallsbeobachtung
- Sicherstellen des korrekten Nahrungsverhältnisses zu jeder Mahlzeit

Bei der Wahl der Behandlung sollte immer die Lebensqualität der Patient*innen im Vordergrund stehen. Die Devise »So viel wie nötig, so wenig wie möglich« sollte berücksichtigt werden.

3.5 Epilepsie und Entwicklung

Die entscheidendste und wichtigste Phase der Reifeentwicklung des Gehirns findet in den ersten zehn Lebensjahren statt, besonders in den ersten drei Lebensjahren. Nach dem 10. Lebensjahr bleibt das Gehirn lernfähig und wird weiter »optimiert«.

Im Kindesalter spielt die Entwicklung demnach eine große Rolle. Sie entscheidet über die Schulform, die Berufsausbildung und das gesamte soziale Leben, aber auch über die Lebensqualität. Kinder mit Epilepsien sind nicht per se in ihren kognitiven, sprachlichen, motorischen oder sozial-emotionalen Fähigkeiten und damit in ihrer gesamten Entwicklung eingeschränkt. Trotzdem ist das Risiko durch verschiedene Faktoren erhöht (▶ Tab. 3.1). In folgenden Bereichen kann es zu Störungen kommen (Panzer et al. 2015, S. 510 ff.):

Tab. 3.1: Mögliche Entwicklungsstörungen

Kognition	**Sprache**	**Motorik**	**Sozial-emotionale Entwicklung**
Intelligenz	Expressive Sprache	Feinmotorik	Impulssteuerung
Gedächtnis	Sprachverständnis	Grobmotorik	Soziales Verhalten
Konzentration/ Aufmerksamkeit	Lesen	Koordination	Irritabilität
Dyskalkulie/LRS/ Legastenie	Wortfindung	Gleichgewicht	Problemlösefähigkeit
Logisches Denken			

Das menschliche Gehirn ist sehr komplex, unterschiedliche Entwicklungsbereiche sind eng miteinander verbunden. Aus diesem Grund sind nicht nur einzelne Teilbereiche der Entwicklung auffällig, sondern oft mehrere. Je früher eine Epilepsie beginnt, desto ungünstiger die Prognose für eine altersentsprechende Entwicklung. Besonders Kinder mit epileptischen Encephalopathien (West-Syndrom, Lennox-Gastaut-Syndrom, Dravet-Syndrom) sind stark in ihrer Entwicklung beeinträchtigt, da ständige, prolongierte Anfälle und ein stark pathologisches EEG dafür sorgen, dass das Gehirn nicht in der Lage ist, seine ursprünglichen Funktionen, welche für eine Weiterentwicklung von Fähigkeiten zuständig sind, aufrechtzuerhalten. Auch ständige pathologische Entladungen im Schlaf, wie beim CSWS-Syndrom, können Rückschritte in der Entwicklung nach sich ziehen. Einzelne Anfälle schädigen das Gehirn nicht. Haben Kinder jedoch ständig lang anhaltende Anfälle und über einen längeren Zeitraum ein pathologisches EEG, auch während eines Anfalls, oder erleiden sie einen Status epilepticus, dann zeigen betroffene Kinder eine Stagnation oder Rückschritte ihrer kognitiven, sprachlichen, motorischen und sozial-emotionalen Fähigkeiten (May 2014).

Kinder mit strukturellen Epilepsien tragen ein höheres Risiko für Störungen ihrer Entwicklung als Kinder mit genetischen Epilepsien. Je nach Läsion und Fokus im Gehirn sind unterschiedliche Funktionen beeinträchtigt. Bei Temporallappen-Epilepsien z. B. sind oft Gedächtnisleistungen und auch sprachliche Fähigkeiten gestört, während Kinder mit Frontallappen-Epilepsien oft Störungen in der Impulskontrolle, dem logischen Denken und ihrer Problemlösefähigkeit zeigen. Ca. 20–35 % der Kinder mit Epilepsie gelten als verhaltensauffällig. Sie können schnell reizbar, hyperaktiv, sogar aggressiv werden und in ihrer Konzentration gestört sein. Zusätzlich reagieren sie häufig mit Rückzugsverhalten, depressiver Verstimmung und Störungen ihres Sozialverhaltens.

Studien zufolge können die unterschiedlichen Anfallsarten auch unterschiedlich starke Auswirkungen auf die kognitiven Fähigkeiten haben. Absencen haben demzufolge in der Regel geringeren Einfluss. Generalisiert tonisch-klonische Anfälle können hingegen Einfluss auf Konzentration und Koordination von Sehen und Bewegung haben. Unbewusst erlebte fokale Anfälle (früher komplex-fokal) können das Gedächtnis und die Sprache beeinflussen. Ausprägung der Störungen sind auch hier abhängig von Dauer und Häufigkeit der Anfälle (May 2014).

Antiepileptika haben das Ziel, das EEG zu sanieren und die Anfälle zu verhindern und somit die Entwicklungsfähigkeiten des Gehirns zu verbessern. Unter Umständen können sie jedoch genau diese Fähigkeiten beeinträchtigen, je nach Dosis, Länge der Behandlung und der Wechselwirkungen mit anderen Antiepileptika bei Kombinationstherapien. Sie können die Gedächtnisfähigkeit und die Konzentration beeinflussen sowie Wortfindungsstörungen auslösen. Auch Wesensveränderungen und Verhaltensauffälligkeiten können auftreten. Deshalb kann es sinnvoll sein, vor und nach Ein- oder Umdosierung eines neuen Antiepileptikums eine neuropsychologische Testung durchführen zu lassen, um die Ausgangslage des Kindes zu erfassen und im Verlauf zu beurteilen. Daraufhin kann die medikamentöse Behandlung belassen oder angepasst werden, immer nach einem Abwägen von Risiko und Nutzen der Therapie.

Auch wenn es um die richtige Förderung und die Frage nach der richtigen Beschulung geht, ist eine neuropsychologische Beurteilung von Nutzen. Ob und wann eine solche Testung Sinn macht, entscheiden die behandelnden Ärzte in Absprache mit einem Neuropädiater je nach akuter Situation und Krankheitsverlauf des Kindes.

Besteht die Möglichkeit eines epilepsiechirurgischen Eingriffs, ist die Wahrscheinlichkeit hoch, dass die betroffenen Kinder anfallsfrei werden und auch in ihrer Entwicklung deutlich profitieren – vor allem bei jüngeren Kindern mit klar umschriebenem Fokus. Trotzdem kann es vorkommen, dass durch den Eingriff Defizite in Gedächtnis und Sprache auftreten können, da die epileptogene Zone in einer vulnerablen Region liegt. In diesem Fall muss genau überprüft werden, ob ein möglicher Funktionsverlust eine Operation berechtigt (z. B. bei therapierefraktärer Epilepsie mit Sturzgefahr).

Weitere Einflussfaktoren auf die Entwicklung eines Kindes sind das soziale Umfeld und die psychosozialen Gegebenheiten. Hier spielen Fördermöglichkeiten, die Schulform, die Adhärenz der Eltern und Betroffenen, der soziale Status der Familien und die Erziehungsstile eine große Rolle. Werden Kinder nach ihren Möglichkeiten gefördert, weder unter- noch überfordert, werden Therapiemaßnahmen eingehalten und sind Kinder und Jugendliche in einem intakten sozialen Umfeld gut aufgefangen, kann das positive Auswirkungen auf die Entwicklung der Kinder und Jugendlichen haben.

Oft ist es nicht nur ein Risikofaktor, der die Entwicklung der Kinder beeinflusst, sondern ein Zusammenspiel aus vielen unterschiedlichen Faktoren (May 2014). Aus diesem Grund ist zum einen eine genaue Patient*innen-, Anfalls- und Verhaltensbeobachtung wichtig und zum anderen der Austausch mit den Angehörigen und dem interdisziplinären Team, um einzelne Risikofaktoren herauszuarbeiten und, wenn möglich, zu minimieren oder zu beheben.

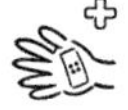

Maßnahmen:

- Beratung und Aufklärung der Eltern und Pädagog*innen
- Patient*innen-, Anfalls- und Verhaltensbeobachtung
- Geeignete Fördermaßnahmen initiieren
- Nachteilsausgleiche in der Schule einfordern
- Ggf. Optimierung der medikamentösen Therapie

3.6 Epilepsie und Psyche

Durch die Chronifizierung, die Schwere der Erkrankung, den Kontrollverlust und andere Begleiterscheinungen der Epilepsie ist es nicht selten, dass sich Angststörungen, Depressionen und – damit zusammenhängend – Schwierigkeiten in der Adhärenz der Betroffenen und auch ihrer Angehörigen entwickeln. Pflegende können beratend und begleitend unterstützen, es ersetzt jedoch nicht eine zeitnahe psychologische, psychiatrische oder verhaltenstherapeutische Beratung und Betreuung in Krisenfällen oder bei Problemen in der Krankheitsverarbeitung und Stressbewältigung. Geeignete Interventionen werden immer wieder von der ILAE evaluiert und neue Empfehlungen ausgesprochen (Michaelis et al. 2018, S. 1283) und sollten auch möglichst zeitnah erfolgen. Pflegende können hier motivierend agieren, damit Familien sich entsprechende Unterstützung suchen und sich beraten lassen.

3.7 Epilepsie und Alltag

Kinder und Jugendliche mit Epilepsie dürfen und sollen ein möglichst normales Leben führen und sich entfalten und mitbestimmen. Je nach Schwere der Erkrankung, der Anfallssituation und dem Verletzungsrisiko müssen jedoch gewisse Vorsichtsmaßnahmen getroffen werden.

3.7.1 Photosensibilität

Flackerlicht und geometrische Muster können bei manchen Menschen eine Veränderung im EEG hervorrufen und u. U. zu epileptischen Anfällen führen, auch ohne dass eine Epilepsie besteht. Fernsehen und Videospiele, Fahrten durch Alleen oder grelles Sonnenlicht können Anfälle auslösen. Menschen mit bestimmten Epilepsien sind photosensibel, dabei sind Patient*innen mit genetischen generalisierten Epilepsien (früher idiopathisch generalisiert) und Kinder mit Dravet-Syndrom mit am häufigsten betroffen. Trotzdem sind nicht alle Patient*innen mit Epilepsie photosensibel und müssen auf Fernsehen und Videospiele verzichten. Moderne Fernsehgeräte sind zudem weniger anfallsauslösend als Röhrenbildschirme. Bevor Reglementierungen getroffen werden, ist zunächst abzuklären, ob eine Photosensibilität im EEG nachweisbar ist.

Maßnahmen bei bekannter Photosensibilität:

- Spezielle Sonnenbrillen können helfen
- Kein Verdunkeln des Zimmers beim Fernsehen/Videospielen
- Spielen möglichst im Schatten
- Vermeiden von geometrischen Mustern in der Wohnumgebung und beim Spielen

3.7.2 Sport

Körperliche Anstrengung ist nur bei 10 % der Epilepsien in Verbindung mit Anfällen zu beobachten (Panzer et al. 2015, S. 167). In vielen Fällen schützt sportliche Aktivität sogar vor Anfällen. Viele Patient*innen mit Epilepsien haben Angst, beim Sport einen Anfall zu erleiden, und werden inaktiver. Eltern betroffener Kinder sind oft ängstlich und schränken ihre Kinder in ihrer Aktivität ein. Bei aktiven Epilepsien mit häufigen Anfällen sind Sportarten, bei denen ein erhöhtes Verletzungsrisiko für Betroffene und Mitmenschen besteht, zu vermeiden. Schwimmen sollte im Beisein eines Erwachsenen stattfinden. Kinder können mit einer Schwimmweste oder einem Schwimmkragen zusätzlich geschützt werden. Im Vereinssport besteht häufig ein hoher Leistungsdruck, der unter Umständen einen Stressfaktor darstellt und dadurch Anfälle auslösen kann. Hier muss das Anfallsrisiko individuell abgewägt werden. Die Stiftung Michael bietet umfangreiches Infomaterial zu verschiedenen Sportarten bei Epilepsie. Wichtig ist, den Kindern und ihren Eltern die Angst zu nehmen, zu bestimmten Risiken und Vorsichtsmaßnahmen zu beraten und sie zu körperlicher Aktivität zu ermutigen.

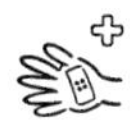

Maßnahmen bei sportlichen Aktivitäten:

- Einschätzen und Erfassen des Verletzungsrisikos bei Anfällen
- Beraten und motivieren
- Ggf. Wechseln der Sportart
- Tragen eines Schutzhelms
- Ggf. Anwesenheit einer Bezugsperson
- Schwimmweste oder Schwimmkragen nutzen
- Leistungsdruck vermeiden

3.7.3 Familienleben

Kinder mit einer chronischen Erkrankung brauchen in der Regel viel Aufmerksamkeit. Akutsituationen, stationäre Aufenthalte, Therapeutenbesuche und eine enge Begleitung aufgrund schwerer Anfälle fordern viel Zeit und Energie von betroffenen Familien. Nicht nur die erkrankten Kinder und ihre Eltern sind belastet, auch andere Familienmitglieder, besonders die Geschwisterkinder, leiden unter dieser Belastung und kommen häufig zu kurz. Bei der Betreuung und Begleitung der Familien sollte auch darauf geachtet und ggf. Entlastungsmöglichkeiten geschaffen werden. Eine entsprechende Beratung muss stattfinden, damit das Bewusstsein der Eltern für die Geschwisterkinder gestärkt und Freiraum für ihre Betreuung erwirkt werden kann. Auch Nöte und Engpässe in der Betreuung von erkrankten Kindern und ihren Geschwisterkindern, finanzielle Sorgen und psychische Belastungen erfordern oft eine Beratung zu sozialrechtlichen Fragen.

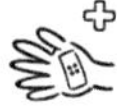

Maßnahmen zur Betreuung von Familien:

- Familienorientierte Behandlung und Beratung
- Entlastung der Familie
- Initiieren von Sozialberatung zu sozialrechtlichen Fragen
- Ggf. Initiieren von psychologischer Begleitung, Kriseninterventionen und seelsorgerlicher Hilfe
- Ggf. Initiieren eines Pflegedienstes

3.8 Schulung, Beratung und Anleitung

Untersuchungen zeigen, dass sich eine gute Gesundheitskompetenz positiv auf die Adhärenz und damit auch auf den Behandlungserfolg der Kinder und Jugendlichen auswirkt und auch Einfluss auf deren Einstellung zur Erkrankung und Behandlung hat (Paschal et al. 2016, S. 73–82).

Auch in Kindergärten und Schulen bestehen – wie auch in der Gesellschaft allgemein – weiterhin Berührungsängste und Schulungsbedarf. Meist bleibt die Aufgabe der Schulung und Information an den Eltern hängen. In manchen Fällen kümmern sich Pädagog*innen selbst um Informationen und sind engagiert im Umgang mit den betroffenen Kindern und Jugendlichen. In Amerika gibt es bereits das Berufsfeld der Schulkrankenpflege und Projekte, in denen Pflegende auch im Bereich Epilepsie geschult werden. Schulungsprogramme für Eltern und betroffene Kinder und Jugendliche (FAMOSES, MOSES, PEPE) werden in verschiedenen Städten Deutschlands angeboten und sind sowohl ambulant als auch in Verbindung mit einem stationären Aufenthalt möglich.

Auch hier sind Pflegende neben anderen Berufsgruppen mit ihrer Expertise fester Bestandteil der Trainerschaft. Bei den Schulungsprogrammen ist es ein wichtiger Bestandteil, dass die betroffenen Kinder und Jugendlichen ihre Erkrankung kennenlernen und damit gut umzugehen wissen, selbst zu »Experten ihrer Erkrankung« werden und lernen, ihrem Entwicklungsstand entsprechend selbstbestimmt an Behandlungszielen und -maßnahmen mitzuwirken. In Zeiten der sozialen Netzwerke und der zahlreichen Informationsmöglichkeiten durch das Internet besteht die Gefahr, dass Familien sich lückenhafte, wenig fundierte, sogar Angst machende Informationen einholen, die unter Umständen nicht auf die konkrete Epilepsiediagnose anzuwenden sind. Hier kann es hilfreich sein, gezielte Beratungsgespräche anzubieten oder einen geleiteten Austausch zwischen mehreren betroffenen Eltern zu initiieren. Manchen Familien hilft es, sich an spezielle Elterninitiativen und Vereine für bestimmte Krankheitsbilder zu wenden oder an den Epilepsie Elternverband, der sowohl Informationsmaterial anbietet als auch Kontakte zu Selbsthilfegruppen vermittelt. Vor allem für Jugendliche kann es wichtig sein, sich in Peergroups zu treffen und auszutauschen. Jede

Familie geht anders mit der Diagnose um und braucht dementsprechend auch unterschiedliche Arten von Beratung und Schulung. Dementsprechend sollten die Maßnahmen individuell zusammengestellt werden.

3.9 Professionalität von Pflegenden

Internationale Untersuchungen und Erfahrungen zeigen, dass Pflegekräfte, die speziell im Bereich Epilepsie ausgebildet sind, eine positive Auswirkung auf die Patient*innenzufriedenheit und auch auf den Behandlungserfolg haben können (Locatelli 2019, S. 34–41) und eine Schlüsselrolle im multidisziplinären Team spielen. Zusätzlich führt es zu mehr Professionalisierung der Pflege, Verbesserung der interdisziplinären Zusammenarbeit und Aufwertung des Berufsbildes der Pflege (Müller et al. 2010, S. 385–391). Möglichkeiten der speziellen Schulung sind z. B. die Fachweiterbildung Epilepsie-Fachassistenz/Fachberatung (EFA) (▶ Kap. 10) oder eine akademische Ausbildung im Bereich Epilepsie mit dem Berufsziel einer Advanced Practice Nurse (Müller et al. 2010, S. 385–391). Die Rolle der Pflegenden als Ausbilder/Erzieher und Anwalt der Patient*innen und Angehörigen wird als immer wichtiger werdend beschrieben (Smith et al. 2015, S. 34–44). Auch Weiterbildungen im Bereich Primary Nursing, Case Management und Kommunikation und Gesprächsführung können Pflegefachpersonen in der Betreuung von betroffenen Kindern und Jugendlichen und deren Familien unterstützen.

3.10 Transition

Der Übergang vom Jugendlichen zum Erwachsenen ist eine sensible Lebensphase, sowohl für die Betroffenen selbst als auch für ihre Familien. Auch in der Epilepsiebehandlung heißt es, in dieser Phase einen Übergang zur Erwachsenenneurologie zu schaffen. Betroffene Familien werden teils über Jahre hinweg von einem Stamm an Ärzt*innen, Pflegenden und Therapeut*innen betreut und begleitet. Diese langjährige, ganzheitliche Betreuung gibt Sicherheit. Sollen Jugendliche nun von einem neuen multidisziplinären Team betreut werden, sorgt dies zunächst für Unsicherheit und Angst. Zusätzlich sind Behandlungsansätze und Erfahrungen mit Medikamenten ggf. unterschiedlich. Deswegen ist es wichtig, dass diese Übergangsphase sensibel, strukturiert und geplant gestaltet wird, immer im engen Austausch mit den Betroffenen und ihren Angehörigen und im interdisziplinären Team (▶ Kap. 4).

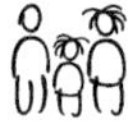

Fallbeispiel Lisa M.

Das einjährige Mädchen hat ein West-Syndrom in Folge eines Hirninfarkts. Schon in den ersten Lebenstagen zeigt sie die für das West-Syndrom typischen epileptischen Spasmen und ein hochpathologisches EEG. Durch den Infarkt bedingt leidet Lisa auch unter einer spastischen Zerebralparese. Die häufigen Anfallsserien und die Bewegungsstörungen bewirken Unruhezustände und Schreiphasen sowie Schlaf- und Schluckstörungen. Sie entwickelt sich nicht altersentsprechend. Nach der Behandlung mit Antiepileptika und mehrmaligen Therapieoptimierungsversuchen verbessert sich die Anfallssituation zwar ein wenig, aber ist keinesfalls zufriedenstellend. Die Familie ist durch die schwerwiegende Diagnose, die Krankenhausaufenthalte und die durchwachten Nächte stark belastet, auch das dreijährige Geschwisterkind leidet unter der Situation, kommt zu kurz und zeigt bereits Verhaltensauffälligkeiten. Es gibt keine Großeltern mehr, die die Familie unterstützen könnten, Freunde sind unsicher mit der Situation und ziehen sich zurück. Trotz allem sind die Eltern der kleinen Lisa positiv, möchten die Situation angehen und sich Hilfe holen. Sie starteten bereits auf eigene Initiative hin eine Psychotherapie. Außerdem lesen sie von der Behandlungsmöglichkeit der ketogenen Ernährungstherapie und sprechen diese Option bei den behandelnden Ärzten an. Diese befürworten diesen Therapieversuch und überweisen in ein Epilepsiezentrum zur Einstellung der KET. Dort erhalten sie eine ganzheitliche Betreuung durch ein interdisziplinäres Team. Die KET schlägt gut an, die Anfallssituation und auch der Allgemeinzustand verbessern sich. Lisa fängt an zu lächeln, kann besser schlafen, nimmt mehr von ihrer Umwelt wahr und ist zufriedener. Die Familie ist darüber informiert, dass Lisa sich nie ganz normal entwickeln wird und dass sie ggf. nie komplett anfallsfrei sein wird. Aber durch Schulungen und Beratungsgespräche wissen sie nun, wie Lisa gefördert werden kann und welche Therapieoptionen es gibt: Sie werden von Pflegenden begleitet und entlastet, damit sie Zeit mit ihrem zweiten Kind verbringen können, werden im Umgang mit Anfallssituationen und bezüglich der Gabe von Medikamenten angeleitet und erhalten einen Reanimationskurs für Notfallsituationen. Zusätzlich bekommen sie psychologische Unterstützung zur Krankheitsverarbeitung, Sozialberatung zu sozialrechtlichen Fragen und Unterstützungsmöglichkeiten für die häusliche Situation.

Die Falldarstellung zeigt, dass chronische Krankheiten – wie hier die Epilepsie der kleinen Lisa – die ganze Familie und deren gesamtes Leben beeinflussen. Um als Pflegende Kinder und ihre Familien in ihren komplexen Problemlagen adäquat unterstützen zu können, ist es notwendig, nicht nur eindimensional auf die Erkrankung zu schauen, sondern den Fall ganzheitlich und umfassend zu betrachten und zu analysieren. Krankheitsgeschehen, Ressourcen, soziales Umfeld und Netzwerke, Bewältigungsstrategien und Versorgungsnutzung sind Teilbereiche, die berücksichtigt werden müssen. Dies gelingt am besten mit einem geeigneten Pflegekonzept, geschultem Personal und in einem gut zusammenarbeitenden multidisziplinären Team. Konzepte wie das Primary Nursing oder das

Case Management, welche über die normale Bezugspflege hinaus gehen, sind sehr gut geeignet, um eine kompetente Versorgung der betroffenen Familien zu gewährleisten.

3.11 Lessons learned

- Bei der Behandlung der Epilepsie sollte die Erhaltung und Verbesserung der Lebensqualität an erster Stelle stehen.
- Anfallsbeobachtung und Dokumentation als wichtiger Teil der Diagnostik
- Individueller Notfallplan, individuelles und kindgerechtes Medikamentenregime, an den aktuellen Vorgaben der ILAE orientiert
- Nächtliche Überwachung bei vorhandenem SUDEP-Risiko
- Regelmäßige Medikamenteneinnahme und Laborkontrollen
- Interdisziplinäre Zusammenarbeit
- Geschultes Personal in der Epilepsiebehandlung, aber auch zum Thema Beratung und Kommunikation sinnvoll
- Ganzheitlichkeit bei der Behandlung beachten
- Berücksichtigung religiöser und kultureller Hintergründe der Familien
- Berücksichtigung mentaler und körperlicher Einschränkungen und Wahrnehmungsstörungen in der Kommunikation
- Spezielle Schulungen für Kinder, Jugendliche und ihre Angehörigen anbieten

Literatur

Brook HA, Hiltz CM, Kepplin VL et al. (2015) Increasing Epilepsy Awareness in Schools: A Seizure Smart Schools Project, J. School Nurse, 31(4), S. 246–252

Hampel KG, Elger CE, Surges R (2016) Epidemiologie, Pathophysiologie und Prävention des SUDEP, 43, S. 230–236

Krämer G (2016) Plötzlicher unerwarteter Tod bei Epilepsie (SUDEP): Erste Ansätze zu einer Prophylaxe, Art. Neurol., 43, S. 229

Locatelli G (2019) The multifaceted role of the Epilepsy Specialist Nurse: Literature review and survey study on patient and medical Staff Perceptions, Professioni infermieristiche, 72(1), S. 34–41

May TW (2014) Kognitive Störungen bei Menschen mit Epilepsie In: Dt. Gesellschaft für Epileptologie (Hrsg.) Informationsschriften Epilepsie (http://www.dgfe.org/home/showdoc,id,442,aid,2148.html)

Michaelis R, Tang V, Goldstein LH et al. (2018) Evidence-based recommendations by the International League Against Epilepsy Psychology Task Force, Epilepsia, 59(7), S. 1282–1302

Müller M, Jaggi S, Kouriaichi C et al. (2010) Praxistätigkeit einer Advanced Practise Nurse im Schweizerischen Epilepsie-Zentrum, Pflege, 23, S. 385–391

Neubauer BA (2008) Fieberkrämpfe In: Dt. Gesellschaft für Epileptologie (Hrsg.) Informationsschriften Epilepsie (http://www.dgfe.org/home/showdoc,id,400,aid,2799.html)

Panzer A, Polster T, Siemes H (2015) Epilepsien bei Kindern und Jugendlichen. Bern: Hans Huber, Hogrefe AG

Paschal AM, Mitchell QP, Wilroy JD et al. (2016) Parent health literacy and adherence-related outcomes in children with epilepsy, Epilepsy Behavior, 56, S. 73–82

Seidl E, Walter I (Hrsg.) (2005) Chronisch kranke Menschen in ihrem Alltag. Das Modell von Mieke Grypdonck, bezogen auf PatientInnen nach Nierentransplantation. Wien, München, Berlin: Verlag Wilhelm Maudrich

Smith G, Wagner JL, Edwards JC (2015) Epilepsy update, part 2: nursing care and evidence-based treatment, The American journal of nursing, 115(6), S. 34–44

Spohr HL (2008) Rolando-Epilepsie. In: Dt. Gesellschaft für Epileptologie (Hrsg.) Informationsschriften Epilepsie (http://www.dgfe.org/home/showdoc,id,400,aid,2803.html)

4 Pflege in der Behandlung von jungen Erwachsenen mit Epilepsie

Michaela Ritze

4.1 Einleitung

Dieses Kapitel beschäftigt sich mit der pflegerischen Begleitung junger Epilepsiepatient*innen während der Diagnostik und/oder medikamentösen Einstellung. Es umfasst gleichermaßen die Begleitung und Unterstützung im Prozess des Erwachsenwerdens mit dieser, zeitweise unkontrollierbar scheinenden, Erkrankung. Die Bezeichnung »junge Erwachsene« meint Patient*innen im Alter von etwa 16–30 Jahren.

Nach einer Darstellung allgemeiner Entwicklungsaufgaben dieses Lebensabschnitts wird die psychosoziale Situation junger Erwachsener mit Epilepsie beschrieben. Im Rahmen der medizinischen Behandlung werden im stationären Setting häufig Blockaden oder Verzögerungen in der Autonomieentwicklung der jungen Erwachsenen durch die chronische Erkrankung deutlich. Ihre Beachtung und Bearbeitung sind für den Erfolg der Behandlung gleichermaßen wichtig.

Zu Beginn der Erkrankung ist die Diagnostik der Anfallsform und des Epilepsiesyndroms von entscheidender Bedeutung für die Auswahl einer entsprechenden medikamentösen Therapie. Für Menschen in dieser Altersgruppe haben neu aufgetretene epileptische Anfälle zudem große soziale Auswirkungen auf die Schule, Ausbildung und berufliche Tätigkeit. Darüber hinaus bedeutet eine Neuerkrankung, dass das Freizeitverhalten und die Familienplanung überdacht werden müssen. Auch junge Menschen, die durch Nebenwirkungen der Medikamente stark beeinträchtigt sind oder trotz bereits hochdosierter Medikation weiterhin Anfälle bekommen, wünschen häufig eine medikamentöse Neueinstellung bzw. Umstellung. Bei einzelnen Medikamenten, die die Anfallsaktivität unterbinden sollen (Antiepileptika), kann es beispielsweise zur Verlangsamung oder zu kognitiven Einschränkungen und der verbalen Fähigkeiten kommen, die eine geplante Ausbildung wesentlich erschweren können.

Die Unberechenbarkeit des Auftretens der epileptischen Anfälle und das Ausmaß des Risikos, zu jeder Zeit einen Anfall erleiden zu können, schmälern die Lebensqualität junger Erwachsener erheblich. Dies gilt sowohl bei neu aufgetretenen als auch bei weiter bestehenden Anfällen.

Eine zentrale Aufgabe der Pflege ist es, das Selbstmanagement im Prozess der Adoleszenz durch epilepsiebezogene Wissensvermittlung und individuelle Beratung zu befördern. Aufgrund dessen werden einzelne spezielle Aufgaben der Pflegefachpersonen bei der Begleitung junger Erwachsener mit Epilepsie erläutert. Zur Bearbeitung dieser Aufgaben erweist sich im Rahmen einer stationären

Behandlung eine Form von Bezugspflege als hilfreich. Weitere pflegerische Konzepte im klinischen Setting bilden den Abschluss dieses Kapitels.

4.2 Psychosoziale Situation junger Erwachsener mit Epilepsie

Ab dem 16. Lebensjahr werden sehr viele Weichen für das Leben gestellt. Der natürliche Ablösungsprozess aus der Familie und die Identitätsentwicklung, einschließlich der Integration aller physischen Veränderungen und erster sexueller Erfahrungen, stellen komplexe Anforderungen für die Jugendlichen dar. Auch Fragen zur Familienplanung entstehen in dieser Altersgruppe. Der schulische Abschluss und der darauffolgende Start in die Berufstätigkeit sowie eine sinnvolle Tagesstrukturierung sind weitere entscheidende Entwicklungsziele dieses Lebensabschnitts.

Die Zeit der körperlichen und hormonellen Veränderungen ist entwicklungspsychologisch, auch ohne eine Erkrankung, häufig von Verunsicherung und Selbstzweifeln begleitet (Remschmidt 1992). Die Zunahme der Pflichten und Verantwortung sowie gesellschaftliche Erwartungen, selbständig werden zu müssen, sind für Jugendliche mit Epilepsie eine besonders große Herausforderung. Das Selbstbild junger Erwachsener entwickelt sich vielfach durch den Vergleich mit Altersgenoss*innen. Es wird an den Rückmeldungen anderer ausgerichtet und jede Abweichung von der Norm wird schnell als Defizit interpretiert. Aufgrund einer erhöhten Affektivität im frühen Erwachsenenalter kann dies zu Verunsicherung und verringertem Selbstwertgefühl führen (ebd.).

Für Menschen mit Epilepsie besteht die Notwendigkeit einer der Krankheit angemessenen Lebensführung (z. B. ein regelmäßiger Schlaf-Wach-Rhythmus, der maßvolle Umgang mit Alkohol sowie Stressvermeidung), weil sie dazu beitragen kann, Anfälle zu vermeiden. Im Jugendalter ist diese Lebensführung schwer umsetzbar, ohne den Kontakt zur Peergroup (Freunde und gleichaltrige Jugendliche) zu gefährden. Abendliches Ausgehen ist oft mit Schlafentzug verbunden, »Experimente« mit Alkohol und Drogen werden verlockender, die Konflikte mit den Eltern werden häufiger und erste Beziehungserfahrungen sind emotional besonders herausfordernd. Jedoch kann genau dies das Auftreten epileptischer Anfälle fördern und es braucht ein hohes Maß an Selbstkontrolle und Krankheitswissen, um derartige Auslöser zu vermeiden. In Folge dessen erleben die Jugendlichen häufiger, dass Freunde sich distanzieren oder durch das Anfallsrisiko das Interesse an gemeinsamen Unternehmungen verlieren und den Kontakt abbrechen. Aufgrund des Unwissens bzw. der Überforderung im sozialen Umfeld oder durch Auswirkungen medikamentöser Nebenwirkungen kann es außerdem dazu kommen, dass sich die Jugendlichen selbst aus Scham zurückziehen. Zur Vermeidung derartiger Konsequenzen verleugnen und ignorieren einige Patient*innen ihre Epilepsie demonstrativ. Sie verstoßen bewusst gegen die Empfehlungen von Experten, »vergessen« die Medikamenteneinnahme, praktizieren Schlafentzug und konsumieren exzessiv Alkohol und/oder Drogen.

Bei anderen, früh erkrankten Patient*innen führen die, möglicherweise zu behüteten, familiären Strukturen der Kindheit zu ausgeprägter Vorsicht und Entwicklungsverzögerungen. Dies kann die Entstehung von narzisstischen Krisen, allgemeinen und krankheitsbezogenen Ängsten und/oder Depressionen begünstigen (Remschmidt 1992).

Diese problematischen Auswirkungen für junge Erwachsene mit einer beginnenden oder therapieresistenten Epilepsie bedürfen einer professionellen Beratung und der Entfaltung individueller Strategien, um auch für sie eine, von den Eltern oder anderen Bezugspersonen unabhängige, also autonome Lebensführung zu ermöglichen. Werden die entscheidenden Entwicklungsaufgaben nicht bewältigt, leidet die Lebensqualität nachweislich (Elsharkawy et al. 2012) oder der Krankheitsverlauf wird gar durch zusätzliche psychische Störungen beeinträchtigt.

Das Dilemma der Epilepsie im jungen Erwachsenenalter besteht darin, dass die Unberechenbarkeit der Krankheitssymptome (Anfälle) dem besonders ausgeprägten Freiheitsdrang dieser Lebensphase im Wege steht.
Des Weiteren führen einige medikamentöse Nebenwirkungen und häufig auftretende Anfälle zu Einschränkungen, die ihre Zukunftspläne gefährden.

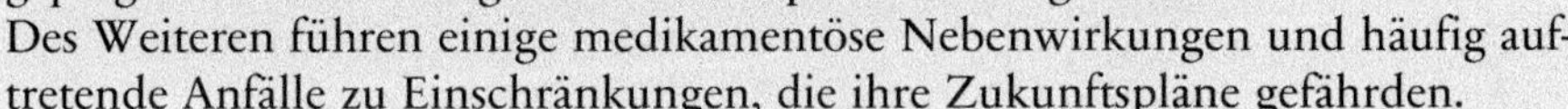

4.2.1 Autonomie und Selbstbestimmung im jungen Erwachsenenalter

Voraussetzung selbstbestimmter Handlungen und Entscheidungen ist die Fähigkeit, selbstgesetzte Ziele bewusst und absichtsvoll verfolgen zu können und dass die Handlungen nicht fremd kontrolliert werden (Sauter 2018a).

Der Beginn der Autonomieentwicklung liegt in der frühen Kindheit (Trotzphase). Im Jugendalter entwickelt sich die Identität und wird durch äußere Einflüsse geprägt. Die zunehmende Unabhängigkeit in ihren Entscheidungen, die Entwicklung des Gefühls von Kompetenz, aber auch die Übernahme von Verantwortung für Verpflichtungen sind für junge Erwachsene in der späten Adoleszenz wichtige Entwicklungsziele. Um notwendige Schritte in Richtung Verselbständigung zu gehen, spielen Beziehungen zu wichtigen Bezugspersonen aus dem familiären, zunehmend aber auch dem weiteren sozialen Umfeld eine bedeutende Rolle. Deren Zuverlässigkeit und Zuversicht (Glaube an einen Erfolg) ist eine wichtige Voraussetzung für die Bewältigung dieser Entwicklungsaufgaben. Freundschaften dienen dem Ablösungsprozess vom Elternhaus und der Kontakt zu Gleichaltrigen fördert den Erwerb psychosozialer Kompetenzen. Junge Menschen benötigen Selbstvertrauen und Motivation für die Entwicklung von Selbständigkeit. Die Beziehungen und Bindungen an enge Bezugspersonen stärken bei Jugendlichen und jungen Erwachsenen das Selbstbewusstsein und vermitteln die nötige Sicherheit, ein autonomes Leben führen zu können.

Da der Mensch ein Beziehungswesen ist, können Autonomie und Abhängigkeit keine prinzipiellen Gegensätze sein. Die Abwägung, wann und wodurch eine (vorübergehende) Hilfsbedürftigkeit verringert, wie die Selbstwirksamkeit erhöht und Kompetenz gefördert werden kann, ist oft ein längerer Prozess, in dem nach »bestem Wissen und Gewissen« ausgehandelt und entschieden wird (Körtner 2017).

Das Austarieren zwischen der Gewährung von Autonomie und der Abwendung von Schaden für die Patient*innen sowie von negativen Folgen für das soziale Umfeld bedarf des permanenten Dialogs (Sauter 2018b). Patient*innen mit aktiver Epilepsie müssen einerseits lernen, mit den Grenzen von Autonomie umzugehen (z. B. Verbot des Autofahrens), und wollen andererseits ihre persönliche Freiheit kultivieren.

In der Rolle des »Sorgenkindes« erfahren sie jedoch oft mehr Aufmerksamkeit in ihrem Umfeld, empfinden sich manchmal durch starre Verhaltensregeln eingeengt oder erleben sich als den Umständen ohnmächtig ausgeliefert. Das führt nicht selten zu Störungen in der Autonomieentwicklung und/oder zu Passivität, Hoffnungslosigkeit, Resignation und Isolation.

Unter Umständen müssen Patient*innen erst für die Gefühle und Bedürfnisse ihres Umfeldes sensibilisiert werden. So könnten Freunde oder Kolleg*innen überfordert werden, wenn sie ohne entsprechende Informationen einen Anfall erleben und ihn begleiten müssen.

Die Betroffenen können in der Reflexion dieser Situationen erfahren, worüber sie wichtige Personen in ihrem Umfeld informieren sollten. Sie können erleben, dass ein informiertes Umfeld zu mehr Sicherheit und Freiheit führen kann. Die Übernahme der Verantwortung für das Krankheitsmanagement ermöglicht ihnen mehr Mitspracherecht und ist Teil des Krankheitsverarbeitungsprozesses.

Bei jungen Erwachsenen mit Epilepsie bezieht sich die Förderung von Autonomie und Selbstbestimmung vor allem auf ein möglichst unabhängiges Leben, trotz wiederkehrender Hilfsbedürftigkeit. Denn die meiste Zeit des Tages ist ihr Leben unbeeinträchtigt durch die Erkrankung.

Die Entwicklung effektiver Bewältigungsstrategien und die Übernahme des Krankheitsmanagements tragen wesentlich zu einer erfolgreichen Behandlung chronischer Erkrankungen bei.

4.3 Fallbeispiel

Frau K. ist zum Zeitpunkt der Aufnahme 29 Jahre alt. Durch einen Sturz vom Pferd im elften Lebensjahr erleidet sie ein Schädel-Hirn-Trauma mit nachfolgender Bewusstlosigkeit. Jedoch tritt der erste bilaterale tonisch-klonische Anfall erst im 18. Lebensjahr auf. Im Verlauf kommt es zusätzlich manchmal zu bewusst erlebten Anfällen (Auren) mit Missempfindungen, bevor diese in nicht mehr bewusst erlebte motorische Anfälle mit oralen und nestelnden Automatismen, Speichelfluss, Weglauftendenzen und Stürzen übergehen.

Nach einem erfolgreichen Realschulabschluss kann sie einige Jahre später dennoch die Ausbildung im Büromanagement abschließen. Seitdem ist sie jedoch arbeitslos und die dramatische Zunahme der Anfallsfrequenz verhindert eine berufliche Tätigkeit. Im Gespräch mit der Sozialarbeiterin wird ihr empfohlen, einen »Grad der Behinderung« zu beantragen, um z. B. kostenlos den Nahverkehr nutzen zu können und den Anspruch auf einen staatlich geförderten Arbeitsplatz für Menschen mit Behinderung zu erhalten.

Frau K. hat ein sehr ausgeprägtes Autonomiebestreben und ignoriert die Gefahren der immer häufiger auftretenden Stürze mit Platzwunden, Prellungen und Gehirnerschütterungen. Spürbarer hingegen sind für sie Gedächtnisstörungen und Konzentrationsschwierigkeiten, die sie für Nebenwirkungen der Medikamente hält. Sie hat aufgrund langfristig erfolgloser Umstellungen der Medikamente das Gefühl, ein »Versuchskaninchen« der Pharmaindustrie zu sein. Eine detaillierte Aufklärung über die zu erwartenden speziellen Nebenwirkungen eines Medikaments und die allgemeinen Symptome einer möglichen Überdosierung sind erforderlich, um ihr Vertrauen zu gewinnen, sie zur regelmäßigen Einnahme der Medikamente zu motivieren und ihr Mitbestimmungsmöglichkeiten zu eröffnen.

Für Frau K. ist es eine große Erleichterung, auf einer rein epileptologischen Station mit scheinbar »normalen« Mitpatient*innen behandelt zu werden. Hier kann sie sich austauschen und stellt fest, dass sich auch alle anderen Patient*innen für alltägliche Themen interessieren. Sie verliebt sich in einen Mitpatienten und hat diesmal keine Angst, ihre Epilepsie erwähnen zu müssen. Fast selbstverständlich schildert sie ihm ihre Anfallssymptome. Als der junge Mann in ihrem Beisein allerdings selbst einen Anfall erleidet, reagiert sie sehr schockiert und würde ihn am liebsten ständig überwachen. Sie kann erstmalig auch die Ängste ihrer Eltern nachvollziehen und erklärt sich bereit, in der Klinik vorübergehend einen Schutzhelm zu tragen.

Frau K. zeigt sich nun auch äußerst interessiert an der Möglichkeit eines Aura-Unterbrechungstrainings (► Kap. 4.4.2). Allerdings ist sie rasch entmutigt, als es ihr nicht sofort gelingt und sie doch wieder einen Anfall mit Bewusstlosigkeit und Sturz erleidet. Ihr wird empfohlen, zunächst »Trockenübungen« zu machen. Sie stellt sich dabei nur vor, dass sie ein Vorgefühl hätte, und beginnt sofort mit dem Rechnen als Anfallsunterbrechungsmaßnahme. Zur Unterstützung hat sie sich Aufgaben ohne Lösung notiert und versucht alternativ in Dreier- oder Viererschritten von 100 herunterzurechnen.

Nachdem es ihr immer öfter gelingt, sofort damit zu beginnen, wenn sie das »komische Gefühl« bekommt, hat sie die Erfahrung von Selbstwirksamkeit und Kontrolle. Oft unterbricht sie fortan damit die Ausbreitung, noch bevor sie bewusstlos wird.

Die Vermeidung medikamentöser Nebenwirkungen, das Mitspracherecht bei Entscheidungen und ein umfassenderes Wissen über die Erkrankung sind wesentliche Voraussetzungen für ein gelingendes Krankheitsmanagement, auch wenn eine Anfallsfreiheit nicht immer zu erreichen ist.

4.4 Pflegerische Anleitung und Beratung junger Erwachsener mit Epilepsie

Eine Epilepsie, deren medikamentöse Behandlung nicht zur raschen Anfallsfreiheit führt, nimmt einen chronischen Verlauf. Junge Patient*innen bedürfen in diesem Fall ganzheitlicher und umfassender Unterstützung bei der Krankheitsverarbeitung, dem Therapieverständnis und bei der Lebensplanung. Die pflegerische Begleitung junger Erwachsener erfordert daher nicht nur die Erfüllung klinischer Aufgaben, sondern auch ein Verständnis für die psychosozialen Folgen der Epilepsie, um die individuelle Bewältigung der Patient*innen beratend zu unterstützen. Der Aufbau einer pflegetherapeutischen Beziehung zu den jungen Erwachsenen, die von Wertschätzung, Respekt, Verständnis, Empathie, Verlässlichkeit und positiver Resonanz geprägt sein sollte, ermöglicht den Patient*innen die Erfahrung einer vertrauensvollen Zusammenarbeit (Endrikat 2013). Die Unterstützung durch eine Bezugspflegefachperson stärkt ihre Motivation zur Übernahme von Verantwortung im Umgang mit der Epilepsie sowie ihre diesbezügliche Autonomie. Sie eröffnet Entwicklungsmöglichkeiten aufgrund von Lernerfahrungen und ressourcenorientierter Förderung (ebd.).

4.4.1 Klinisch-pflegerische Aufgaben

Die anschließend beschriebenen pflegerischen Aufgaben bei der Begleitung speziell junger Erwachsener mit Epilepsie beruhen vor allem auf Erfahrungen im klinischen Setting, sind aber ebenso anwendbar auf den ambulanten Bereich.

Notfälle erkennen und entsprechend handeln

Eine antiepileptische Ein- oder Umstellung benötigt in der Regel einige Wochen. Natürlich kann es im Rahmen der Medikamentenumstellung auch zu Anfallskrisen und schwerwiegenden Nebenwirkungen kommen, die rasch medizinisch behandelt werden müssen (z. B. Status epilepticus, Allergien oder schwere Intoxikationen). Um diese Notfälle erkennen und entsprechend handeln zu können, bedarf es des epileptologischen und pflegerischen Fachwissens und der Erfahrung im Umgang mit jungen Erwachsenen.

Anfallsbegleitung

Während eines Anfalls ist die einfühlsame Begleitung eine der zentralen Aufgaben der Pflegefachpersonen im Umgang mit Epilepsiepatient*innen. Das Verletzungsrisiko muss unmittelbar eingeschätzt und die Notwendigkeit weiterer medizinischer Interventionen (z. B. Wundversorgung, Röntgen bei Frakturverdacht oder Computertomografie des Schädels) muss im Einzelfall erwogen werden. Eine anschließende engmaschige Überwachung sollte so lange erfolgen, bis die Patient*innen bei vollem Bewusstsein sind oder wenn sie aus anderen Gründen dringend erforderlich ist.

Anfallsbeobachtung und -beschreibung

Zur Diagnostik ist eine genaue Beschreibung der Anfallsereignisse durch die Pflegemitarbeiter*innen entscheidend. Auch anwesende Mitpatient*innen oder die Angehörigen werden zu ihren Beobachtungen befragt und lernen so, eigene differenzierte Angaben zum Anfallsablauf zu machen. Neben der Tageszeit und der Dauer des Ereignisses werden auch Seitenbetonung und Bewegungsqualität dokumentiert. Detaillierte Anfallsbeschreibungen bieten, neben Elektroenzephalographie (EEG)- und Magnetresonanztomographie (MRT)-Befunden, Hinweise auf eine mögliche Lokalisation des Anfallsgeschehens im Gehirn. Es geht im diagnostischen Prozess außerdem um die Abgrenzung generalisierter Epilepsiesyndrome von fokalen Epilepsieformen, die aufgrund von Fehlbildungen, Vernarbungen nach Hirnverletzungen oder entzündlichen Prozessen usw. entstehen können (► Kap. 2.2).

Werden Patient*innen zur differentialdiagnostischen Abklärung stationär aufgenommen oder besteht der Verdacht nichtepileptischer psychogener Anfälle, spielen die präzisen Anfallsbeschreibungen eine entscheidende Rolle für die weitere diagnostische Einschätzung.

Reflexion des Anfallsgeschehens mit dem Betroffenen

Wenn Patient*innen wissen möchten, wie ihr Anfall aussieht, erweist es sich als günstig, ihnen den Anfallsablauf zu schildern. So kann ein Bewusstsein für den Verlauf und die notwendigen Interventionen geschaffen werden. Zudem werden die Patient*innen anderen gegenüber auskunftsfähiger. Zur Vermeidung anfallsbedingter, mitunter schwerwiegender Verletzungen sollten Patient*innen lernen, anderen Menschen ihre Anfälle zu beschreiben, und ihnen erklären, was sie als potentielle Helfer tun können. Diese Aspekte sowie medizinische Hintergründe können mit den Betroffenen im pflegerischen (Bezugs-)Einzelgespräch thematisiert und reflektiert werden.

Begleitung anwesender Mitpatient*innen

Mitpatient*innen, die einen epileptischen Anfall miterleben, reagieren darauf unterschiedlich. Nicht selten benötigen sie, ebenso wie der*die betroffene Patient*in eine empathische Begleitung. Viele Patient*innen haben zuvor noch keine Anfälle bei anderen Menschen erlebt. Die Dramatik, die insbesondere bilaterale tonisch-klonische Anfälle auslösen können, kann dazu führen, dass Mitpatient*innen ihre Perspektive verändern. Sie entwickeln mehr Verständnis für die Sorge von Angehörigen und Freund*innen, besonders dann, wenn sie die Möglichkeit haben, die erlebte Anfallssituation mit dem Pflegefachpersonal zu reflektieren. Ebenso kann es sein, dass sich Mitpatient*innen mit der Person, die einen Anfall erlitten hat, identifizieren. Auch dieses Erleben kann anschließend reflektiert werden.

Ein Anfall kann für außenstehende Laien möglicherweise erschreckend sein und ist den Betroffenen manchmal peinlich. Sofern der*die Patient*in im Anschluss nicht auffallend verletzt ist und innerhalb von fünf Minuten das Bewusstsein wiedererlangt, kann auf eine notärztliche Versorgung verzichtet werden.

4.4.2 Beratung junger Erwachsener mit Epilepsie

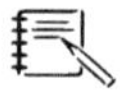

Zu empfehlen ist eine Teilnahme am Modularen Schulungsprogramm Epilepsie für jugendliche und erwachsene Betroffene »MOSES« oder dem Psycho Edukativen Programm Epilepsie »PEPE« (Epilepsie-Patientenschulungen 2020), die stationär in einigen Epilepsiekliniken oder ambulant durch Epilepsieschwerpunktpraxen, Epilepsieberatungsstellen oder Selbsthilfegruppen angeboten werden (► Kap. 10). Sie dienen, neben der Wissensvermittlung bezüglich spezifischer Epilepsie-Themen, dem Austausch der Betroffenen untereinander und der Förderung des Selbst- und Krankheitsmanagements.

Eine der prominenten Aufgaben der Pflegefachpersonen ist die Patientenberatung. Dafür braucht es umfassende Beratungskompetenz und Wissen zu medizinischen, psychosozialen und (entwicklungs-)psychologischen Fragen (Becker 2017).

Der Kontakt während einer Behandlung kann genutzt werden, um mit Patient*innen Anleitungs- und Beratungsgesprächstermine zu vereinbaren und sie als »Expert*innen ihrer Erkrankung« zu unterstützen.

Die wichtigsten Themen für eine solche Beratung und Anleitung betroffener junger Erwachsener werden im Anschluss näher ausgeführt.

Regelmäßige Medikamenteneinnahme sichern

Ein wichtiges Ziel ist es, Betroffene zu einem selbständigen Umgang mit der Medikamenteneinnahme zu befähigen. Ein geeignetes und bewährtes Konzept ist das Medikamenten-Einnahme-Training. Patient*innen werden angeleitet, einen Wochendispenser eigenständig zu befüllen, für sich geeignete Erinnerungshilfen zu finden und diese konsequent einzusetzen. Im Verlauf des Medikamenten-Einnahme-Trainings empfiehlt es sich, die Zuverlässigkeit der Einnahme, beispielsweise mit Hilfe von regelmäßigen Medikamentenspiegelkontrollen, zu überprüfen. Die individuelle Unterstützung junger Erwachsener bei der Umsetzung medizinischer Behandlungsempfehlungen und die dadurch gewonnene Sicherheit im Einnahmemanagement fördert den Prozess der Autonomieentfaltung und stärkt ihre Eigenverantwortung (▶ Kap. 9)

Wissen zur Behandlung und Selbstkontrolle

Viele Patient*innen verfügen, selbst nach jahrelanger Behandlung, (noch) nicht über notwendiges Wissen hinsichtlich ihres Epilepsiesyndroms, zur Diagnostik oder der Therapie. Insbesondere fehlen oft Kenntnisse über individuelle Anfallsauslöser und Möglichkeiten der Selbstkontrolle durch die Vermeidung von anfallsauslösenden Situationen. Sind persönliche Auslösefaktoren (z. B. unregelmäßiger Schlaf, Alkohol, Flackerlicht oder Stress) bekannt, können Anfälle, in Verbindung mit wirksamer Medikation, vermieden werden. Daher ist es sinnvoll, junge Erwachsene frühzeitig mit ihrer Diagnose vertraut zu machen und einzelne Behandlungsschritte und -empfehlungen zu besprechen. Von ihnen wahrgenommene oder vom Umfeld beobachtete Auslöser geben darüber hinaus Hinweise zu gesundheitsförderndem Verhalten und ermöglichen mehr Selbstkontrolle.

Falsche Empfehlungen und Vorurteile korrigieren

In gemeinsamen Gesprächen mit Patient*innen wird häufig deutlich, mit welchen zum Teil pauschalen und überholten Ratschlägen sie beschäftigt sind. Es kann gezielt danach gefragt werden, welche Empfehlungen sie bereits erhalten haben, um sie bekräftigen oder ggf. berichtigen zu können. Es ist beispielsweise bei bilateralen tonisch-klonischen Anfällen ohne Bewusstsein (früher Grand-mal genannt) gefährlich, einen Beißkeil, Gegenstände oder gar die eigenen Finger zwischen den fest verschlossenen Kiefer zu drücken, da die Gefahr des potentiellen Zungenbisses den Beginn des generalisierten Anfalls betrifft und er bereits erfolgt ist, wenn der Anfall bemerkt wird. Eine spätere gewaltsame Öffnung der fest aufeinander gepressten Zähne birgt das Risiko des Kieferbruchs oder des Verlustes der Schneidezähne für den Betroffenen.

Ebenfalls unzutreffend sind Befürchtungen, dass generell und bei allen Patient*innen zu viel Fernsehen, Stroboskopeffekte, Sonnenlicht oder Computerarbeit anfallsauslösend sind. Sofern im EEG keine epileptische Reaktion auf Flackerlicht (Photosensibilität) festgestellt werden konnte, sind derartige Warnungen überflüssig. Photosensibilität oder photoparoxysmale Reaktionen treten bei etwa 10 % aller Patient*innen im Alter von 7–19 Jahren mit generalisierter Epilepsie, vor allem mit juveniler oder progressiver Myoklonusepilepsie (Ebner 2010), auf. Selten kommt sie als eigenständiger Auslösefaktor ohne eine behandlungsbedürftige Epilepsie vor. Im Falle einer tatsächlich diagnostizierten Photosensibilität kann meist ein entsprechender Lichtschutz (spezielle Sonnenbrille) die epileptische Reaktion verhindern.

Häufig entstehen Fragen bei der Recherche der Patient*innen im Internet. Hierbei gilt es, Pauschalverbote und weiterhin bestehende Vorurteile zu korrigieren. Entscheidend für Handlungsempfehlungen ist die Epilepsiediagnose sowie die aktuelle Anfalls- und Behandlungssituation. Die pflegerischen Berater*innen entwickeln in Abstimmung mit den behandelnden Mediziner*innen und im Dialog mit den Patient*innen Lösungen für den Umgang mit unvermeidlichen und indizierten Einschränkungen.

Umgang mit Behandlungsempfehlungen

Gespräche über die geplante medikamentöse Behandlung sind für die Motivation und den Umgang mit ärztlichen Empfehlungen von großer Bedeutung. Dazu gehört auch eine Reflexion der wahrgenommenen Nebenwirkungen und Aufklärung über die Wirkeffekte verordneter Antiepileptika. Darüber hinaus fördert die Aufklärung zu alternativen oder ergänzenden Therapieverfahren das Vertrauen der jungen Patient*innen in die Expertise der Behandler*innen.

Umgang mit alltagsbezogenen Einschränkungen

Die meisten Patient*innen mit einer Anfallserkrankung benötigen Unterstützung in der Krankheitsverarbeitung. In regelmäßigen Gesprächen zwischen den jungen Erwachsenen und der pflegerischen Bezugsperson können epilepsierelevante Themen, aber auch persönliche Fragen und Anliegen besprochen werden. Der Umgang mit den Einschränkungen im Freizeitverhalten und Vorstellungen bzgl. individueller Lebensentwürfe sind dabei ebenso von Bedeutung wie Partnerschaft, Sexualität und Familienplanung. Diese Themen können oftmals nur im Rahmen einer geplanten und umfangreicheren Beratung besprochen werden.

Autonomieentfaltung und Vernetzung mit Gleichaltrigen

Für junge Menschen ist es häufig schwierig und herausfordernd, mit den Auswirkungen einer Epilepsie erwachsen zu werden. Von Epilepsie betroffene Jugendliche sind oft besorgt über mögliche Einschränkungen in Schule und Berufsleben sowie bzgl. ihrer Lebensentfaltung. Sie klagen häufiger über Nebenwirkungen der Medikation als ältere Patienten (Baker et al. 2008). Kontakte zu gleichaltrigen Freund*innen, der sogenannten Peergroup, sind unverzichtbar für die Entwicklung von Identität und die notwendige Loslösung vom Elternhaus. Das Dilemma, in der Autonomieentfaltung durch die Anfallserkrankung ausgebremst zu sein, und die damit verbundene unfreiwillig verlängerte Abhängigkeit von den Eltern bedürfen unter Umständen einer systemischen Familienbegleitung oder der psychotherapeutischen Unterstützung für das »zuständige« Elternteil. Eine durch Angst und Sorge begründete Überfürsorge der Angehörigen kann in diesem Setting gemeinsam bearbeitet werden.

Für junge Erwachsene mit Epilepsie ist, auch im stationären Kontext, der Kontakt mit Betroffenen im gleichen Lebensabschnitt wichtig. Die Auseinandersetzung mit ähnlichen Einschränkungen und unter Umständen auch erlebter Stigmatisierung kann für sie hilfreich sein. Sie können üben, über ihre Ängste und Befürchtungen zu sprechen, und sich über Träume und Wünsche für die Zukunft austauschen. Sie erleben dann, unter Umständen auch das erste Mal, dass jemand in ihrer Gegenwart einen Anfall erleidet. Durch den Rollenwechsel vom »kranken Kind« zum »Anfallsbegleitenden« lernen sie die Sorgen ihres Umfeldes zu verstehen und manchmal auch zu entkräften. Bei Neuerkrankten braucht es etwas Zeit, die Diagnose zu verarbeiten und eigene Konzepte eines (dennoch) erfüllten Lebens zu entwickeln. Daher kann es unterstützend sein, anderen Betroffenen zu begegnen, die diesen Schritt schon vollzogen haben. Es hat sich als hilfreich erwiesen, diese Kontakte zwischen den Patient*innen zu fördern und, wenn möglich, durch gemeinsame Gruppenangebote zu unterstützen.

Angehörigenberatung

Angehörige wünschen häufig, auch über die Volljährigkeit ihres Kindes hinaus, kompetente Beratung und Informationen zum Behandlungsverlauf. Wenn die jungen Erwachsenen damit einverstanden sind, kann dies in einer gemeinsamen medizinischen Visite oder im Gespräch mit der pflegerischen Bezugsperson erfolgen. Die auf Zusammenarbeit basierende Beratung von Familien und wertschätzende Anerkennung ihrer Leistungen erleichtert die Nutzung der erworbenen Fähigkeiten und Kompetenzen sowie den Transfer in den Alltag (Scherer & Lampert 2017). Durch eine Haltung der Allparteilichkeit (nach Rogers 1973) fühlen sich Eltern in ihrer Angestrengtheit und mit ihren Befürchtungen wahrgenommen. Gesellschaftliche Vorbehalte im Umfeld und Einschränkungen bei der Berufswahl ihres Kindes bereiten den Angehörigen häufig zusätzlich Sorgen oder lösen Scham aus. Sie sind eher bereit, der professionellen Einschätzung und den Empfehlungen zu vertrauen, wenn auch sie sich verstanden fühlen.

Im Rahmen der pflegerischen (Fach-)Beratung werden (jugendliche) Patient*innen professionell dabei unterstützt, notwendige Behandlungsempfehlungen umzusetzen. Sie werden motiviert, Eigenverantwortung im Umgang mit der Epilepsie zu übernehmen, und in ihren Autonomiebestrebungen gestärkt.

Je umfangreicher und ausführlicher junge Menschen zu Beginn ihres eigenständigen Lebens beraten werden, umso zuverlässiger sind sie fortan in der Umsetzung empfohlener Therapieschritte.

Aura-Unterbrechung

Aura

»Aura« meint den, auf vielfältige Weise bewusst erlebten Beginn eines fokalen Anfalls mit körperlichen und/oder kognitiven Missempfindungen, epigastrischen, visuellen, akustischen oder olfaktorischen Wahrnehmungen oder auch emotionalen Sensationen. Auren können unterschiedlich lang sein, bevor sie in nicht bewusst erlebte bzw. nicht zu kontrollierende Anfälle übergehen können. Es kommt dabei (noch) nicht zu von außen sichtbaren Anfallssymptomen. Daher wird dafür manchmal auch der Begriff »Vorgefühl« verwendet.

Verhaltensbezogene Maßnahmen zur Anfalls-Unterbrechung sind seit langem bekannt und wurden bereits von ca. 60 % der Patient*innen mit Aura-eingeleiteten epileptischen Anfällen spontan angewandt (Düchting 2008). Sie sind ein Versuch der Selbstkontrolle und Angstabwehr. Diese Maßnahmen verhindern im Gehirn auf physiologischer Ebene eine Ausbreitung epileptischer Aktivität der Neuronen (ebd.). Diese gezielten Versuche zur kontrollierten Ablenkung können eine Ergänzung zur medikamentösen Behandlung sein. Sie sollten systematisch und nicht nur spontan erfolgen, um wirksam zu sein.

Es hat sich daher als hilfreich erwiesen, dass Patient*innen, z. B. unter pflegerischer Anleitung, ihre Auren reflektieren. Im Rahmen eines gemeinsamen Trainings zur Anfalls-Unterbrechung können Patient*innen erlernen, mit Hilfe von Konzentrationsaufgaben oder gezielter Entspannung oder aber mit »fokaler Stimulation« die Ausbreitung eines Anfalls rechtzeitig zu stoppen. Mit der Methode der »fokalen Stimulation« kann verhindert werden, dass sich die epileptische Erregung ausbreitet. Sobald die Patient*innen erste Anfallszeichen spüren, werden zuständige Bereiche der Hirnrinde aktiviert. Bei einem Anfall, dessen Beginn sich durch Kribbeln in der Hand bemerkbar macht, wird als »Gegenmittel« beispielsweise eine Hand geballt oder mit einem Gummiband am Handgelenk ein leichter Schmerzreiz gesetzt. So werden Hirnzellen im motorischen Zentrum gezielt anderweitig beschäftigt und dort ein Erregungszustand erzeugt, der die angrenzenden Neuronen gegenüber der epileptischen Erregung abschirmt. Um sich zwischen einer entspannenden oder die Konzentration aktivierenden Maßnahme entscheiden zu können, hilft es beispielsweise, dass sich die Patient*innen das Gegenteil des Anfallsgeschehens vorstellen. Wenn z. B. Ärger oder Aufregung die Aura ausgelöst haben, kann Entspannung eine wirksame Gegenmaßnahme sein. Entsprechend ist bei Abgespanntheit eine Aktivierung notwendig. Häufig haben Betroffene bereits versucht, durch Fokussierung (z. B. Fixieren auf einen Punkt im Raum) den drohenden Anfall zu verhindern. Meist reicht das aber nicht aus. Rechenaufgaben lösen oder die aktive Erinnerung an positiv erlebte Ereignisse haben sich als wirksamer erwiesen. Es sind Übung und häufig auch Ermutigung durch professionelle Unterstützer notwendig, bis der Einsatz dieser Methode zur Anfallsunterbrechung regelhaft gelingen kann. Es hat sich bewährt, mit den Patient*innen im Rahmen regelmäßig stattfindender (Bezugs-)Pflegegespräche Erfahrungen und Fortschritte zu reflektieren und die Maßnahmen immer präziser zu planen. So wird empfohlen:

- Die Gegenmaßnahme zwischen den Anfällen zu üben, damit sie jederzeit abrufbar ist
- Sie bei jeder Aura einzusetzen
- Sie rechtzeitig einzusetzen
- Maßnahmen aufgrund von eigenen Erfahrungen weiterzuentwickeln

Der Kreativität sind bei der Wahl einer passenden Strategie keine Grenzen gesetzt. Um die Motivation zum Üben zu erhalten, sollte den Betroffenen überlassen werden, welchen Schwierigkeitsgrad sie wählen. Es gibt keine generell funktionierenden »Ablenkungsmanöver« und unter Umständen bedarf es mehrerer Versuche, bis eine Maßnahme individuell auf den*die Patient*in abgestimmt ist. Regelmäßiges Training unter Anleitung erleichtert die rechtzeitige Anwendung bei einer einsetzenden Aura.

Pflegerisch angeleitete Aura-Unterbrechungs-Maßnahmen können eine hilfreiche Unterstützung der medikamentösen Anfallskontrolle sein.

Die Möglichkeit der Verhinderung einer Ausbreitung epileptischer Aktivität und nachfolgender Bewusstlosigkeit stärkt bei Patient*innen das Gefühl von Selbstkontrolle.

Epilepsie und Sexualität

(Junge) Erwachsene werden zwar häufig zu vielen möglichen Risiken aufgeklärt, scheuen sich aber oft nach Auswirkungen der Epilepsie auf ihre sexuelle Lust (Libido) oder Potenz zu fragen. Sie vertrauen hierbei eher dem Internet oder spekulieren über einen Zusammenhang von Medikamenten und sexuellen Störungen. Tatsächlich gibt es Wechselwirkungen auf der physiologischen Ebene, aber auch psychologische Hemmnisse für ein erfülltes Sexualleben.

Die häufigsten Fragen sind:

Kann sexuelle Erregung Anfälle auslösen?

Diese Sorge ist eher unbegründet. Lediglich in der Entspannungsphase danach könnte es zu Anfällen kommen, wenn sie üblicherweise in der Entspannungsphase nach Anstrengung auftreten.

Muss ich einem*einer neuen Freund*in/Partner*in etwas über meine Epilepsie erzählen?

Es ist prinzipiell ratsam, Menschen im näheren Umfeld über die eigene Epilepsie, die Anfallssymptome und sinnvolle Hilfsmaßnahmen aufzuklären. Um unnötige Notfallbehandlungen zu vermeiden und den*die Partner*in durch das unerwartete Auftreten eines Anfalls nicht zu erschrecken, empfiehlt sich zumindest der Hinweis darauf.

Hat die Epilepsie Auswirkungen auf die Erektions- und Zeugungsfähigkeit?

Bei Männern mit Temporallappen- oder Frontallappen-Epilepsie ist eine Auswirkung auf die Testosteronproduktion denkbar. Es besteht ein komplexer hormoneller Regelkreis zwischen den beteiligten Hirnarealen und der Produktion von Sexualhormonen. Ausgeprägte Antriebslosigkeit aufgrund der eingenommenen Medikamente oder anderer Substanzen (z. B. Alkohol, Drogen) könnte ebenfalls eine denkbare Ursache sein. Bei sexuellen Problemen sollten jedoch auch andere organische oder psychologische Ursachen erwogen werden. Eine Hormondiagnostik oder der Kontakt zu einem Psychotherapeuten (z. B. bei Depressionen) sowie die Abklärung auslösender psychosozialer Faktoren (kulturelles Umfeld, Beziehungserfahrungen, individuelle Lebenslage) sollten dann bedacht werden (Werhahn et al. 2015).

Was ist eine geeignete Verhütungsmethode?

Die gängigen »Antibabypillen« sind aufgrund der sehr geringen Hormondosis besonders anfällig für Störungen und, bei gleichzeitiger Einnahme von enzyminduzierenden Antiepileptika, nicht sicher in ihrer verhütenden Wirkung. Auch ein Vaginalring, Verhütungspflaster oder die »Pille danach« werden als nicht ausreichend wirksam eingestuft. Im Zweifelsfall sollte alternativ oder zusätzlich mit einem Kondom verhütet werden. Bei der Verordnung des Wirkstoffs Lamotrigin bedarf es der Einnahme einer »Pille« mit doppelt so hoher Gestagen-Dosis und ohne Pause (!), um gravierende Schwankungen des Serumspiegels zu vermeiden. Als langfristig sicherste Verhütungsmethode wird der Einsatz einer Hormonspirale empfohlen (► Kap. 5).

Schädigen Antiepileptika mein Kind während der Schwangerschaft?

Viele junge Frauen befürchten schädliche Auswirkungen der Antiepileptika auf die Entwicklung des Kindes während der Schwangerschaft. Keinesfalls sollten Medikamente bei einem Kinderwunsch plötzlich abgesetzt werden, sondern eine Schwangerschaft sollte in Absprache mit den behandelnden neurologischen und gynäkologischen Fachmediziner*innen sorgfältig geplant und begleitet werden. Frauen mit Epilepsie sollten nicht »zufällig schwanger« werden.

Insbesondere der Wirkstoff Valproinsäure wird bei jungen Frauen möglichst in der Behandlung der Epilepsie vermieden, weil er tatsächlich gravierende negative Auswirkungen auf die fetale Entwicklung hat (Müffelmann & Bien 2016).

Die Auswirkungen von Epilepsie und der notwendigen medikamentösen Behandlung auf die Sexualität und Verhütung bedürfen einer fachkundigen Beratung. Insbesondere die Familienplanung sollte engmaschig fachärztlich begleitet werden.

Ausbildungs- und berufliche Beratung

Junge Erwachsene mit einer chronisch verlaufenden Epilepsie benötigen in der Regel Unterstützung bei der Suche nach einer geeigneten, ihren Interessen und Fähigkeiten entsprechenden Ausbildungsstelle. Entscheidend für die Wahl der beruflichen Qualifikation bzw. Orientierung ist ihre aktuelle Anfallssituation und der Ablauf der Anfälle (▶ Kap. 10). Daher ist die ausführlichere Beratung hinsichtlich einer Ausbildung und beruflichen Orientierung durch einen spezialisierten Sozialdienst dringend zu empfehlen. Mit den Patient*innen kann so eine möglichst detaillierte Abklärung unvermeidbarer Einschränkungen erfolgen, um sie bei der Berufswahl umfassend beraten zu können.

Die Kenntnis von Fördermöglichkeiten im Verlauf einer Ausbildung sind in dieser Lebensphase entscheidend. Hier geht es vor allem um die Unterstützung bei Anträgen für einen Grad der Behinderung, Nachteilsausgleiche, berufliche Beratung einschließlich der gesetzlichen Vorgaben, offizieller Führerscheinregularien und die differenzierte Suche nach einem geeigneten Ausbildungs- oder Arbeitsplatz. Auch Anträge zur Prüfungszeitverlängerung oder der beruflichen Umorientierung bei neu aufgetretener Erkrankung und vieles mehr können in diesem Rahmen vorbereitet und gestellt werden. Die Förderung der Teilhabe am sozialen Leben ist dabei ebenfalls ein wichtiges Thema (▶ Kap. 9).

Pflegerische (Bezugs-)Mitarbeiter*innen können Patient*innen bei der Kontaktvermittlung, Entscheidungsfindung und Planung weiterer Schritte unterstützen.

Ein interdisziplinärer Ansatz ist bei der Behandlung von Menschen mit Epilepsie unverzichtbar. Der Austausch der Pflegefachpersonen mit anderen Berufsgruppen ermöglicht eine ganzheitliche Begleitung junger Erwachsener. Je individueller die Beratung der Patient*innen gelingt, desto zuverlässiger sind sie in der Nutzung der erworbenen Kompetenzen auf der Basis des vermittelten Wissens und können möglichst zuversichtlich ihren Weg in ein selbstbestimmtes Leben gehen.

4.5 Organisatorische Aspekte im klinischen Setting

Zu Beginn der stationären Behandlung ist zu empfehlen, das ärztliche Eingangsgespräch gemeinsam mit den Patient*innen, begleitenden Angehörigen und der Bezugspflegefachperson stattfinden zu lassen. Dabei werden:

- Erste Kontakte aufgenommen
- Die Therapiemotivation der Patient*innen erfragt
- Subjektiv erlebte und objektiv sichtbare Anfallssymptome und deren Auswirkungen auf den Alltag erhoben
- Erste Therapieschritte verabredet

Im Rahmen der Bezugspflege ist eine zusätzliche Pflegeanamnese sinnvoll, um eine geeignete Pflegeplanung zu erstellen.

Die Pflegeanamnese sollte in den ersten Tagen nach der Aufnahme erhoben werden. Sie orientiert sich an den pflegerelevanten Themen im Umgang mit Epilepsie. Um einen möglichst umfassenden Eindruck der Patient*innen zu gewinnen, wird um die Beschreibung eines typischen Anfallsablaufes und hilfreich empfundener Begleitung von Anfällen gebeten sowie um eine Einschätzung des möglichen Verletzungsrisikos. Aber auch Fragen nach dem Schlafrhythmus der Patient*innen, Medikamenteneinnahmemodalitäten, Alkohol- und Drogenkonsum, außerdem zu sozialen Aspekten, wie familiäre Strukturen, Freund*innen und die Bildungslaufbahn, spielen eine Rolle bei der Planung des Unterstützungsbedarfs. Darüber hinaus empfiehlt es sich, nach zusätzlichen physischen oder psychiatrischen Erkrankungen, Suizidalität oder den Umgang mit Aggression zu fragen. Erste thematische Schwerpunkte, die im Interesse der Betroffenen liegen und sich an ihren Wünschen für die Behandlung ausrichten, werden im Anschluss gemeinsam mit den Patient*innen festgelegt.

Es kann sinnvoll sein, Pflegediagnosen zu nutzen, die auf den Vorgaben der *POP® – PraxisOrientierte Pflegediagnostik* (Stefan et al. 2009) basieren, und sie den Schwierigkeiten anzupassen, die an Epilepsie erkrankte junge Menschen im Alltag erleben. Eine dafür geeignete Pflegediagnose ist beispielsweise »Gesundheitsverhalten beeinträchtigt«. Sie beschreibt ein »Pflegephänomen, bei dem ein Mensch oder ein Familiensystem Schwierigkeiten hat, angemessene Strategien und Verhaltensweisen für die Erhaltung der Gesundheit einzusetzen« (ebd., S. 561).

In einem gemeinsamen Gespräch zwischen pflegerischer Bezugsperson und den Patient*innen können sowohl der individuelle Informations- und Beratungsbedarf, basierend auf bereits vorhandenem Wissen, als auch persönliche Anliegen und Bedürfnisse thematisiert werden. Die meist gestellten Fragen betreffen Führerscheinregularien, Umgang mit Alkohol, Schlaf-Wach-Rhythmus und Medikamenteneinnahmeritualen. Die individuelle Beratung umfasst daher Bereiche allgemeiner Lebensqualität und deren Beeinträchtigung, beispielsweise auch zu Einschränkungen beim Sport, Schwangerschaft und Verhütung oder Schutzmöglichkeiten bei Photosensibilität.

Für Patient*innen mit langjährig bestehender Epilepsie hat sich die Pflegediagnose »Coping, beeinträchtigt« (ebd.) als hilfreich erwiesen. Hierbei geht es nicht in erster Linie um Wissensvermittlung, sondern eher um die Integration notwendiger Einschränkungen in den Alltag und um die Aktivierung von Ressourcen und Visionen eines (dennoch) erfüllten Lebens.

Bei Schwierigkeiten im Sozialverhalten kann mithilfe der Pflegediagnose »Soziale Interaktion, beeinträchtigt«, die ein Pflegephänomen beschreibt »bei dem ein Mensch in ungenügender, übermäßiger, inadäquater und unwirksamer Art an sozialen Kontakten beteiligt ist« (ebd., S. 373), der weitere Pflegeprozess geplant werden. Es geht hierbei meist um die Ungeübtheit in der sozialen Kommunikation. Junge Erwachsene befinden sich im Prozess der Identitätsentwicklung und -erweiterung. Sie müssen möglicherweise soziale und kommunikative Kompetenzen noch erwerben, ihr Wissen bezüglich sozialer Regeln erweitern und praktische Fertigkeiten einüben. Unter Umständen bedarf es einer Korrektur und des Trainings im Bereich der Lebensfertigkeiten Empathie, Problemlösestrategien oder Gefühlsbewältigung (Sauter 2018c). Im Rahmen einer entsprechenden Pflegeplanung werden im Dialog zwischen den Patient*innen und der Bezugspflegefachperson Ziele und Maßnahmen zu deren Bearbeitung verabredetet.

Die Klärung der Frage nach möglichen Ursachen der Anfälle ist für Patient*innen ein weiterer wichtiger Grund für die Kontaktaufnahme zu einer neurologischen Fachabteilung. Während der stationären Diagnostik soll herausgefunden werden, ob ihre Anfälle tatsächlich aufgrund neurologischer Störungen auftreten und einer entsprechenden Medikation bedürfen oder eher eine kardiovaskuläre bzw. psychiatrische Abklärung vonnöten ist. Diese anfallsartigen Zustände sind durch die Betroffenen ebenfalls nicht steuerbar. Daher sind die Einschränkungen für den Alltag vergleichbar mit epileptischen Anfällen.

Die pflegerische Bezugsperson rekonstruiert mit den Patient*innen anhand von vorliegenden Anfallsbeschreibungen deren Ablauf. Bei durch die Diagnostik gesicherten, nichtepileptischen Anfällen geht es möglicherweise auch um eine Vermittlung der Diagnose »psychogener nichtepileptischer Anfälle« (PNEA) (► Kap. 7).

Die Entscheidung, ob eine Behandlung der PNEA stationär oder ambulant erfolgen sollte, wird hingegen im Gespräch mit der*dem Ärztin*Arzt getroffen. Bei diesen und ähnlichen medizinischen Fragen oder Anliegen ist es dennoch sinnvoll, mit den Patient*innen ihre Fragen zu konkretisieren, um sie für die Inhalte zu sensibilisieren. Die medizinischen Fakten können von der pflegerischen Bezugsperson erläutert und vertieft sowie die Betroffenen auf zukünftige Arztkontakte vorbereitet werden. Junge Menschen fühlen sich besonders dann ernst genommen, wenn ihre Fragen und Hoffnungen im Behandlungsprozess Berücksichtigung finden.

4.6 Lessons learned

- Die Begleitung junger Erwachsener mit Epilepsie erfordert nicht nur allgemeines pflegerisches Wissen, sondern auch Kenntnisse zum Prozess des Erwachsenwerdens mit einer chronischen Erkrankung.
- Für die Vermittlung hilfreicher Strategien zur Selbstkontrolle und des Krankheitsmanagements ist eine epileptologische Beratungskompetenz der zuständigen Pflegenden erforderlich.
- Um die Einhaltung empfohlener therapeutischer Handlungsempfehlungen und gleichzeitig die Autonomiebestrebungen der Patient*innen zu unterstützen, ist die Vermittlung von krankheitsrelevantem Wissen und ihre Einbeziehung bei Therapieentscheidungen unbedingt anzustreben.
- Da die Epilepsie alle Lebensbereiche beeinflusst, hat sich ein multiprofessioneller Ansatz bewährt, bei dem die pflegerischen Bezugspersonen sowohl ihre fachliche Expertise einbringen als auch vermittelnd und moderierend tätig sind.

Literatur

Baker GA, Hargis E, Hsih MM et al. (2008) Perceived impact of epilepsy in teenagers and young adults: An international survey, Epilepsy & Behavior, 12(3), S. 395–401

Becker R (2017) Beratung als Pflegerische Aufgabe. Stuttgart: Kohlhammer

Düchting A (2008) Anfallsunterbrechung und Selbstkontrolle (http://www.izepilepsie.de/home/index,aid,3054.html, Zugriff am: 24.07.2020)

Ebner A (2010) Wertigkeit der EEG-Befunde. In: Ebner A, Deuschl G (Hrsg.) EEG. 2. Aufl. Stuttgart: Thieme (Referenzreihe Neurologie). S. 116–118

Elsharkawy AE, Thorbecke R, Ebner A et al. (2012) Determinants of quality of life in patients with refractory focal epilepsie who were not eligible for surgery or who rejected surgery (http://www.ncbi.nlm.nih.gov/pubmed/22534356, Zugriff am: 15.05.2020)

Endrikat S (2013) Beziehung im Mikrokosmos, Psychiatrische Pflege Heute, 2, Jg. 19, S. 74–77

Epilepsie-Patientenschulungen (2020) Patientenschulungen I Krankenhaus Mara 2020 (https://www.mara.de/epilepsie-zentrum/behandlungsspektrum/patientenschulungen.html, Zugriff am: 23.02.2020)
Körtner U (2017) Ethik in der Pflege, Pflege Professionell (https://pflege-professionell.at/ethik-in-der-pflege., Zugriff am: 15.03.2020)
Müffelmann B, Bien C (2016) Pharmakologische Epilepsietherapie bei Kinderwunsch und in der Schwangerschaft, Nervenarzt 87/10, S. 1115–1123
Remschmidt H (1992) Adoleszenz-Entwicklung und Entwicklungskrisen im Jugendalter. Stuttgart: Thieme
Rogers CR (1973) Die klient-bezogene Gesprächstherapie. München: Kindler
Sauter D (2018a) Autonomie. In: Sauter D, Abderhalden C, Needham I, Wolff S (Hrsg.) Lehrbuch Psychiatrische Pflege. Bern: Verlag Hans Huber. S. 652–668
Sauter D (2018b) Ethik. In: Sauter D, Abderhalden C, Needham I, Wolff S (Hrsg.) Lehrbuch Psychiatrische Pflege. Bern: Verlag Hans Huber. S. 132–142
Sauter D (2018c) Gesundheit und Gesundheitsförderung. In: Sauter D, Abderhalden C, Needham I, Wolff S (Hrsg.) Lehrbuch Psychiatrische Pflege. Bern: Verlag Hans Huber. S. 110–131
Scherer E, Lampert T (2017) Angehörige in der Psychiatrie. Köln: Psychiatrie Verlag
Stefan H, Allmer F, Eberl J et al. (2009) POP® – PraxisOrientierte Pflegediagnostik. Wien, New York: Springer
Werhahn KJ, Krämer G, Schmitz B et al. (2015) Männer und Epilepsie. In: Dt. Gesellschaft für Epileptologie (Hrsg.) Informationsschriften Epilepsie (http://www.dgfe.org/home/showdoc,id,397,aid,1004.html, Zugriff am: 06.06.2020)

5 Pflege bei Menschen mit Epilepsie im Erwachsenenalter

Merle Janetzki & Petra Ott-Ordelheide

5.1 Einleitung

Jedes Jahr erhalten 20 von 100.000 Menschen die Nachricht, dass sie an einer Epilepsie leiden (Brandt 2016). Für viele der Patient*innen bedeutet diese Mitteilung, dass Ängste, Unsicherheit, Machtlosigkeit, die häufig mit dieser Diagnose verbunden sind, bewältigt werden müssen. In vielen Fällen sind diagnostische Schritte erforderlich, die Zeit und Koordination erfordern. Medikamentöse Therapien müssen in den Alltag integriert werden und die berufliche Situation wird auf den Prüfstand gestellt, inwiefern sie mit einer Epilepsie vereinbar ist. Das Thema Mobilität erhält eine neue Bedeutung. Rollen in der Familie verändern sich, wenn ein*eine Partner*in auf die Unterstützung der anderen Familienmitglieder angewiesen ist. Die Anforderungssituation, der sich Patient*innen mit der Diagnose Epilepsie stellen müssen, ist sehr komplex, so dass häufig pflegerische Unterstützung in dieser Phase notwendig ist, die den Schwerpunkt dieses Kapitels bildet.

In der Bundesrepublik Deutschland sind mehrere hunderttausend Menschen an Epilepsie erkrankt, über die Hälfte der Erkrankten befindet sich im mittleren Lebensalter und ungefähr ein Fünftel hat das 60. Lebensjahr überschritten (Brandt 2016). Neben den Patient*innen, die seit ihrer Kindheit/Adoleszenz an einer Epilepsie leiden (▶ Kap. 3; ▶ Kap. 4), erkranken Patient*innen zu 2/3 an einer fokalen Epilepsie in dieser Altersspanne (Brandt 2016). Die Pflege der im Erwachsenenalter erworbenen Epilepsien bildet den Schwerpunkt dieses Kapitels. Die zugrundeliegenden Ursachen für eine Hirnschädigung und erworbene Epilepsien implizieren pflegerische Interventionen, die Kernpunkte des Beitrags bilden. In vielen Fällen muss in der Pflege nicht nur die Epilepsie berücksichtigt werden, sondern auch die Aspekte der z. T. passageren Hirnschädigungen.

Nicht selten leiden Patient*innen an zusätzlichen psychischen Störungen (Angststörungen und Depressionen). Das Vorkommen von Depressionen bei Menschen mit einer Epilepsie ist mit 11 bis 60 % deutlich erhöht gegenüber der Allgemeinbevölkerung (2–4 %). Auch Angststörungen bei Epilepsie (19–45 %, Normalbevölkerung 2,5–6,5 %) und das Vorliegen einer Psychose (2–6 %, Allgemeinbevölkerung 0,5–0,7 %) sind nennenswert höher (Bach 2007).

Das Kapitel Epilepsien im Erwachsenenalter zeigt folgende Schwerpunkte: symptomatische Epilepsien, Diagnostik und Therapie und die damit verbundenen Anforderungen an Pflegende sowie kognitive Einschränkungen, die mit einer Epilepsie in diesem Lebensalter verbunden sein können und die bei der Pflege Berücksichtigung finden sollten. Es wird aufgezeigt, wie Patient*innen in besonderen Lebensphasen, wie beispielsweise Planung einer Schwangerschaft oder im Alter, beraten werden können. Zentrale Pflegephänomene wie Angst und Stigma werden in ihrer Relevanz für erwachsene Menschen mit Epilepsie diskutiert.

5.2 Der erste epileptische Anfall

Nicht alle Menschen, die einen epileptischen Anfall erleiden, bekommen weitere Anfälle. Bei manchen Menschen bleibt es bei einem einzigen Ereignis. Die Betroffenen sollten nach einem ersten epileptischen Anfall einer ausführlichen Diagnostik unterzogen werden. Erst nach zwei unprovozierten epileptischen Anfällen spricht man von einer Epilepsie. Bei erkennbaren Risikofaktoren, beispielsweise ein auffälliges MRT, EEG oder einer familiären Epilepsieanamnese mit hohem Risiko, kann bereits der erste Anfall die Diagnose einer Epilepsie rechtfertigen und eine medikamentöse Einstellung sinnvoll sein. Der Einsatz von Medikamenten nach einem ersten Anfall ist eine Individualentscheidung, bei der das Rezidivrisiko eine entscheidende Rolle spielt (Elger & Berkenfeld et al. 2017).

Das wichtigste Instrument zur Diagnosestellung bei der Fragestellung, ob ein Anfallsleiden vorliegt, ist die Anfallsanamnese. Betroffene werden zu ihrem Anfall befragt, ob sie Erinnerungen an den letzten Anfall haben, ob ein fokales Ereignis vorher wahrgenommen wurde, zu welcher Tageszeit der Anfall erfolgt ist und ob Verletzungen entstanden sind (Pohlmann-Eden 2006). Oftmals kann sich der Betroffene nicht an den Ablauf eines Anfallsereignisses erinnern und benötigt eine detaillierte Beschreibung eines Angehörigen.

Die Anfallsanamnese gehört zu den pflegerischen Aufgaben im Diagnoseprozess. Sie bildet die Grundlage für die Pflegeplanung, in der u. a. Ziele für die Patientenbeobachtung festgelegt werden. In der pflegerischen Anamnese werden die Patient*innen und deren Angehörige befragt (▸ Tab. 5.1). Sie sind durch den ersten Anfall oft sehr verunsichert. Hilfreich ist, wenn sie der Pflegefachperson zunächst frei berichten. Wichtig ist darauf hinzuweisen, dass bei mehreren Ereignissen die Anfälle einzeln und chronologisch geschildert werden sollen. Ein Gespräch zur Anfallsanamnese beinhaltet u. a. folgende Fragen zu der Phase vor dem Anfall:

- Ist dem Anfall etwas Besonderes vorausgegangen?
- Schlafentzug?
- Alkohol-/Drogenkonsum?
- Fieber?
- Mehr Stress als gewöhnlich?

Da Patient*innen häufig Bewusstseinsstörungen in epileptischen Anfällen erleben, ist es wichtig, ihre Schilderung nicht zu bewerten und als gegeben hinzunehmen. Die Beschreibung der Angehörigen kann sich deutlich von der der Patient*innen unterscheiden. Dies kann unter Umständen zur Betroffenheit der Patient*innen führen.

Tab. 5.1: Pflegeanamnese bei Menschen mit Epilepsie (Fischer 2019, unveröffentlicht)

Fragen an Patient*innen	Fragen an Angehörige
• Haben Sie vorher etwas bemerkt? • Sind Sie davon aufgewacht? • Waren Sie die ganze Zeit bei Bewusstsein? • Konnten Sie verstehen, was um Sie herum besprochen wurde? • Konnten Sie sprechen? • Fehlt Ihnen die Erinnerung an den Anfall? • Was ist das Erste, was Sie wieder erinnern können? • Haben Sie sich Verletzungen zugezogen (Zungenbiss, Einnässen)? • Wie ging es Ihnen nach dem Anfall? Gab es mehrerer Anfälle? Wenn ja, verlaufen diese immer gleich? • Wenn es unterschiedliche Anfälle gab, wie haben Sie diese erlebt?	• Was haben Sie zuerst bemerkt? • Hat der*die Betroffene gesagt, dass es ihm gut geht? • Hat er*sie das Bewusstsein verloren? • Kam der Anfall aus dem Schlaf heraus? • Waren die Augen geöffnet, in eine Richtung verdreht? • Gab es Lautäußerungen, Initialschrei, konnte er*sie sprechen? • Hat er*sie auf Ansprache oder Berührung reagiert? Hat er*sie Aufforderungen befolgt? • Hat er*sie unsinnige Handlungen durchgeführt (geschmatzt, vermehrt geschluckt, Lippen geleckt, mit den Händen genestelt)? • Ist er*sie steif geworden, gab es Zuckungen (wo hat es begonnen, war es seitengleich)? • Ist er*sie gestürzt, wenn ja wie (umgefallen wie ein Baum oder in sich zusammensackt)? • Wie lange hat der Anfall gedauert, hat er von allein aufgehört? • Wie lange hat die Reorientierung gedauert, war er*sie verwirrt, aggressiv, hat er*sie geschlafen? • Haben Sie verschiedene Anfälle beobachtet oder laufen die Anfälle immer gleich ab?

Abhängig von der Zielsetzung des Krankenhausaufenthaltes ist es für die pflegerische Begleitung erforderlich, einen Einblick in die Lebensbedingungen des Betroffenen zu erlangen: Lebt er in einer Partnerschaft? Besteht Kinderwunsch oder sind Kinder bereits vorhanden? Hat der Betroffene eine berufliche Ausbildung? Ist der Betroffene über die Fahreignung informiert? Weiß der Arbeitgeber von der Erkrankung? Wer sollte informiert werden? Welchen Hobbys wird in der Freizeit nachgegangen?

5.3 Symptomatische Epilepsien

Zwei Drittel der Menschen, die neu im Erwachsenenalter an einer Epilepsie erkranken, entwickeln eine fokale Epilepsie. Die Ursachen dieser Anfälle sind vielgestaltig und gehen nicht selten mit einem akuten Krankheitsgeschehen einher, wie z. B. einer Schädel-Hirn-Verletzung. Anfälle, die innerhalb von sieben Tagen nach dem akuten Krankheitsereignis auftreten, werden als akute symptomatische Anfälle bezeichnet. Bei epileptischen Anfällen in dem Zeitfenster nach sieben Tagen, bei denen es keine Provokationsfaktoren gibt, wird eine medikamentöse Therapie empfohlen (Fröscher & Krämer 2019). Epileptische Ereignisse und Ursachen der erworbenen Epilepsien führen im Zusammenhang mit persönlichen Faktoren und den Bedingungen im Umfeld zu unterschiedlichen Ressourcen und Barrieren für die umfassende Teilhabe an Aktivitäten des Alltags. An diesem Punkt sollte eine individuelle Einschätzung erfolgen. Beispielhaft werden Ursachen der Epilepsien und damit typische, ausgewählte Pflegephänomene aufgegriffen und erläutert.

5.3.1 Infektiös: Meningitis/Enzephalitis

Nach einer Meningitis oder einer Enzephalitis kann sich eine Epilepsie entwickeln. Menschen mit einer akut entzündlichen Erkrankung des Gehirnes büßen vor allen Dingen in den ersten Monaten nach der Erkrankung Lebensqualität ein. Untersuchungen zwei Monate nach der Erkrankung zeigen, dass ein großer Teil der Patient*innen täglich Beschwerden verspüren, in einer Follow-Up-Untersuchung nach 12 Monaten wurden kaum noch Auffälligkeiten dokumentiert (Quist-Paulsen 2019). Für Pflegefachpersonen, die Menschen in der Frühphase nach einer Meningitis/Enzephalitis und einer Epilepsie betreuen, ist es sinnvoll, für eine Phase des Übergangs notwendige ambulante Unterstützung zu organisieren und diese regelmäßig zu evaluieren.

5.3.2 Strukturell

Durchblutungsstörungen des Gehirnes/Schlaganfall

Nach einem Schlaganfall treten bei 10–12 % der Patient*innen unprovozierte epileptische Anfälle auf. Wenn ein Anfall aufgetreten ist, beträgt das Risiko weitere Anfälle zu erleiden ca. 70 % (Benninger & Holtkamp 2017). Da Menschen nach einem Schlaganfall häufig in ihrer Mobilität eingeschränkt sind, kann die fehlende Fahreignung durch das Vorliegen einer Epilepsie zu sozialer Isolation führen. Pflegefachpersonen können durch den Aufbau geeigneter Netzwerke, wie z. B. durch die Vermittlung von Kontaktadressen zu Selbsthilfegruppen, diesem Risiko versuchen entgegenzuwirken.

Schädel-Hirn-Trauma

15 % der Patient*innen, die ein Schädel-Hirn-Trauma erleiden, entwickeln eine Epilepsie. Dabei sind Patient*innen, die eine Kontusion des Gehirnes erlitten haben, häufiger (20 %) betroffen wie Patient*innen mit Mikroblutungen (Scheid & von Cramon 2010). 5 % aller Epilepsien sind auf Schädel-Hirn-Traumata zurückzuführen. Als Langzeitfolgen können neben einer Epilepsie u. a. Schlafstörungen (70 % der Betroffenen), Inkontinenz und sexuelle Dysfunktion entstehen. Außerdem kann die Verarbeitungsgeschwindigkeit für Informationen nachweisbar sinken (Schmehl et al. 2011).

Das gleichzeitige Auftreten einer Epilepsie und die Langzeitfolgen einer Schädel-Hirn-Verletzung können sich gegenseitig verstärken, da antiepileptische Medikationen ebenfalls zu Schlafstörungen, sexueller Dysfunktion und neurokognitiven Defiziten führen können. Da für die benannten Pflegephänomene eine zweifache Ursache besteht, sollten mit Hilfe einer Pflegediagnose Interventionen ausgewählt werden, die der Komplexität der Situation gerecht werden.

Hirntumore

Treten im Erwachsenenalter erstmalig Anfälle auf, so liegt das Risiko bei 10 %, dass ein Hirntumor die Ursache ist. Die Behandlung ist abhängig von der Histologie, Ausdehnung und Lokalisation des Tumors. In fast allen Fällen wird eine totale chirurgische Entfernung des Tumorgewebes angestrebt und bei therapierefraktärer Epilepsie auch des epileptogenen Gewebes. Chemo- und Bestrahlungstherapie werden oft ergänzend eingesetzt (von Lehe et al. 2012). Die Anforderungen für Pflegende ergeben sich aus dem aktuellen Therapiestatus und der Prognose der Erkrankung. Tod, Trauer und die Auseinandersetzung damit, dass die Lebenszeit begrenzt sein könnte, stehen neben der Bewältigung der Epilepsie im Zentrum der Pflege.

5.3.3 Metabolisch: Toxische Hirnschädigung

Eine der häufigsten Schädigungen des Gehirnes entsteht durch eine Alkoholsuchterkrankung. In westlichen Gesellschaften liegt die Prävalenz, an einer Epilepsie zu erkranken, bei 0,5–0,7 %. Bei Menschen mit Suchterkrankungen, bei denen der Alkoholkonsum im Vordergrund steht, ist das Risiko 10-fach erhöht und liegt laut einer schwedischen Studie bei 6,6–7,7 %, wobei Männer etwas gefährdeter sind (Hillbom et al. 2003). In einer indischen Befragung dieser Patient*innengruppe gaben 37,5 % epileptische Anfälle in der Vorgeschichte an, nur 27,5 % traten laut Angaben der Betroffenen im Rahmen eines Alkoholentzuges auf (Bajaj et al. 2011). Bei Epilepsien, die im Rahmen einer Alkoholsuchterkrankung entstehen, ist es für Pflegende wichtig, Betroffene zu motivieren und mit grundlegender therapeutischer Hilfe ihre Abhängigkeitserkrankung behandeln zu lassen. Auch Ansätze des Empowerments – bezogen auf diese Patientengruppe – können genutzt werden, um adäquate Impulse für die Stabilisierung der sozialen Situation geben zu können.

5.3.4 Immunologisch: Autoimmun-Enzephalitis als Ursache einer Epilepsie

Entzündliche Prozesse im Gehirn können ebenfalls epileptische Anfälle auslösen. Beispiele für entzündlich bedingte Hirnerkrankungen sind die Rasmussen-Enzephalitis, die limbische Enzephalitis, die anti-N-Methyl-D-Aspartat (NMDA)-Rezeptor-Enzephalitis und die steroidresponsive Enzephalopathie mit assoziierter Autoimmunthyroiditis (SREAT) (Bien 2008).

Eine entzündliche Ursache wird durch eine Lumbalpunktion abgeklärt. Die entnommene Lumbalflüssigkeit (Nervenwasser) wird auf entzündliche Prozesse untersucht.

Typisch für eine NMDAR-Enzephalitis sind neben psychiatrischen Symptomen, wie eine schizophrenieartige psychische Störung, epileptische Anfälle oder epileptische Staten, Gedächtnisstörungen, Dyskinesien und autonome Instabilität (Bien 2008). Im Falle einer solchen Enzephalitis ist ein paraneoplastischer Hintergrund, d. h. ein Tumorvorkommen, sehr wahrscheinlich. Betroffen sind vor allem Frauen zwischen dem 14. und 44. Lebensjahr mit ovariellen (oder mediastinalen) Teratomen (Bien 2008).

Im Falle einer NMDAR-Enzephalitis richtet sich die Therapie der fokalen epileptischen Anfälle nach der klinischen Symptomatik. Es wird eine antikonvulsive Medikation initiiert. Ob diese lebenslang fortgeführt werden muss, ist unklar (Bien 2008).

Pflegerisch relevant sind vor allem Informationen von Angehörigen, die über rasante, aber auch schleichende Veränderungen des Betroffenen berichten. Diese Veränderungen können sich sowohl auf das Verhalten als auch auf die Stimmung beziehen. Neue, nicht nachvollziehbare Handlungen oder Gedankengänge sind ebenso möglich. Aufgabe von Pflegenden ist es insbesondere Menschen mit schweren psychischen Veränderungen bei der Durchführung von intensiven onkologischen oder immunmodulierenden Verfahren zu begleiten.

5.3.5 Diagnostik der symptomatischen Epilepsien

Bei der Diagnostik der symptomatischen Epilepsie steht das EEG (Elektroenzephalogramm) im Mittelpunkt, welches die elektrischen Aktivitäten des Gehirns aufzeigt. Das Ziel ist es, epilepsietypische Veränderungen im EEG aufzuspüren und zu erkennen (Elger & Berkenfeld et al. 2017). Wichtig für die pflegerische Begleitung der Epilepsiepatient*innen ist es zu wissen, dass auch ein normales EEG keinen Ausschluss einer Epilepsie bedeutet (Penin & Fröscher 2010). Da das EEG nur einen bestimmten Zeitraum aufzeichnet, ist es möglich, dass der Betroffene keine Anfälle hat oder epilepsietypische Veränderungen nicht aufgezeichnet werden können.

Eine weitere Untersuchung zur Diagnosestellung ist insbesondere bei entzündlichen Erkrankungen die Lumbalpunktion (Bien 2020).

Ein epileptischer Anfall kann Symptom einer neurologischen Erkrankung sein, daher ist neben der klinisch-neurologischen Untersuchung die Suche nach einer strukturellen Veränderung im Gehirn mittels Magnetresonanztomographie (MRT) zwingend (Elger & Berkenfeld et al. 2017, S. 21).

Wenn im MRT Strukturen auffällig geworden sind oder sog. Narben entstanden sind, kann eine Antiepileptika-Therapie begonnen werden, obwohl erst ein Anfall stattgefunden hat. Diese Entscheidung wird mit dem Betroffenen zusammen gefällt. Besteht ein erhöhtes Rezidiv-Risiko der Anfälle, wird die Einstellung auf ein Antiepileptikum empfohlen. Einer Antiepileptika-Therapie zustimmen müssen Patient*innen nicht, es besteht die Möglichkeit, die Therapie abzulehnen oder Bedenkzeit einzufordern. Sollten Betroffene ein starkes Sicherheitsbedürfnis haben oder andere Gründe haben, können sie sich trotz normalen Befunden für eine Antiepileptika-Therapie entscheiden (z. B. Personen, die beruflich viel in der Öffentlichkeit stehen).

5.3.6 Therapie der symptomatischen Epilepsien

Bei erworbenen Epilepsien stehen mehrere Therapiesäulen zur Verfügung: Im Vordergrund steht die medikamentöse Behandlung (► Kap. 1), bei Tumorerkrankungen auch chirurgische und onkologische Verfahren.

5.4 Epilepsie und Schwangerschaft

Paare, die sich eine Schwangerschaft wünschen, benötigen eine intensive Beratung, wenn ein Partner an einer Epilepsie erkrankt ist. Einige antiepileptische Medikamente ermöglichen eine zuverlässige Anfallskontrolle, sind aber in der Schwangerschaft kontraindiziert.

Ein Kinderwunsch sollte frühzeitig mit allen an der Behandlung beteiligten Akteuren kommuniziert werden. Medikamentendosis und Kombinationstherapien können auf diese Weise an die Bedürfnisse der Schwangerschaft und der Geburt angepasst werden.

Sorgen bereiten Schwangeren neben der Angst vor Vererbung der Erkrankung auch die vermehrte Angst vor Anfällen während der Schwangerschaft. Epilepsiebedingte Stürze und deren Auswirkungen werden von Frauen als große Gefahr für das ungeborene Kind angesehen. Rund 2/3 aller Patientinnen sind während der Schwangerschaft anfallsfrei, bei nur 16 % fand sich eine Verschlechterung der Anfallssituation (La Neve et al. 2014). Eine Erklärung kann die abfallende Serumkonzentration von Medikamenten im Blut sein, da das Gewicht der schwangeren Mutter im Verlauf ansteigt.

Einzelne Antiepileptika haben nachweislich teratogene, also eine fruchtschädigende Wirkung. Dazu zählt vor allem die Valproinsäure. In einer Studie unterscheidet sich die Missbildungsrate zwischen der Normalbevölkerung (2,4 %) und der Gruppe mit pränataler Exposition mit Antiepileptika wie Valproinsäure (3,2 %) (Molgaard-Nielsen & Hviid 2011). Auch das Bundesministerium für Arzneimittel und Medizinprodukte hat einen Rote-Hand-Brief zur Valproinsäure veröffentlicht. Zu den Missbildungen zählen beispielsweise die Gaumenspalte, Hypospadie und Spina bifida. Es existieren weitere Antiepileptika, die während einer Schwangerschaft nicht eigenommen werden sollten, hier sei auf die Fachinformationen der gängigen Arzneimitteldatenbanken verwiesen.

Eine engmaschige ärztliche Konsultation, wie auch die Begleitung durch eine Hebamme während der Schwangerschaft, ist sinnvoll und dringend zu empfehlen.

Pflegerische Aufgaben und Empfehlungen

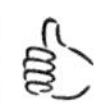

- Beratende Tätigkeit bzgl. Medikation während und nach der Schwangerschaft sowie Verträglichkeit für das ungeborene Baby
- Analyse des privaten Umfeldes ggf. mit der Sozialarbeiterin zusammen
- Bei Bedarf seelsorgerische Unterstützung anbieten
- Empfehlung: Baby auf dem Fußboden wickeln
- Schlafmangel des an Epilepsie erkrankten Elternteils kann Anfälle auslösen, daher Abwechseln beim Versorgen des Kindes in der Nacht. Beispielsweise kann der Vater das Kind (bei epilepsieerkrankter Mutter) mit abgepumpter Babymilch versorgen.

5.5 Altersepilepsien

Epilepsien von älteren Menschen sind danach zu unterscheiden, ob die Epilepsie erst im höheren Lebensalter bzw. nach dem 60. oder 65. Lebensjahr (»Altersepilepsie«) oder bereits im Kindes-, Jugendlichen- oder im mittleren Erwachsenenalter aufgetreten ist und bis ins Alter fortdauert (»chronische Epilepsie bei älteren Menschen«). Diese Epilepsien unterscheiden sich nicht nur im Hinblick auf die Ursache, sondern auch im Hinblick auf die Symptomatik der epileptischen Anfälle (May & Pfäfflin 2014). Die meisten, erstmals im höheren Lebensalter auftretenden Anfälle haben mit 70–80 % dieser »symptomatischen« Anfälle einen fokalen Beginn. Nicht bewusst erlebte Anfälle (bisher bekannt als komplex-fokale Anfälle) sind nach der Mehrzahl der Untersuchungen die häufigsten Anfallstypen (Fröscher & Krämer 2019).

Epilepsie ist eine der häufigsten neurologischen Erkrankungen im fortgeschrittenen Alter. Ein Drittel aller Epilepsien beginnt ab dem 60. Lebensjahr (Elger & Berkenfeld et al. 2017). Aufgrund der demographischen Entwicklung wird der Anteil an Menschen, die im höheren Alter an einer Epilepsie erkranken, weiter ansteigen.

Die Differenzialdiagnostik der Epilepsien in dieser Altersgruppe (ab 60 Jahre) ist oftmals erschwert, weil beispielsweise Symptome eines Schlaganfalls oder andere Bewusstseinsstörungen den epileptischen Anfällen ähnlich sind. Epileptische Anfälle werden oft als unklare kognitive Veränderung, Verwirrtheit oder Synkopen mit Gedächtnisstörung angesehen.

Zerebrovaskuläre Ereignisse und neurodegenerative Erkrankungen sind die wichtigste Ursache für Altersepilepsien.

Erstmals im Alter auftretende Anfälle sprechen offenbar besser auf die Pharmakotherapie an als Anfälle jüngerer Patient*innen; 60–80 % oder mehr Patient*innen können anfallsfrei werden (ebd.).

Schwierigkeiten bzgl. der Einstellung auf Antiepileptika können entstehen, wenn Medikamente zur Behandlung anderer chronischer Erkrankungen eingenommen werden. Auf Wechselwirkung muss unbedingt geachtet werden (Wehrhahn 2009). Antiepileptika wirken im höheren Lebensalter anders als im jüngeren Alter. Problematisch dabei ist vor allem der Abbau der Medikamente über die Leber, da sich altersbedingt die Lebermasse und der Blutfluss reduziert und damit der komplette Leberstoffwechsel verlangsamt wird. Darüber hinaus ist die Nierenfunktion zunehmend im Alter eingeschränkt.

Das Osteoporoserisiko muss nicht zuletzt deshalb berücksichtigt werden, weil diese Erkrankung häufig vorliegt und nicht weiter verstärkt werden sollte. Das Interaktionsrisiko muss besonders berücksichtigt werden, weil viele ältere Patient*innen wegen Komorbiditäten zahlreiche Medikamente einnehmen. So können stark enzym-induzierende Antiepileptika wie Carbamazepin, Phenobarbital und Phenytoin die Serumkonzentration von Medikamenten wie z. B. Psychopharmaka, Immunsuppressiva, Zytostatika, Antibiotika, Kardiaka und den (cholesterinsenkenden) Statinen erniedrigen. Gerade im höheren Lebensalter ist es auch wichtig, kognitive Beeinträchtigungen durch Antiepileptika nicht weiter zu verstärken.

Epileptische Anfälle können mit Stürzen einhergehen, bei denen sich Betroffene verletzen können. Da ältere Menschen oftmals allein leben oder Partner*innen haben, die ebenfalls nicht mehr so mobil sind, ist die Situation und Mobilisierung nach einem Sturz problematischer. Aufgrund von Vorerkrankungen (Osteoporose, Arthrose) ist die Verletzungsgefahr bei älteren Menschen zudem wesentlich höher.

Auch Studien zur Lebensqualität älterer Menschen mit chronischen oder Altersepilepsien ergaben, dass sie stärkere Ängste vor Verletzungen/Unfällen haben, insbesondere vor anfallsbedingten Stürzen und damit verbundenen Knochenbrüchen, als jüngere Menschen (May & Pfäfflin 2014).

Zusammenfassend muss bei Altersepilepsien oder chronischen Epilepsien bei älteren Menschen der allgemeine Gesundheitszustand (altersbedingte Vorerkrankungen) und eine eventuell zunehmende Pflegebedürftigkeit berücksichtigt werden. Viele ältere Epilepsiepatient*innen können die häuslichen Anforderungen oder andere Probleme nicht mehr allein bewältigen. Daraus ergeben sich pflegerische und sozialrechtliche Beratungslagen, die zum Ziel haben sollten, die Selbständigkeit und Selbstversorgung durch angemessene Unterstützungsangebote zu erhalten.

5.6 Medikamentöse Therapie

Der Erfolg von medikamentösen Behandlungen hängt oft von unterschiedlichen Faktoren ab, die Adhärenz der Patient*innen ist dabei ein entscheidender Faktor.

5.6.1 Das Konzept der Adhärenz

Eine häufige Problematik stellt die Non-Adhärenz mancher Patient*innen dar. Dies kann verschiedene Gründe haben:

- Skepsis gegenüber Medikamenten
- Das Nichtverstehen der Erkrankung
- Viel Respekt vor den Ärzten, sodass sie sich nicht trauen, Fragen zu stellen
- Patient*innen, die aufgrund von Vorerkrankungen ihre Medikamenteneinnahme vergessen (z. B. eine beginnende Demenz)

In einigen Fällen kann überlegt werden, ob die Medikamentengabe über einen ambulanten Pflegedienst sichergestellt werden kann.

Eine der wichtigsten Aufgaben von Pflegefachpersonen ist es, gemeinsam mit den Patient*innen eine Strategie zu erarbeiten, wie sie die Antiepileptika-Einnahme in ihren Alltag integrieren können. Voraussetzung für eine wirksame Therapie ist eine regelmäßige und zuverlässige Einnahme der Antiepileptika. Der zeitliche Abstand der Einnahme ist ebenfalls relevant, um gleichmäßige Medikamentenspiegel erreichen zu können. Um einen genügenden Zeitabstand zwischen den Einnahmezeiten zu gewährleisten, sollte eine Einnahme der Medikation morgens und abends stattfinden, es empfiehlt sich eine Einnahme um 8 und um 20 Uhr.

Es ist ratsam, die Medikamenteneinnahme fest in den Alltag zu integrieren. Es kann helfen, die Medikation am Vortag bereitzulegen, einen Alarm im Handy zu stellen oder einen Dispenser zu nutzen. Die Pflegefachpersonen können mit den Patient*innen deren Alltag dahingehend analysieren, wo sie sich um 8 und 20 Uhr jeweils aufhalten. Morgens könnte ein Blister der Medikation im Zahnputzbecher platziert werden und die Abendmedikation auf dem Nachtschrank.

Es kommt vor, dass Patient*innen ihre fehlenden Medikamenteneinnahmen verheimlichen – aus Angst und Sorge vor einem negativen Feedback durch das Behandlungsteam. Wichtig ist hierbei ein empathischer und verständnisvoller Umgang mit dem Thema.

Folgende Gründe sind häufig, wenn das Behandlungsregime nicht umgesetzt werden konnte:

- Fehlendes Wissen zur Medikation: Nebenwirkungen, Blutspiegel, Halbwertzeit des Medikamentes, Konsequenzen aus dem Absinken des Medikamentenspiegels
- Falls mehrere Medikamente eingenommen werden müssen, sinkt in vielen Fällen die Akzeptanz für die Therapieform.
- Gedächtnisstörungen erschweren die regelmäßige Einnahme.
- Beeinträchtigungen der Einnahme durch Anfälle zu den Einnahmezeiten
- Organisatorische Aspekte: Patient*innen vergessen die Medikamentendosis, die mittags eingenommen werden sollte, zu Hause.

5.6.2 Nebenwirkungen von Antiepileptika – erkennen und beobachten

Nach dem ersten Anfall kann – nach mehreren Anfällen sollte – eine Therapie der Epilepsie begonnen werden, da von einer chronischen Anfallsdisposition ausgegangen werden muss, sofern es sich nicht um akut symptomatische Anfälle handelt (Elger & Berkenfeld et al. 2017, S. 24).

Ein einziger epileptischer Anfall ohne weitere Befunde stellt nur bei Wunsch der Patient*innen eine Indikation für eine antiepileptische Therapie dar. Insgesamt stehen mehr als 20 Medikamente zur Anfallsprophylaxe zur Verfügung. Das oberste Ziel der Therapie ist Anfallsfreiheit bei guter Verträglichkeit der Medikamente. Verträglichkeit bezieht sich auf klassische Nebenwirkungen (dosisabhängig) wie Müdigkeit, Schwindel, Doppelbilder (Elger & Berkenfeld et al. 2017). Diese Nebenwirkungen können aufgrund von Unverträglichkeiten oder Allergien auftreten. Des Weiteren besteht die Möglichkeit, dass Nebenwirkungen im Rahmen von Überdosierungserscheinungen auftreten.

Mittels einer Blutentnahme wird die Serumkonzentration des Medikamentes ermittelt. Die Internationale Liga gegen Epilepsie empfiehlt eine Blutentnahme vor der nächsten regulären Medikation. Die Einnahme sollte nicht mehr als zwei bis drei Stunden verschoben werden. Bei der Interpretation von Serumspiegeln ist zu beachten, ob die Betroffenen neben den Antiepileptika noch andere Medikamente einnehmen, die eine enzyminduzierte oder hemmende Wirkung haben. Liegen bereits hohe Serumspiegel vor, ist individuell abzuwägen, ob weiter aufdosiert wird oder nicht. Das hängt auch von der Anfallssituation ab und der Gefahr einer Intoxikation. Eine Blutspiegelkontrolle empfiehlt sich bei Anfallsrezidiv nach langer Anfallsfreiheit zeitnah nach dem Anfall, um eine Erklärung für den Anfall erhalten zu können (Elger & Berkenfeld et al. 2017).

Die Beobachtung der Nebenwirkungen ist eine wesentliche Aufgabe in der Pflege von Epilepsie-Patient*innen. Es sollte unterschieden werden, ob es sich um eine dosisabhängige oder dosisunabhängige Nebenwirkung handelt. Bei den dosisabhängigen sollten neurologische Parameter wie Nystagmus, ein Steh- und Gehversuch oder ein Tremor bei Ausstreckung der Arme getestet werden. Darüber hinaus sollte in einer solchen Situation immer ein Medikamentenspiegel abgenommen werden, um eine laborchemische Überdosierung zu prüfen. Pflegerische Aufgabe ist es weiterhin, das Auftreten der Nebenwirkungen in einen zeitlichen Kontext mit der Einnahme der Medikamente zu bringen und zu dokumentieren. Wann sind die Nebenwirkungen aufgetreten und wie lange ist die letzte Medikamenteneinnahme her?

Es gibt eine Vielzahl von dosisunabhängigen Nebenwirkungen, die auf den ersten Blick nicht als solche wahrgenommen werden, da sie nicht mit der AED-Therapie in Zusammenhang gebracht werden. Im Nachfolgenden wird eine Tabelle die am meisten verbreiteten Antiepileptika aufführen und deren typische Nebenwirkungen auflisten (▸ Tab. 5.2). Die Nebenwirkungen beschränken sich nachfolgend ausschließlich auf die pflegerisch zu beobachtenden Veränderungen. Laborchemische oder medizinische Nebenwirkungen werden folglich nicht behandelt. Die Tabelle erhebt nicht den Anspruch auf Vollständigkeit, sie dient lediglich einem überschaubaren Eindruck über die Nebenwirkungsspanne einer Antiepileptika-Therapie.

Tab. 5.2: Verbreitete Antiepileptika und deren typische Nebenwirkungen

Pflegerisch zu beobachtende Nebenwirkung	Antiepileptika
Aggressives Verhalten, Stimmungsschwankung, depressives Stimmungsbild, Müdigkeit, Suizidgedanken	Levetiracetam
Hautausschlag Bei Überdosierung: Gangataxie, Doppelbilder, Psychose	Lamotrigin
Schwindel, Ataxie (oft in hoher Kombination mit Lamotrigin)	Lacosamid
Suizidgedanken (weniger als bei LEV)	Brivaracetam
Dosisabhängiger Tremor, Enzephalopathie Nicht bei Kinderwunsch geeignet, da teratogene Wirkung	Valproinsäure
Schwindel, Übelkeit, Erbrechen, Doppelsehen, Stand- und Gangataxie, Dysarthrie	Carbamazepin
Schwindel, Müdigkeit, Aggressivität	Perampanel

5.7 Kognitive Veränderungen im Rahmen einer aktiven Epilepsie

Im Rahmen einer aktiven Epilepsie gibt es diverse kognitive Veränderungen im Gehirn, die sich vor allem im Alltag des Betroffenen bemerkbar machen. Angehörige, aber auch professionell Pflegende und andere an der Behandlung beteiligte Personen können Auffälligkeiten beobachten. Nachfolgend sind einige der relevantesten kognitiven Veränderungen zusammengetragen worden.

5.7.1 Gedächtnisstörungen

Ein pflegerisch relevantes Phänomen bei der Begleitung und Versorgung von Menschen mit Epilepsie kann die Störung des Gedächtnisses sein. Vor allem nach einem epileptischen Anfall, aber auch bei Menschen, die schon über einen längeren Zeitraum regelmäßig epileptische Anfälle erleiden, können Störungen des Gedächtnisses auftreten. In der Praxis werden neuropsychologische Untersuchungen als wichtige Kontrollparameter genutzt, um den aktuellen Stand der Leistungsfähigkeit zu erheben.

> »Dies ist besonders dann sinnvoll, wenn Medikamente erfahrungsgemäß kognitive Einschränkungen hervorrufen können. Defizite in Leistung und Verhalten liegen häufig bereits bei Beginn der Epilepsie vor bzw. können dieser vorausgehen. Neuropsychologische Untersuchungen zu Erkrankungs- und vor Behandlungsbeginn helfen, dies zu dokumentieren und dienen als Ausgangspunkt für Verlaufskontrollen hinsichtlich Erkrankung und Behandlung« (Elger & Berkenfeld et al. 2017, S. 23).

Es lassen sich zwei Gedächtnissysteme unterscheiden: das semantische Wissen (Weltwissen) und das episodische Wissen. Das Weltwissen umfasst Wissen über Hauptstädte von Ländern, Regeln und Sitten sowie Wissen um Objekt- und Zeichenbedeutung. Dieses Wissen ist entkontextualisiert, d. h. es wird nicht erinnert, wo und wann es gelernt worden ist (Jokeit & Grunwald 2003).

Das episodische Wissen hingegen bezieht sich auf Erinnerungen individueller Erlebnisse. Während das Weltwissen unabhängig vom mesialen Temporallappen gespeichert wird, werden persönliche Erinnerungen in genau diesen Strukturen abgespeichert. Daher bleiben Erkenntnisse aus dem semantischen Wissensrepertoire länger unberührt von Gedächtnisstörungen als das episodische Wissen (Jokeit & Grunwald 2003).

Neben den Anfällen zählen auch einige Antiepileptika zu Medikamenten, die eine Gedächtnisminderung zur Folge haben. Dazu zählen Carbamazepin, Phenytoin und Phenobarbital (Jokeit& Grunwald 2003). Wenn kognitive Defizite als sehr belastend für den Alltag empfunden werden, kann selbst bei zufriedenstellender Anfallssituation eine Medikamentenumstellung erwogen werden.

Menschen mit Gedächtnisproblemen haben ein erhöhtes Risiko im Bereich der Psyche ebenfalls zu erkranken. Durch verursachte Probleme am Arbeitsplatz und privat können unbehandelte und nicht ernst genommene Gedächtnisprobleme zu einer depressiven Symptomatik führen (Jokeit & Grunwald 2003).

Zieht sich ein Mensch mit Epilepsie in seinem privaten Umfeld immer mehr zurück und wirkt zunehmend passiv in seinen sozialen Interaktionen, sollte eine neuropsychologische Diagnostik durchgeführt werden. Ursache für ein solches Verhalten kann eine bestehende Gedächtnisproblematik sein. Der Betroffene ist möglicherweise nicht in der Lage, sich an gemeinsame Erlebnisse, die Gegenstand der Kommunikation sind (z. B. gemeinsame Urlaube), zu erinnern, sondern nur an Ausschnitte.

Als hilfreich für Menschen mit Gedächtnisproblemen haben sich Gedächtnistagebücher und Hilfsmittel wie Organizer und Ordnungsprinzipien erwiesen. Jedoch ist zu bedenken:

Gedächtnisstörungen sind für viele Menschen peinlich und schambesetzt oder lösen Angst vor einem Gedächtnisverlust aus. Der Einsatz von Erinnerungshilfen ist nur dann sinnvoll, wenn Patient*innen die Möglichkeit haben, sich mit ihren Problemen auseinanderzusetzen. Erinnerungshilfen können kontraindiziert sein, wenn sie den Patienten*innen wieder vor Augen führen, dass sie ein kognitives Defizit haben, das sie u. U. psychisch sehr belastet.

Wenn die Betroffenen offen für die Anwendung von Gedächtnishilfen oder das Führen eines Tagebuchs sind, so können wertvolle Informationen, beispielsweise im Krankenhaus aus der Visite, dort festgehalten werden.

Pflegerische Aufgaben in Zusammenarbeit mit einem Menschen, der Gedächtnisprobleme hat, können verschiedene Facetten haben. Pflegende sollten zunächst getroffene Beobachtungen bzgl. des Gedächtnisproblems thematisieren. Oftmals sind sich die Betroffenen der Problematik noch nicht bewusst. Subjektive Beobachtungen der Pflegenden sollten wertneutral geschildert werden, am besten an konkreten Beispielen, die beobachtet worden sind.

Stationen sollten Informationsmaterial vorhalten, um Menschen mit Gedächtnisstörungen unterstützen zu können.

5.7.2 Sprachstörungen

Sprachstörungen sind ein häufiges Phänomen in der Epilepsiebehandlung. Diese können verschiedene Ausprägungen haben. Manche Betroffene leiden unter Wortfindungsstörungen, bei anderen wiederum ist die Produktion der Sprache verändert. Sprachstörungen können im direkten Zusammenhang mit einem Anfallsgeschehen stehen, so können manche Betroffene nach ihren Anfällen zunächst nicht sprechen, sondern nur nonverbal auf Aufforderungen reagieren. Andere können vor Anfällen nicht sprechen, ihre Sprachstörungen verstärken sich oder sie suchen nach Wörtern.

Je nach Lokalisation der Läsion im Gehirn, die ursächlich für die Anfälle ist, kann das Sprachzentrum betroffen sein. An dieser Stelle ist Wissen über die Region der epileptischen Läsion im Gehirn wichtig, sowohl bei der Anfalls-Begleitung als auch bei der Anfallstestung. Um Patient*innen mit Sprachstörungen zu fördern, empfiehlt Tacke für den Interaktionsprozess von Pflegenden folgendes

Verhalten: nahe sein, beobachten und wahrnehmen, informieren, für Sicherheit sorgen, ermutigende Verhaltensweisen und positive Beziehungen aufbauen (Tacke 1999).

5.7.3 Aufmerksamkeitsstörungen

Neben Störungen im Bereich des Gedächtnisses treten häufig auch Störungen bei der Konzentration auf. Betroffene schildern vermehrt Dinge zu vergessen, sich nicht lange mit einer Thematik beschäftigen zu können oder sich diese merken zu können. Vor allem Betroffene innerhalb einer Berufsausbildung haben Schwierigkeiten sich die Ausbildungsinhalte anzueignen. Hilfreich sind kleine Pausen zwischen Lerneinheiten und Ablenkung von den Lerninhalten. Sprachstörungen, Störungen der Konzentration und Aufmerksamkeit sind u. a. wichtige Indikatoren, um die Lebensqualität von Menschen mit Epilepsie einschätzen zu können (Menes et al. 2008).

5.7.4 Orientierungsstörungen

Besonders belastend für Betroffene sind auftretende Orientierungsprobleme. Orte, die bisher wenig bekannt gewesen sind, Wegstrecken, die nicht so häufig gegangen wurden, erscheinen fremd. Vor allem Angehörige machen sich in solchen Situationen Sorgen, ob der Betroffene sein Ziel erreicht.

Hilfreich sind Wegbeschreibungen zu verschiedenen Orten, kleine Hilfestellungen kann auch das Handy bieten, indem man den Weg eingibt. Problematisch ist besonders die Orientierung in fremden Bereichen, sei es im Krankenhaus oder ein neuer Ort im Urlaub. Pflegende sollten für Menschen mit Epilepsie Hilfen zur Orientierung bereitstellen: Lagepläne des Krankenhauses, Wegbeschreibungen zu Funktionsabteilungen oder Pläne, die die Station beschreiben. Patient*innen sollten ermutigt werden, ihre Orientierung zu trainieren, dies gelingt durch bewusste, vielleicht auch digitale, Erkundung neuer Umgebungen.

5.8 Schwerpunkte der Pflege

Da es eine Vielzahl von pflegerisch relevanten Aspekten in der Zusammenarbeit mit Menschen mit einer Epilepsie gibt, werden nachfolgend nur einzelne exemplarisch dargestellt. Darunter zählt die Begleitung von Anfällen, das Thema Angst und der Umgang mit Gefahren wie Stürzen.

5.8.1 Begleitung von Anfällen

Bezüglich der Anfallsbeobachtung sei auf das Kapitel »Anfälle beobachten und Erste Hilfe bei Anfallsereignissen« (▶ Kap. 2) verwiesen.

Bei Erwachsenen mit erworbenen Epilepsien ist die postiktale Phase der Anfälle von besonderer Relevanz. Obwohl die Betroffenen bereits kurz nach einem fokalen Anfall wirken, als wenn sie schon völlig reagibel sind, befinden sich die Patient*innen häufig in einer Phase, in der sie ihre Handlungen noch nicht komplett wieder kontrollieren können.

Die Überwachung der Betroffenen sollte bis zur vollständigen Reagibilität aufrechterhalten werden. Eine äußerst seltene Komplikation ist SUDEP (sudden unexpected death in epilepsy) (▶ Kap. 2).

Eine Besonderheit in der postiktalen Phase kann Aggressivität, Verwirrtheit und Agitiertheit sein. Menschen, die einen solchen Anfall erlitten haben, wissen oftmals nicht, wo sie sind und verstehen die Situation erst nach und nach.

In dieser Situation sollten Pflegende versuchen, die Patient*innen zu beruhigen und ihnen zu erklären, was geschehen ist. Gelegentlich stehen sie auf und wandern umher. Sie sollten in dieser Situation nicht allein gelassen und begleitet werden, bis sie sich wieder vollständig orientiert haben. Betroffene sollten auf keinen Fall festgehalten, sondern begleitet werden. Außerdem sollten sie davor geschützt werden, sich in gefährliche Situationen zu begeben, wie z. B. befahrene Straßen, offenstehende Fenster ab dem 1. Stock oder Gewässer.

5.8.2 Sturzprävention

Auch für Menschen, die an einer Epilepsie leiden, sind die klassischen Präventionsmaßnahmen bei Sturzgefährdung geeignet:

- Ist genug Licht vorhanden? (vor allem nachts ein kleines Licht zur räumlichen Orientierung anmachen)
- Stolperfallen, wie Teppiche, nach Möglichkeit entfernen
- Festes Schuhwerk oder Stopper-Socken nutzen
- Bei vielen Stürzen den Einsatz von Hüftprotektoren oder Sturzhelmen in Betracht ziehen
- Gegenstände aus dem Weg schaffen, Nachtschrank weiter weg aufstellen

Um die Risiken bei einem Sturz im häuslichen Umfeld zu verringern bzw. um nach einem Sturz schnellstmöglich Hilfe rufen zu können, gibt es verschiedene Möglichkeiten der Unterstützung. So kann man ein Hausnotrufsystem installieren lassen, sodass man nach einem Sturz oder einer anderen schwierigen Situation Hilfe rufen kann. Nicht selten muss die Wohnsituation neu überdacht werden.

Eine Epilepsie ist häufig mit verschiedenen psychosozialen Problemen verbunden. Menschen, die an einer Epilepsie erkrankt sind, können Probleme in den Bereichen Beruf, Fahreignung, Familienleben, Identität u. v. m. haben. Nachfolgend sollen zwei Pflegephänomene thematisiert werden, die sich mit dem Krankheitserleben der Betroffenen auseinandersetzen.

5.8.3 Epilepsie und Angst

Angst ist die Schlüssel-Emotion und einer der häufigsten Erfahrungen, die mit einer Epilepsie in Verbindung gebracht werden. Das Denken der Patient*innen wird in diesem Zusammenhang von drei Hauptaspekten bestimmt: Verletzungen durch Stürze, die Dimensionen der Zeit und des Handelns. Dabei handelt es sich nicht ausschließlich um externale Ängste bezogen auf mögliche Verletzungen, sondern auch internale Empfindungen, dass es irreversible Veränderungen im Gehirn geben könnte. Dabei wird das Gehirn als das zentrale Element des eigenen Bewusstseins/der eigenen Persönlichkeit wahrgenommen. Eine Epilepsie stellt somit auch eine Bedrohung für das eigene Selbstkonzept dar (Ryan & Räisänen 2012). Angst lässt sich im Zusammenhang mit Anfällen in vier verschiedene Formen einteilen:

- Die präiktale Angst (vor dem Anfall)
- Die iktale Angst (während des Anfalls)
- Die interiktale Angst (zwischen den Anfällen)
- Die postiktale Angst (nach dem Anfall)

Tritt die Angst vor dem Bewusstseinsverlust auf, wird sie durch den Betroffenen wahrgenommen und kann nach dem Anfall wiedergegeben werden.

Pflegerische Aufgabe ist es an dieser Stelle Sicherheit zu vermitteln. Das Sicherheitsgefühl kann durch Kommunikation mit den Pflegenden und Bereitschaft, sich bei Ängsten zu melden, gesteigert werden.

Die Ängste von Epilepsie-Patient*innen können unterschiedlich und vielschichtig sein. In Untersuchungen zur Lebensqualität bei Menschen mit Epilepsie wurden erhöhte Angstwerte erhoben in Bezug auf:

- Anfall in Gegenwart anderer
- Angst vor Unfällen durch epileptische Ereignisse
- Anfall in unangenehmer Situation
- Missgeschicke bei Anfällen
- Anfall beim Ausgehen
- Kognitive Probleme wegen der epileptischen Ereignisse
- Angst vor Frakturen
- Angst, ständig auf die Hilfe anderer angewiesen zu sein (May & Pfäfflin 2014)

Hauptaufgabe von Pflegenden ist es, diese Ängste wahrzunehmen, passende Strategien zur Bewältigung zu entwickeln und diese praktikabel in den Alltag zu integrieren. Dabei kann es sich z. B. um Hilfsmittel für alleinlebende Patient*innen in Form von Überwachungssystemen in der Nacht handeln, aber auch um Methoden der Entspannung, um die negativen Gefühle, die mit Ängsten verbunden sein können, zu reduzieren. Wichtig ist es, mit Patient*innen aktiv in eine pflegerische Beziehung einzutreten. In vielen Situationen können Betroffene ermutigt werden, ihr Umfeld über die Epilepsie zu informieren und dadurch gezielt unterstützende Netzwerke aufzubauen, damit Ängste reduziert werden (▶ Kap. 10).

Darüber hinaus können Patient*innen mit Epilepsie an einer Angsterkrankung im Sinne einer psychiatrischen Komorbidität erkranken (▶ Kap. 7).

Auch im familiären und sozialen Umfeld entstehen häufig Ängste, die Menschen mit Epilepsie belasten und einengen können. Falls Angehörige beispielsweise große Sorgen haben, ob der*die Patient*in sicher den Weg zum Arbeitsplatz bewältigen kann, trägt dies zur Verunsicherung der Menschen mit Epilepsie bei.

Oftmals werden Menschen mit Epilepsie, die von Sturzanfällen betroffen sind, besonders von Angehörigen beobachtet und beschützt, weil sie fürchten, ihr Familienmitglied komme zu Schaden. Die Fürsorge ist auf der einen Seite eine nachvollziehbare und verständliche Reaktion des Umfeldes, nichtsdestotrotz kann ein solches Verhalten auf Dauer problematisch für die Patient*innen sein. Sie fühlen sich eingeengt und bevormundet. Dies kann zu Konflikten und familiären Auseinandersetzungen führen.

Ein Krankenhausaufenthalt kann zusätzlich ein angstauslösendes Element sein: Dies könnte zum einen die Angst vor der Mitteilung sein, dass der*die Patient*in an einer schwerwiegenden Diagnose leiden könnte, wie einer therapieresistenten Epilepsie, oder Todesangst vor der Diagnose eines Hirntumors oder Ängste vor Nebenwirkungen einer medikamentösen Therapie (Richter 2014).

Im Krankenhaus kann sich durch die Rahmenbedingungen das Angsterleben durch folgende Wahrnehmungen verstärken:

- Das Miterleben von Krankheit und eine krankheitszentrierte Betrachtung der Patient*innensituation
- Technikorientierung führt bei vielen Menschen ebenfalls zu weiteren Ängsten.
- Negative Vorerfahrungen beeinflussen ebenfalls das Erleben von Angst.
- Auch Machtasymmetrien zwischen Pflegenden und Patient*innen beeinflussen Ängste.
- Unzureichende Information, nicht verstandene Visiten oder soziale Distanziertheit sind weitere wesentliche Einflussfaktoren.
- Die Trennung von Angehörigen und die damit verbundene Desintegration aus dem sozialen Netzwerk führen ebenso zu einer Belastung des emotionalen Lebens (Richter 2014).

Diese Faktoren führen bei Menschen mit Epilepsie zu einem vermehrten Auftreten des Phänomens der Angst, da sie häufig von stationären Aufenthalten betroffen sind. Für Pflegende lassen sich daraus folgende Forderungen ableiten:

- Pflegende sollten in Aus-, Fort- und Weiterbildung über das Phänomen der Angst informiert werden.
- Grundlage für die Angstbewältigung ist die pflegerische Beziehung.
- Angstbewältigung ist eine interdisziplinäre Aufgabe, die in Zusammenarbeit mit anderen Professionen bewältigt werden sollte.
- Angehörige sind eine wichtige Unterstützung in der Bewältigung des Angsterlebens.
- Pflegende sollten eigene Ängste kennen und reflektieren.
- Verbale (Gespräche und Kommunikation) und nonverbale Interventionen (Methoden der Entspannung, Einreibungen etc.) zur Angstbewältigung sollten im pflegerischen Alltag gleichrangig im Pflegeprozess geplant und angewandt werden (Richter 2014).

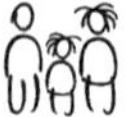

Fallbeispiel Can B.

Im Alter von 42 Jahren erlitt Can B. seinen ersten Anfall: einen bilateral tonisch-klonischen Anfall. Kurz zuvor war ein gutartiger Lungentumor entdeckt worden, bei der Operation wurde der Patient reanimationspflichtig und hatte postoperativ Sprachstörungen und eine Hemiparese. In der Folge erlebte der Patient akustische und dann visuelle Sensationen: Er hört einen hohen Ton auf beiden Ohren und sieht dann grüne Punkte in seinem Gesichtsfeld. In einem durchgeführten MRT ergaben sich Hinweise auf Infarkte aufgrund des Sauerstoffmangels während der Reanimation. Er nimmt seit einem Jahr regelmäßig Medikamente. Er ist verheiratet und hat drei Kinder im Alter von 13, 19 und 22 Jahren. Er arbeitet Vollzeit als Elektriker in einem Industriebetrieb in zwei Schichten. Aktuell fährt er kein Auto mehr und wird von Angehörigen zum Arbeitsplatz gebracht. Seine Frau hat große Ängste, dass ihr Mann dauerhaft auf Unterstützung angewiesen ist. Nur die Ehefrau ist über die Erkrankung informiert, seine Kinder möchte Can B. nicht über seine Erkrankung aufklären, damit sie nicht belastet werden.

5.9 Lessons learned

- Fokale Epilepsien sind bei erwachsenen Patient*innen häufig.
- Ein großer Teil dieser Epilepsien wird durch andere Primär-Erkrankungen ausgelöst.
- Ein Normalbefund bei EEG und MRT ist kein Ausschluss für eine Epilepsie.
- Bei Anzeichen für ein erhöhtes Rückfallrisiko kann die Empfehlung einer medikamentösen Einstellung sinnvoll sein.

- Der erste Anfall ist nicht grundlegend therapiebedürftig, sofern Auslöser (wie z. B. Stress, Schlafmangel und massiver Alkoholkonsum) vermieden werden können.
- Die pflegerische Anamnese ist bei der Diagnosestellung ein wichtiges Element.
- Die Beschreibung der Angehörigen kann sich deutlich von der der Patient*innen unterscheiden.
- Neben Gedächtnisstörungen sind Konzentrations-, Orientierungs- und Sprachstörungen häufige kognitive Teilleistungsstörungen, unter denen die Patient*innen leiden.
- Alte Menschen, die an einer Epilepsie leiden, profitieren sehr von einer medikamentösen Therapie, haben aber häufiger Nebenwirkungen.
- Für Frauen mit Epilepsie ist es wichtig, in einer Schwangerschaft Medikamente zu nehmen, bei denen das Risiko für Fehlbildungen minimiert wird.
- Die Bewältigung des Pflegephänomens Angst ist für Patient*innen eine komplexe Aufgabe, die häufig Unterstützung durch Pflegende bedarf.
- »Epilepsie braucht Offenheit« ist das Motto vieler Aufklärungskampagnen und Selbsthilfeorganisationen, um Stigmatisierung dieser Patient*innen zu überwinden und damit Wohlbefinden, Lebensqualität und Teilhabe von Menschen mit Epilepsie zu steigern.

Literatur

Bach A (2007) Psychiatrische Komorbiditäten bei Epilepsie – Eine Querschnittsstudie am Epilepsiezentrum Kork. Dissertation Universität Freiburg (https://www.freidok.uni-freiburg.de/fedora/objects/freidok:5016/datastreams/FILE1/content, Zugriff am: 05.02.2021)

Bajaj V, Vedi S, Govil S et al. (2011) Seizures in Alcohol Dependent Patients, Malaysian Journal of Psychiatry, 20.1 (https://docplayer.net/10042293-Seizures-in-alcohol-dependent-patients.html, Zugriff am: 05.02.2021)

Benninger F, Holtkamp M (2017) Epileptische Anfälle und Epilepsie nach einem Schlaganfall, Der Nervenarzt, 10, 88, S. 1197–1207

Bien CG (2008) Chronische Enzephalitiden als Epilepsieursachen: Pathogenese, Diagnostik und Therapie, Aktuelle Neurologie, 35(05), S. 214–224

Bien CG (2020) Anfälle infolge Autoimmunenzephalitiden und autoimmun-assoziierte Epilepsien, Z. Epileptol., 33, S. 247–248 (https://doi.org/10.1007/s10309-020-00365-1)

Brandt C (2016) Epilepsie und Zahlen. In: Dt. Gesellschaft für Epileptologie (Hrsg.) Informationsschriften Epilepsie (http://www.izepilepsie.de/home/showdoc,id,387,aid,217.html, Zugriff am: 01.03.2021)

Demarle-Meusel H (2008) Angststörungen bei Epilepsiepatienten unter besonderer Berücksichtigung von Kontrollüberzeugungen. Dissertation Universität München (https://edoc.ub.uni-muenchen.de/8411/1/Demarle-Meusel_Heike_Susanne.pdf, Zugriff am: 05.02.2021)

Elger CE, Bast T, Schmidt D (2015) Vorsicht bei Valproat für Frauen. Aktuelle Neurologie, 42, S. 8–10 (https://www.thieme-connect.de/products/ejournals/pdf/10.1055/s-0034-1387540.pdf, Zugriff am: 05.02.2021)

Elger CE, Berkenfeld R (geteilte Erstautorenschaft) et al. (2017) S1-Leitlinie. Erster epileptischer Anfall und Epilepsien im Erwachsenenalter. In: Deutsche Gesellschaft für Neurologie. (Hrsg.) Leitlinien für Diagnostik und Therapie in der Neurologie (https://dgn.org/wp-content/uploads/2017/04/030041_LL_Erster-epileptischer-Anfall_2017.pdf, Zugriff am: 05.02.2021)

Fischer A (2019) Einarbeitung neuer Mitarbeiter. Abschlussarbeit Epilepsiefachassistenz. Unveröffentlicht.

Fröscher W, Krämer G (2019) Epilepsien im höheren Lebensalter. In: Dt. Gesellschaft für Epileptologie (Hrsg.) Informationsschriften Epilepsie (http://www.izepilepsie.de/home/showdoc,id,430,aid,2605.html, Zugriff am: 05.02.2021)

Hillbom M, Pieninkeroinen I, Leone M (2003) Seizures in Alcohol – Dependent Patients, Epidemiolgy, Pathophysiologie and Management, CNS Drugs, 17(12) (https://doi.org/10.2165/00023210-200317140-00002, Zugriff am: 05.02.2021)

Jokeit H, Grunwald T (2003) Epilepsie und Gedächtnisbeeinträchtigung, Z. Epileptol., Vol. 16, S. 0137–0143 (https://link.springer.com/article/10.1007/s10309-003-0012-x, Zugriff am: 05.02.2021)

Krämer G (2006) Der erste epileptische Anfall. Stuttgart: TRIAS

Kusserow A (2014) Stigmatisierungsängste. In: Hax-Schoppenhorst T, Kusserow A (Hrsg.) Das Angst-Buch für Pflege- und Gesundheitsberufe. Bern: Huber. S. 56–63

La Neve A, Boero G, Francavilla T et al. (2015) Prospective, case-control study on the effect of pregnancy on seizure frequency in women with epilepsy, Neurol Sci., 36(1), S. 79–83

Lehe M von, Schramm J, Simon M (2012) Chirurgisches Management tumorassoziierter Epilepsie, Z. Epileptol., 25, S. 96–103 (https://doi.org/10.1007/s10309-011-0216-4, Zugriff am: 05.02.2021)

May TW, Pfäfflin M (2014) Lebensqualität und psychosoziale Aspekte bei älteren Menschen mit Epilepsie, Z. Epileptol., 27(4), S. 257–264

Meneses R, Pais-Ribeiro JL, da Silva AM et al. (2009) Neuropsychological predictors of quality of life in focal epilepsy, Seizure, Vol. 8(5), S. 313–319 (https://doi.org/10.1016/j.seizure.2008.11.010, Zugriff am: 05.02.2021)

Mølgaard-Nielsen D, Hviid A (2011) Newer-generation antiepileptic drugs and the risk of major birth defects, JAMA, 305(19), S. 1996–2002 (https://jamanetwork.com/journals/jama/fullarticle/1161865, Zugriff am: 05.02.2021)

Penin H, Fröscher W (2010) Elektroenzephalographie. In: Dt. Gesellschaft für Epileptologie (Hrsg.) Informationsschriften Epilepsie (http://www.dgfe.org/home/showdoc,id,392,aid,650.html, Zugriff am: 05.02.2021)

Pohlmann-Eden B (2006) Praktische Epilepsiebehandlung. Bremen: UNI-MED

Quist-Paulsen E, Ormaasen V, Kran AMB et al. (2019) Encephalitis and aseptic meningitis: short-term and long-term outcome, quality of life and neuropsychological functioning, Scientific reports, 9(1), S. 1–9

Richter M (2014) Das Phänomen der Angst im Krankenhaus. In: Hax-Schoppenhorst T, Kusserow A (Hrsg.) Das Angst-Buch für Pflege- und Gesundheitsberufe. Bern: Huber. S. 85–94

Scheid R, von Cramon Y (2010) Klinische Befunde im chronischen Stadium nach Schädel-Hirn-Trauma, Dtsch Arztebl Int, 107.12, S. 199–205 (https://cdn.aerzteblatt.de/pdf/107/12/m199.pdf, Zugriff am: 05.02.2021)

Schmehl I, Johl U, Sparenberg P et al. (2011) Brain-Check nach Schädel-Hirn-Trauma, Trauma und Berufskrankheit, 13.1, S. 12–17 (https://link.springer.com/article/10.1007/s10039-010-1703-y, Zugriff am: 05.02.2021)

Werhahn KJ (2009) Altersepilepsie, Dtsch Arztebl Int, 106(9), S. 135–142 (DOI: 10.3238/arztebl.2009.0135, Zugriff am 05.02.2021)

6 Pflege von Erwachsenen mit einer komplexen Behinderung und Epilepsie

Rebekka Geelhaar unter Mitwirkung von Christian Brandt

6.1 Einleitung

Für Patient*innen mit einer komplexen Behinderung und Epilepsie bedeutet ein Krankenhausaufenthalt eine außergewöhnliche Belastung. In einem Krankenhaus befinden sich diese Menschen in einer besonderen Lebenssituation: Das gewohnte Alltagsleben kann für Tage, mitunter auch Wochen nicht stattfinden und die Patient*innen können aufgrund ihrer kognitiven Beeinträchtigung nur schwer verstehen, warum sie nicht in ihrer gewohnten Umgebung sein können. Hinzu kommen ein fremdes Umfeld, nicht vertraute Tagesstrukturen, unbekannte Behandlungsabläufe und die Nichtanwesenheit von vertrauten Bezugspflegenden, die eine wichtige Rolle im Lebensumfeld spielen. Menschen mit Epilepsie und einer komplexen Behinderung können die Notwendigkeit des Krankenhausaufenthalts nicht immer adäquat einordnen, wodurch vermehrt Ängste oder andere Reaktionen bis zu verstärkten Verhaltensauffälligkeiten auftreten.

Im vorliegenden Kapitel werden zunächst Forschungsergebnisse im Zusammenspiel von Epilepsie und Behinderungen beschrieben. Anschließend wird erörtert, welche besonderen Anforderungen die Pflege von Menschen mit Epilepsie und einer komplexen Beeinträchtigung an das Pflegefachpersonal stellt und was während einer stationären Behandlung zu beachten ist. Dies wird ergänzt durch die ausführliche Darlegung bekannter Phänomene, die während der Pflege von Menschen mit Epilepsie und einer komplexen Behinderung zu beachten sind. Die dargestellten Erkenntnisse werden danach anhand eines Fallbeispiels illustriert. Dieses gibt Einblick in die ausführliche Anamnese eines komplex beeinträchtigten Patienten. Pflegerisch-klinische sowie auch notwendige medizinische Interventionen werden hierbei erörtert, um die Anfallskrankheit des Patienten zu kontrollieren. Abschließend werden die wichtigsten Erkenntnisse des Kapitels zusammengefasst.

6.2 Epilepsie im Zusammenhang mit komplexer Behinderung

Bei Menschen mit komplexer Behinderung tritt eine Epilepsie wesentlich häufiger auf als bei Menschen ohne Beeinträchtigung (Sillanpää 2000). Zudem sind

Epilepsien bei Menschen mit intellektueller Beeinträchtigung eher schwieriger zu behandeln. Sie haben häufig schwer verlaufende Formen der Epilepsie (Dorn 2010) sowie komplexe Krankheitsbilder mit komplizierten Krankheitsverläufen. Häufig bestehen Grund- als auch Begleiterkrankungen wie spastische Lähmungen und psychische Verhaltensauffälligkeiten, die neben der Epilepsie behandelt werden müssen (Bösebeck 2017). Die hohe Prävalenz von Begleiterkrankungen bedingt eine erhöhte Inanspruchnahme zusätzlicher medizinischer, therapeutischer und pflegerischer Leistungen während eines stationären Aufenthalts. Daraus resultiert nicht selten eine ressourcen- und zeitaufwändige pflegerische Versorgung.

Die Erfolgsraten in der medikamentösen Einstellung der Epilepsie bei Menschen mit kombinierter geistiger und körperlicher Beeinträchtigung liegen deutlich niedriger (Huber et al. 2005). Eine der Herausforderungen der Therapie mit Antiepileptika ist die schwierige Beurteilbarkeit der Verträglichkeit der Medikamente hinsichtlich unerwünschter Nebenwirkungen oder auch durch Arzneimitteleffekte hervorgerufene Begleitsymptome. Mögliche Überdosierungen, die beispielsweise durch Gangunsicherheiten beobachtet werden können, sind bei rollstuhlpflichtigen Patient*innen nicht ohne weiteres erkennbar. Begleiterkrankungen, insbesondere psychiatrische, können Einfluss auf die Verträglichkeit eines Medikaments nehmen. Ferner kann auch durch eine Abwehr in der Medikamenteneinnahme oder durch eine bestehende Schluckstörung eine Medikamenteneinstellung erschwert sein. Demzufolge muss vor Beginn einer medikamentösen Ein- oder Umstellung eine intensive Analyse der vorliegenden Grund- und Begleiterkrankungen sowie auch von Verhaltensauffälligkeiten erfolgen (Dorn 2010).

Zudem steht nicht nur die Einstellung der Epilepsie im Vordergrund der Behandlung, sondern auch die Diagnostik und Therapie von Begleiterkrankungen wie beispielsweise zerebrale Bewegungsstörungen, Ernährungsstörungen, psychiatrische Erkrankungen oder Harn- und Stuhlinkontinenz. Diese treten bei Menschen mit Epilepsie und einer komplexen Beeinträchtigung besonders häufig auf (Lehmkuhl 2002).

Typische Epilepsiesyndrome, die bei Menschen mit Epilepsie und einer intellektuellen Beeinträchtigung häufiger vorkommen, sind der Tuberöse Sklerose-Komplex, das Sturge-Weber-Syndrom, das Rett-Syndrom, das Angelman-Syndrom und seltener das Down-Syndrom. Die Ursachen dieser Syndrome sind teilweise noch unbekannt oder beruhen auf genetischen Defekten bzw. auch chromosomalen Veränderungen (Berkovic et al. 2006). Weitere mit Epilepsie im Zusammenhang stehende Syndrome sind das Lennox-Gastaut-Syndrom und das Dravet-Syndrom. Die Gründe für das Auftreten des Lennox-Gastaut-Syndroms sind derzeit noch nicht geklärt, während das Dravet-Syndrom meist auch auf einem genetischen Defekt (einer Mutation im SCN1A-Gen) beruht (Mayer & Lutz 2017).

Auslöser für die schwere intellektuelle Beeinträchtigung können aber auch peri- oder postnatale Ursachen sein. Hierzu zählen Komplikationen bei der Geburt oder Frühgeburt, die zu Hypoxie oder Hirnblutungen führen und damit zu zerebralen Schädigungen, die das Auftreten einer Epilepsie begünstigen können.

Tab. 6.1: Epilepsiesyndrome und deren Ursachen

Epilepsiesyndrom	Ursache
Tuberöse Sklerose-Komplex	Gendefekt (Mutation der Gene TSC 1 und TSC 2)
Sturge-Weber-Syndrom	Unbekannt
Rett-Syndrom	Gendefekt
Angelman-Syndrom	Gendefekt
Down-Syndrom	Chromosomendefekt (Mutation des 21. Chromosoms)
Lennox-Gastaut-Syndrom	Unbekannt
Dravet-Syndrom	Gendefekt (Mutation im SCN1A-Gen)

Zu weiteren auslösenden Faktoren gehören Schlaganfälle, Enzephalitiden, Atemstillstand oder Schädel-Hirn-Traumata (Mayer & Lutz 2017). Häufig ist auch das Auftreten einer Autismus-Spektrum-Störung und Epilepsie in Kombination mit einer intellektuellen Beeinträchtigung. Auch hierbei ist eine genaue Ursache noch nicht geklärt, jedoch gibt es Hinweise auf einen gemeinsamen genetischen Hintergrund (Springer et al. 2017).

6.3 Anforderungen an die Pflege von Menschen mit Behinderung und Epilepsie

Menschen mit Epilepsie und komplexer Behinderung bedürfen einer umfassenden pflegerischen Unterstützung. Sie sind häufig nicht adäquat in der Lage, eigenständig für ihr körperliches Wohlbefinden zu sorgen, und sind bei der Wahrnehmung der Grundbedürfnisse auf die einfühlsame und aufmerksame, gleichzeitig aber auch professionelle Unterstützung der Pflegenden angewiesen. Ihre Lebensqualität ist sehr eng mit körperlichem Wohlbefinden verbunden. Zudem werden durch die notwendige Fürsorge auch die Teilhabemöglichkeiten gefördert und damit die rechtliche Gleichstellung von Menschen mit komplexer Behinderung beachtet. Die UN-Behindertenrechtskonvention stellt eindeutig klar, dass die Menschenrechte in vollem Umfang auch für Menschen mit Behinderungen gelten. Insbesondere gilt das auch für das Recht auf eine selbstbestimmte Lebensweise (Beauftragter der Bundesregierung für die Belange von Menschen mit Behinderungen 2018).

Die Bedürfnisse von Menschen mit Epilepsie und einer komplexen Behinderung erfordern besondere Aufmerksamkeit und pflegerische Kompetenz. Die Betroffenen können zum Teil nicht sprechen und sich auch nonverbal nur eingeschränkt ausdrücken. Es ist nicht immer einfach, aus dem Verhalten die Bedarfslagen zu erkennen und geeignete Interventionen einzuleiten. Die Patient*innen sind darauf angewiesen, dass die Pflegefachpersonen ihnen mit Einfühlungsvermögen und Geduld begegnen. Gleichzeitig sind Kompetenzen förderlich, um das Vertrauen der Patient*innen zu gewinnen, damit sie sich auf die Behandlung und Pflege einlassen können.

Stress und Zeitdruck können eine Anspannung der Stimmungslage zur Folge haben, was wiederum zu Schwierigkeiten in der weiteren Versorgung führen kann. Die Pflege von Menschen mit Epilepsie und einer komplexen Behinderung erfordert nicht nur fachlich-epileptologisches und pflegerisches Wissen, sondern auch Kenntnisse über meist nebenher bestehende Grund- oder Begleiterkrankungen. Beispielsweise benötigen diese Menschen aufgrund von neurologischen Bewegungsstörungen, wie Spastiken, spezifische Pflegeinterventionen. Zudem benötigen sie pflegerische Unterstützung bei der Verrichtung von Alltagshandlungen wie Körperpflege, Nahrungsaufnahme, An- und Auskleiden und bei der Fortbewegung.

Komplexe Behinderungen gehen häufig mit einer intellektuellen Beeinträchtigung einher, die dazu führen kann, dass der*die Patient*in in der Kommunikation eingeschränkt ist. Menschen mit einer kommunikativen Beeinträchtigung benötigen eine unterschiedliche individuelle Assistenz. Aufgrund ihrer eingeschränkten Möglichkeiten werden nicht selten herausfordernde Verhaltensweisen eingesetzt, um sich verständlich zu machen. Da sie sich in einer ungewohnten Umgebung befinden, können sie zudem durch Angst und Unsicherheit emotional stark angespannt sein. Dadurch können auffällige Verhaltensweisen wie Aggressivität oder körperliche Bedrohungen verstärkt werden. Pflegefachpersonen sind gefordert, sich auf den*die Patient*in einzustellen und zu ermitteln, wie sie sich mit ihm*ihr verständigen können, um eine vertrauensvolle Beziehung aufzubauen und zu einer entspannten Atmosphäre beizutragen. Eine wichtige Voraussetzung ist eine leicht verständliche Sprache. Hierbei können zur Veranschaulichung von geplanten pflegerischen, therapeutischen oder diagnostischen Interventionen Bilder und Piktogramme eingesetzt werden. Es empfiehlt sich auch, die Gesprächssituation ruhig zu gestalten. Ablenkungen während eines Gespräches können die Konzentration und Orientierung der Patient*innen erheblich stören.

Aufgrund des mithin hohen Unterstützungsbedarfs sind die Menschen stärker auf die Unterstützung von Pflegenden angewiesen. Daraus resultiert ein hoher Zeitaufwand, der für die Pflege im Krankenhaus einkalkuliert werden muss, denn Menschen mit Kommunikationseinschränkungen benötigen nicht nur mehr Zeit, um ein Bedürfnis zu äußern, sondern auch dafür, bestimmte Anforderungen zu verstehen (Dörschlein et al. 2013).

Als Faustregel benötigen viele Menschen mit einer geistigen Behinderung sechs Sekunden Zeit, um eine an sie gerichtete Frage zu beantworten.

Die Pflege von Menschen mit Epilepsie und komplexer Behinderung erfordert nicht nur einen sensiblen und rücksichtsvollen Umgang, sondern auch ein reflektiertes Handeln der Pflegefachpersonen, da eine Selbstbestimmung bzw. Autonomie leicht durch Übernahmen beeinträchtigt werden kann (Schlichting 2013). Durch den komplexen Hilfebedarf und den damit verbundenen hohen Angewiesenheitsgrad müssen sich Pflegende in der Übernahme der Alltagsmaßnahmen bewusst sein, dass mit ihrem Handeln persönliche Grenzen überschritten werden können, aber auch eine enge Bindung zueinander entstehen kann.

Wichtig ist, dass eine weitergehende Expertise in der inklusiven Medizin mit speziellem Wissen über Krankheitsverläufe, -risiken und Komorbiditäten im interdisziplinären Behandlungsteam besteht. Der stetige Austausch zwischen allen Berufsgruppen ist dabei essentiell, um Wahrnehmungen und Beobachtungen adäquat einordnen und gesundheitliche Bedarfslagen anpassen zu können.

Die Besonderheit in der Pflege von Menschen mit Epilepsie und komplexer Behinderung liegt weniger in den durchzuführenden Pflegemaßnahmen. Diese sind für alle pflegebedürftigen Menschen gleich und orientieren sich an pflegewissenschaftlichen Vorgaben. Das Entscheidende liegt vielmehr in den komplexen Anforderungen, die bei der Pflege dieser Menschen zu berücksichtigen sind (Schulze Höing 2016).

6.4 Besonderheiten in der stationären Behandlung der Epilepsie

Nicht nur an das betreuende Pflegefachpersonal werden besondere Anforderungen gestellt, auch für die Gestaltung der stationären Behandlung der Menschen mit Epilepsie und komplexer Behinderung gilt es, den besonderen Bedürfnissen dieser Patient*innen nachzukommen. Zum einen sind Menschen mit komplexer Behinderung häufig nicht in der Lage, bei der Erhebung der Anamnese im erforderlichen Umfang mitzuwirken bzw. medizinisch relevante Informationen zu übermitteln (Bösebeck 2017). Sie können sich zum anderen nicht in der Form in die Behandlung einbringen wie es normalerweise von den Patient*innen erwartet wird. Nicht selten bestehen eingeschränkte Fertigkeiten, über relevante Informationen im Krankheitsprozess zu berichten bzw. können diese nicht in einer Form geäußert werden, die die Personen, die nicht mit dem*der Patient*in vertraut sind, verstehen. Von zentraler Bedeutung für die Krankenhausbehandlung ist eine intensive Kommunikation mit den Patient*innen. Eine vertrauensvolle Beziehung wirkt sich nicht nur auf alle Behandlungsprozesse aus, sondern gibt ihnen auch ein Gefühl von Sicherheit. Es ist wichtig, dass das interdisziplinäre Team den Menschen mit seiner komplexen Behinderung wahrnimmt und ihn in seiner Selbständigkeit unterstützt. Wichtig ist auch eine respektvolle Haltung. Durch die intensive Anwendung von Sinneswahrnehmungen wie Sehen und Hinhören können die Bedürfnisse der Patient*innen eingeordnet werden.

Primäres Ziel der stationären Behandlung von Epilepsie bei Menschen mit komplexer Behinderung ist prinzipiell, Anfallsfreiheit zu erreichen. Dies gestaltet sich meist schwieriger als bei anderen Patient*innen mit Epilepsie und zeigt sich schon in der medikamentösen Einstellung. Häufig ist die Einnahme mehrfacher Antiepileptika, sogenannte Kombinationstherapien, erforderlich (Kerling et al. 2017). Kann keine Anfallsfreiheit erreicht werden, ist es mitunter notwendig, andere Teilziele in der Behandlung zu definieren. Beispielsweise könnten eine Reduktion der Anfallsfrequenz, eine verminderte Anfallsintensität oder Anfallsdauer das Ziel sein (Kerling et al. 2017). Die Verminderung von Sturzanfällen und Verletzungen, ein Rückgang von Vorstellungen in der Notfallambulanz oder auch die seltenere Notwendigkeit von Bedarfsmedizin können individuell große Verbesserungen darstellen. Auch eine Besserung bestehender kognitiver Defizite, die durch den Einfluss antiepileptischer Medikamente auftreten kann, kann ein Behandlungsziel darstellen.

Entscheidend ist für die Therapie, dass die Ursachen für die Epilepsie und die Intelligenzminderung herausgefunden werden. Denn mitunter bestehen bei bestimmten Syndromen Kontraindikationen für den Einsatz bestimmter antiepileptischer Medikamente (Dorn 2010). Bei der Ursachensuche können bildgebende Verfahren wie das MRT notwendig sein, aber auch Stoffwechsel- oder genetische Untersuchungen. Aufgrund eingeschränkter Kooperationsmöglichkeiten der Patient*innen einerseits und mangelnder struktureller Voraussetzungen anderseits kann es sein, dass diese Untersuchungen nur unter Sedierung oder Vollnarkose erfolgen können. Diese Tatsache hat zur Folge, dass eine sorgfältige Abwägung zwischen Nutzen und Risiken für die Patient*innen erfolgen muss. Auch hier wird ein überdurchschnittlicher Zeit- und Ressourcenaufwand deutlich, woraus letztlich eine verlängerte Aufenthaltsdauer resultieren kann.

Im Rahmen der Diagnostik ist zuweilen ein Video-EEG erforderlich, welches auch aufgrund von mangelnder Kooperationsfähigkeit von Patient*innen teilweise nicht toleriert wird. Hilfreich kann dann die Konzentration auf eine reine Videoaufnahme sein. Sie kann zu einer präziseren Einschätzung von Anfällen führen als es durch eine ausschließliche Anamnese möglich ist. Das Pflege- und Therapeutenteam nimmt in der grundlegenden Anfallsdiagnostik durch eine zielgerichtete Beobachtung oft eine Schlüsselstellung ein. Es erlebt die Patient*innen durch die intensive pflegerische Betreuung, beobachtet oft als Erstes die Anfälle und bemerkt Veränderungen im Befinden und Verhalten der Patient*innen.

Das multidisziplinäre Behandlungsteam benötigt eine weitergehende Expertise in der inklusiven Medizin mit speziellem Wissen über Krankheitsverläufe, -risiken und Komorbiditäten. Für aggressives Verhalten, Schläfrigkeit, Appetitlosigkeit, vermehrtes Erbrechen und Antriebslosigkeit sind nicht selten Nebenwirkungen von Antiepileptika verantwortlich. Somit muss bei der antikonvulsiven medikamentösen Therapie auch immer an mögliche Nebenwirkungen gedacht werden, denn insbesondere das Auftreten von Verhaltensauffälligkeiten kann bei Menschen mit Epilepsie und komplexer Behinderung höher sein. Das Absetzen eines nicht mehr wirksamen Medikaments oder eine Vereinfachung einer Vielfachkombination aus Antiepileptika kann dabei wesentlich zur Verbesserung des Allgemeinzustands und damit auch zu einer erhöhten Lebensqualität beitragen

(Kerling et al. 2017). Zudem müssen auch die Wechselwirkungen mit anderen Medikamenten berücksichtigt werden wie beispielsweise Psychopharmaka. Denn Menschen mit komplexer Behinderung weisen ein häufigeres Risiko einer psychiatrischen Begleiterkrankung auf bzw. haben häufiger noch zusätzlich Verhaltensauffälligkeiten (Bösebeck & Brandt 2017), die in der medikamentösen Behandlung berücksichtigt werden müssen.

Oftmals treten bei der Patient*innengruppe unterschiedliche epileptische und nichtepileptische Anfallsformen auf, die nicht immer leicht voneinander abgrenzbar sind (Dorn 2010). Beispielseise können Stürze bei tonischen Anfällen auftreten. Stürze können aber auch durch eine Ataxie (Stand- oder Gangunsicherheit) als Nebenwirkung der Medikamente ausgelöst werden. Das Erkennen von Nebenwirkungen bei Patient*innen mit einer eingeschränkten oder keiner verbalen Kommunikation stellt eine nicht leichte Aufgabe dar. Beispielsweise sind Überdosierungen in Form von Gangunsicherheiten bei rollstuhlpflichtigen Patient*innen schwierig zu erkennen (Dorn 2010). Ferner können Veränderungen im Verhalten auftreten, wie vermehrte Gereiztheit oder impulsive Durchbrüche. Wechselwirkungen mit anderen Begleitmedikamenten, wie Psychopharmaka, können das Verhalten beeinflussen (Kerling et al. 2017).

Da der Austausch zum Befinden der Patient*innen oder über Nebenwirkungen oft durch eine eingeschränkte verbale Kommunikation erschwert ist, ist ein enger Kontakt mit Angehörigen und Bezugspersonen notwendig. Die Beobachtung des Verhaltens ist eine wichtige Voraussetzung, um Nebenwirkungen zu erkennen. Durch einen Austausch mit Angehörigen und Bezugspersonen ist es eher möglich, medikationsbedingte Nebenwirkungen bzw. Verhaltensänderungen zu identifizieren oder auch auszuschließen.

Da Patient*innen mit einem hohen Maß an Beeinträchtigungen oftmals nicht in notwendige diagnostische und therapeutische Maßnahmen wirksam einwilligen können, muss auch hierbei eine enge Kommunikation und Absprache mit Bezugsbetreuenden und gesetzlichen Betreuer*innen erfolgen. Dennoch ist es wichtig, dass eine Aufklärung mit dem*der Patient*in erfolgt, auch wenn er*sie gesetzlich betreut ist. Eine Einwilligung verlangt für ihre Rechtswirksamkeit eine verständliche und umfassende Aufklärung. Darüber hinaus ist mit der UN-Behindertenrechtskonvention festgelegt, dass Menschen mit Behinderung das Recht auf Entscheidung zusteht. Soweit der*die Arzt*Ärztin erkennen kann, dass der*-die Patient*in die Aufklärung nicht versteht und damit auch keine rechtswirksame Einwilligung erteilen kann, muss der*die gesetzliche Betreuer*in herangezogen werden.

Die jeweiligen zuständigen gesetzlichen Betreuer*innen müssen stellvertretend einwilligen und es muss ein Gespräch mit ihnen vereinbart werden, in dem sie informiert werden. Sofern Familienangehörige vorhanden sind, ist es wichtig, auch sie auf die Untersuchungen oder medizinische Behandlung vorzubereiten, damit sie den*die Patient*in dabei begleiten können. Dabei kann es sich durchaus um mehrere Personen handeln.

Es ist eine zentrale Herausforderung, Wege zu suchen, wie auch Menschen mit komplexer Behinderung beteiligt werden können. So können Möglichkeiten der unterstützten Kommunikation genutzt, die Leichte Sprache eingeführt und stärker mit Piktogrammen gearbeitet werden. Tagespläne mit Bildern oder Piktogrammen sind eine gute Grundlage für die Patient*innen, sich auch selbständig informieren zu können.

Für Patient*innen mit bestehenden Lernbehinderungen, die ebenfalls einen zusätzlichen Kommunikationsbedarf für das Verstehen der Erkrankung Epilepsie benötigen, gibt es das PEPE-Schulungsprogramm (siehe www.dgfe.info). Dieses ist speziell auf die Bedürfnisse beeinträchtigter Menschen ausgerichtet.

Das oberste Ziel der Anfallsfreiheit ist oft nicht zu erreichen, so dass Teilziele wie beispielsweise Reduktion der Anfallsfrequenz, der Anfallsintensität, der Anfallsdauer oder das Vermeiden von Verletzungen durch Sturzanfälle gesetzt werden.

6.5 Pflegephänomene bei Menschen mit Beeinträchtigung und Epilepsie

6.5.1 Das Pflegephänomen der Schluckstörungen

In der Arbeit mit Menschen, die sowohl Epilepsie haben als auch eine komplexe Behinderung aufweisen, sind u. a. Schluckstörungen zu beobachten. Die Schluckstörung kann dabei verschiedene Ursachen haben. Auch hierbei ist wieder die detaillierte Diagnostik und Beobachtung des Nahrungsvorgangs durch die Pflegefachpersonen gefordert. Zum einen muss herausgefunden werden, in welchen Phasen der Nahrungsaufnahme Probleme bestehen. So kann die Ursache bereits vor dem Schluckvorgang bei der Nahrungsaufnahme liegen oder im Abwehrverhalten während der Nahrungsaufnahme, durch verstärkte Spastiken oder durch Probleme bei der Kau- und Zungenbewegung. Probleme können durch nicht koordinierte Mundbewegungen auch erst beim eigentlichen Schluckvorgang auftreten.

Pflegende müssen für Schluckstörungen sensibilisiert werden, um mögliche Symptome zu erkennen und darauf reagieren zu können. Hierzu zählen häufiges Husten oder Verschlucken, eine extrem langsame Nahrungsaufnahme, der Fluss von Speichel- oder Essensresten aus dem Mund, eine Nichtöffnung des Mundes, Gewichtsverlust oder auch die Angabe von häufig auftretenden unklaren Atemwegsinfekten. Längerfristig besteht durch eine unbehandelte Schluckstörung ein erhöhtes Risiko einer Mangelernährung. Die Betroffenen können nicht ausreichend Energie und lebensnotwendige Nährstoffe aufnehmen, was ein Mangel an Vitaminen und Mineralstoffen zur Folge haben kann. Häufig wird eine einseitige Ernährung beschrieben, vorwiegend bestehend aus Suppen und breihaltigen Lebensmitteln. Dennoch ist ein ausgeglichener Vitaminhaushalt wichtig. Viele der

Antiepileptika beeinflussen den Vitaminstoffwechsel, sodass mitunter ein größerer Bedarf an Vitaminen und Mineralstoffen notwendig ist (Schlichting 2013).

Menschen mit einer komplexen Behinderung sind bei der Nahrungs- und Flüssigkeitsaufnahme sehr stark von anderen Menschen abhängig. Die Betreuungspersonen bestimmen stellvertretend für die Betroffenen sowohl den Zeitpunkt der Nahrungsaufnahme als auch die Nahrungsmittel. Deshalb gilt es auch hierbei, sensibel mit den Patient*innen bei der Nahrungsaufnahme umzugehen sowie weitere Alternativmöglichkeiten anzubieten, um eine ausreichende Nahrungs- und Trinkmenge sicherzustellen.

Im stationären Bereich begleitet ein Team aus Ärzt*innen, Pflege- und Ernährungsfachpersonal sowie Logopäd*innen die Diagnostik und Therapie. Geschulte Logopäd*innen diagnostizieren durch spezielle Untersuchungsmethoden, wie beispielsweise die funktionelle endoskopische Evaluation des Schluckens (FEES), das Ausmaß bzw. Vorliegen einer Schluckproblematik. Zudem begleiten und überwachen sie gezielt die Patient*innen während der Nahrungsaufnahme. Auf dieser Grundlage wird die Ernährungstherapie individuell auf die Bedürfnisse der Betroffenen abgestimmt. Wichtigstes Kriterium ist die Anpassung der Konsistenz von Mahlzeiten und Getränken. Flüssige Speisen und Getränke sind im Mund schwer kontrollierbar. Sie können aufgrund der schnellen Fließgeschwindigkeit dazu führen, dass sich Patient*innen schnell verschlucken. Eine Reduzierung der Fließgeschwindigkeit, vor allem bei Getränken, verzögert das Auslösen des Schluckreflexes und hilft dem Betroffenen beim kontrollierten Schlucken. Getränke sollten bei entsprechender Indikation mit speziellen Andickmitteln angedickt werden, damit sie besser wahrgenommen werden können. Eine veränderte Konsistenz der festen Speisen kann Patient*innen das Essen deutlich erleichtern. Die Konsistenzstufen reichen von sehr fein zerkleinerten, passierten Gerichten bis hin zu einer weichen, stückigen Mahlzeit. Das Essen sollte den Vorlieben der Betroffenen angepasst werden, um sie ausreichend mit Nährstoffen zu versorgen und ihnen auch die Angst vor dem Essen zu nehmen. Ggf. kann bei anhaltenden Kau- oder Schluckproblemen noch die Gabe von hochkalorischer Trinknahrung notwendig sein, um der verminderten Kalorienaufnahme entgegenzuwirken. Durch den Einsatz von Hilfsmitteln, wie speziellem Besteck oder Trinkhilfen, kann eine größtmögliche Autonomie und Selbstständigkeit der Patient*innen erhalten werden. Es hat sich zur stationären Aufnahme bewährt, Vorlieben und Abneigungen im pflegerischen Aufnahmegespräch zu thematisieren.

Trotz aller Bemühungen kann aber auch die Anlage einer perkutanen endoskopischen Gastrostomie (PEG) indiziert sein. Angehörige schrecken aufgrund des invasiven Charakters gelegentlich vor diesem Schritt zurück. Er kann aber ggf. entlastend wirken, indem der Druck, den eine langwierige, erschwerte und manchmal riskante Nahrungsaufnahme mit sich bringt, genommen wird.

Um Entzündungen im Mund- und Rachenbereich zu vermeiden, ist auch eine gezielte Mundpflege wichtig. Viele der Patient*innen lassen jedoch eine ausreichende Mund- und Zahnhygiene nicht oder nur sehr unzureichend zu (Schlichting 2013). Bei bestehenden Verhaltensstörungen muss daher immer auch an Zahnschmerzen gedacht werden. Aufgrund der eingeschränkten Mundhygiene besteht dafür ein größeres Risiko. Je nach Schwere der intellektuellen Beeinträchtigung können die Betroffenen Schmerzen nicht kommunizieren, sodass auch insbesondere bei Mahlzeitengabe das Verhalten beobachtet werden muss. Zu regelmäßigen zahnärztlichen Untersuchungen, ggf. unter Narkose, sollte gerade Menschen mit kognitiver Beeinträchtigung geraten werden.

Oberste Priorität in der Behandlung einer Schluckstörung sollte die Erhaltung oder Wiederherstellung der Lebensqualität und die Freude am Essen sein.

6.5.2 Das Pflegephänomen der Aktivität und Ruhe

Die cerebrale Bewegungsstörung wird als häufigste Bewegungsstörung beschrieben (Schlichting 2013). Sie beeinflusst sowohl die Haltung als auch die Bewegung der Betroffenen. Die Ursache liegt in einer Schädigung des Gehirns, die angeboren oder durch eine erworbene Hirnschädigung, wie beispielsweise durch ein Schädel-Hirn-Trauma, hervorgerufen werden kann. Je nach Region der Hirnschädigung können verschiedene Störungen der willkürlichen Muskulatur wie beispielsweise eine Spastik (übermäßige Spannung der Muskulatur), eine Hypotonie (geringe Muskelspannung) oder eine Athetose (unwillkürliche, sich langsam abspielende, ausfahrende Bewegungen der Extremitäten) bzw. eine Ataxie (Störung der Bewegungskoordination) auftreten. Häufig kommen diese Bewegungsstörungen in Mischformen vor. Zudem tritt manchmal ein starker Tremor (Zittern) beim Beginn einer bewussten beabsichtigten Bewegung auf (Hedderich & Dehlinger 1998).

Häufig sind die Patient*innen in ihrer Mobilität so stark eingeschränkt, dass sie überwiegend in einem angepassten Pflegerollstuhl sitzen. Dabei besteht die Gefahr der vollständigen Immobilität sowie auch die Gefahr des Auftretens von Druckstellen und Kontrakturen. Stationär sollten die Betroffenen intensive Physiotherapie erhalten. Je nach Schwere der Bewegungsstörung kann u. a. ein unterstützendes Gehgestell eingesetzt werden. Zudem besteht die Möglichkeit, dass Mitarbeitende aus dem interdisziplinären Team durch Einsatz verschiedener Impulse versuchen, die motorischen Fähigkeiten vermehrt zu fördern, damit die Patient*innen wieder aktiver ihren Alltag mitgestalten. U. a. können Kegelwettbewerbe, Ballspiele, Brettspiele oder Bastelaktionen durchgeführt und die Patient*innen in die aktive Vorbereitung einer Mahlzeit einbezogen werden. So erfahren sie eine strukturierte Tagesgestaltung. Währenddessen wird beobachtet, ob sie unter der medikamentösen Behandlung belastbar oder überfordert sind. Daraus lassen sich weitere Empfehlungen für den Alltag der Patient*innen in ihrer häuslichen Umgebung ableiten. Mitunter kommt es vor, dass sie in ihrer häuslichen Umgebung und/oder mit der Arbeit in der Werkstätte überfordert sind. Dadurch kann es sowohl zu vermehrten Anfällen durch zu starke Stressbelastung und wenig Ruhe als auch zu Verhaltensauffälligkeiten kommen.

Nicht nur Kontrakturen und der Gefahr von Druckstellen wird durch die Aktivität in der Mobilisation entgegengewirkt. Der Einfluss von Bewegungsmangel kann in Kombination auch Ursache weiterer Störungen bzw. Erkrankungen bei Menschen mit Epilepsie und komplexer Beeinträchtigung sein und das Allgemeinbefinden oder Verhalten beeinflussen. Häufig haben die Betroffenen einen gestörten Tag-Nacht-Rhythmus oder auch gastrointestinale Probleme wie Obstipation. Vigilanz und Konzentration hängen eng mit körperlicher Aktivität zusammen. Viele Menschen mit körperlicher Beeinträchtigung sitzen oft über längere Zeit ohne aktiv zu sein im Rollstuhl. Dies führt mitunter zu Unaufmerksamkeit und Müdigkeit, was nicht als Zeichen von Passivität interpretiert wird, sondern auch als Erschöpfung fehlgedeutet werden kann. Werden den Patient*innen daraufhin vermehrte Ruhephasen am Tag eingeräumt, wirkt sich das auf den Nachtschlaf negativ aus und kann zu einem gestörten Schlaf-Wach-Rhythmus führen. Deshalb achten alle an der Behandlung beteiligten Disziplinen auf eine regelmäßige Anregung zur Bewegung und Konzentration durch Förderangebote. Die Patient*innen werden in ein Therapiekonzept einbezogen, das einen regelmäßigen aktiven Tagesrhythmus fördert.

Auch hier ist die Aktvierung und Mobilisation häufig fremdbestimmt. Umso sensibler muss das Pflegepersonal bei der Unterstützung in der Mobilisation agieren. Es gibt mittlerweile viele Hilfsmittel, um den Transfer sowohl für die Patient*innen als auch für die Pflegefachperson zu erleichtern, z. B. Lifter. Diese Geräte können bei dem Betroffenen Angst und Unsicherheit hervorrufen. Eine intensive Beobachtung und Interpretation der Mimik ist wichtig, um auch die Fähigkeiten der Patient*innen zu erkennen.

Wird der*die Patient*in durch eine Pflegefachperson in eine Position gebracht und kann sich nicht von allein in eine andere Lage bringen, besteht wiederum die Gefahr von Dekubiti und Missempfindungen sowie auch der Entstehung von Kontrakturen. Ein optimal angepasster Rollstuhl ist als alleinige Lagerungshilfe nicht geeignet und ist auch kein Daueraufenthaltsplatz für Patient*innen mit komplexer Beeinträchtigung. Weitere Alternativen wie Liegen, Sitzen in einem anderen Möbelstück oder Stehen im Stehbrett sind möglich, um eine notwendige Veränderung und Bewegung zu erreichen (Fröhlich 2003).

Aufgrund der eingeschränkten Fähigkeit, sich verständlich zu machen, kann die Unterscheidung zwischen epileptischen Anfällen und Bewegungsstörungen, die möglicherweise auch medikamentenbedingt auftreten können, schwierig sein. Das Auftreten von Stürzen, die Verringerung der Aktivität, ein vermehrtes Bedürfnis nach Schlaf sowie Konzentrationsschwierigkeiten können ein Ausdruck von Nebenwirkungen von Medikamenten sein. Die genaue Beobachtung und Veränderungen im Befinden und Verhalten der Patient*innen sind für den längerfristigen Behandlungsverlauf essentiell.

Sowohl eine regelmäßige Aktivierung als auch eine Veränderung der Körperposition haben einen positiven Einfluss auf das Wohlergehen und -empfinden der Patient*innen und wirken sich damit auch auf ihr Verhalten aus.

6.5.3 Das Pflegephänomen der Wahrnehmung und Kommunikation

Für Menschen mit komplexen körperlichen und geistigen Beeinträchtigungen sind die Möglichkeiten, Entscheidungen eigenständig zu treffen, oft noch sehr eingeschränkt. Für viele Patient*innen ist es im Krankenhaus selbstverständlich zu entscheiden, was sie essen, wer sie besuchen soll, was sie mitnehmen oder anziehen. Selbstbestimmung heißt, Wahlmöglichkeiten zu haben und Entscheidungen treffen zu können. Das, was vielen als selbstverständlich erscheint, ist jedoch für Menschen mit komplexer Behinderung lange nicht selbstverständlich gewesen und auch heute noch nicht immer Realität.

Für Menschen ohne Beeinträchtigung bedeutet ein Krankenhausaufenthalt bereits Verunsicherung und teilweise Angst vor diagnostischen und therapeutischen Maßnahmen. Daher ist es nachvollziehbar, dass für Patient*innen mit komplexer Behinderung der stationäre Aufenthalt noch beängstigender und komplizierter nachvollziehbar erscheint. Oftmals kommunizieren sie hauptsächlich auf nichtsprachlicher Ebene und teilen sich so mit. Die individuelle Körpersprache der Patient*innen, wie Mimik, Gestik, Blickverhalten und Bewegungen, ist für bezugsfremde Personen oft nur schwer zu deuten. Da eine Kommunikation im Krankenhaus eher auf der sprachlichen Ebene geführt wird, können Kommunikationsbarrieren und gar Missverständnisse entstehen. Die Patient*innen können einem schnellen Gesprächsverlauf nicht folgen und benötigen auch mehr Zeit, um ihre Bedürfnisse zu äußern. Um ihnen eine Autonomie im Behandlungsablauf zu ermöglichen, bedarf es besonderer Methoden und Instrumente.

Um Kommunikationshilfen einsetzen zu können, ist es zunächst eine wichtige pflegerische Anamnesefrage, mit welchen speziellen Kommunikationshilfen (wie Talker oder Gebärdensprache) Patient*innen bereits vertraut sind. Auch können Angehörige und Bezugspersonen gefragt werden, welche Worte oder Gesten häufig eingesetzt werden und was sie bedeuten. Leichte Sprache, nonverbale Kommunikation, Fotos und Piktogramme gelten als unspezifische, aber wirksame Kommunikationshilfen.

Trotz aller Bemühungen kann es dennoch sein, dass die Bedeutung der Gestik nicht verstanden wird. Durch Übungen mit Kommunikationshilfen, wie beispielsweise Fotos, kann versucht werden, die Beeinträchtigung in der Kommunikation zu kompensieren (Schulze Höing 2016). Fotos können beispielsweise im Gespräch helfen, Tagesabläufe darzustellen, damit die Patient*innen diese verstehen und mehr Sicherheit erlangen.

Für Patient*innen, die sich kaum oder gar nicht verbal äußern können, gibt es Kommunikationshilfsmittel, damit sie sich wirksam mitteilen können. Diese werden Unterstützte Kommunikation genannt (UK).

Elektronische Hilfsmittel

- Sprach-Computer
- Talker (auf den Tasten befinden sich Symbole, auf denen Sprachmitteilungen hinterlegt sind)
- Taster (können Botschaften aufnehmen und durch Tastendruck abgerufen werden)
- Tablets (Sprachausgabegerät, welches durch Antippen mit dem Finger gesteuert wird)
- Spezielle Apps (enthalten Symbolsammlungen, die zur Erstellung von Themen genutzt werden können)
- AnyBook-Reader (batteriegeladener Vorlesestift)

Nicht elektronische Hilfsmittel

- Kommunikationstafeln
- Bild-Tafeln
- Piktogramme
- Fotos
- Gegenstände

Leichte Sprache

- Kommunikation unter Einsatz einfacher, kurzer Sätze ohne Verwendung von Fach- und Fremdwörtern (Lebenshilfe für Menschen mit geistiger Behinderung gGmbH 2018)

Häufig sind die Patient*innen jedoch aufgrund der fremden Situation verunsichert bzw. verängstigt und können sich nur schwer auf die unvertrauten verschiedenen Akteure einstellen, die in die Behandlung involviert sind. Hierfür benötigen sie zur emotionalen Stabilisierung Bezugspflegende und ein festes Therapeutenteam (Schulze Höing 2016). Zudem kann es notwendig sein, dass eine externe Bezugsperson den gesamten stationären Aufenthalt begleiten muss. Dies trifft insbesondere auf beeinträchtigte Menschen zu, die beispielsweise durch eine Intensivpflege in Form von 1:1-Betreuung im häuslichen Bereich betreut werden. Insbesondere Patient*innen, deren emotionale Stabilität in hohem Maß von der Anwesenheit vertrauter Bezugspersonen abhängt, würden einen stationären Aufenthalt ohne diese Begleitung nicht zulassen.

Im stationären Setting muss auf regelmäßige Besuche von Angehörigen und Bezugspersonen geachtet werden. Sie geben den Patient*innen emotionale Sicherheit und sollen die Bindung an das gewohnte Umfeld aufrechterhalten. Ihnen wird dadurch vermittelt, dass vertraute Personen auch weiterhin präsent sind und sie emotional unterstützen. Viele der Patient*innen benötigen nahezu tägliche Besuche von Betreuern oder Angehörigen, um den stationären Aufenthalt bewältigen zu können.

Da Menschen mit Behinderungen häufig ihre Bedürfnisse nicht verbal beschreiben können, spielt die Beobachtung des Verhaltens und der Körpersprache eine zentrale Rolle. Wenn sich Patient*innen mit komplexer Behinderung missverstanden fühlen, können je nach Schweregrad der Beeinträchtigung nicht selten paroxysmale motorische Phänomene wie Stereotypien oder Vokalisationen auftreten (Dorn 2010). Dies kann sich durch lautstarke Äußerungen oder durch vermehrte Bewegungsunruhe sowie durch Auto- oder Fremdaggressionen äußern. Auch hier gilt es wieder, die Patient*innen im Hinblick auf die Therapie intensiv zu beobachten. Die Verhaltensauffälligkeiten können neben dem Ausdruck der Frustration durch das Gefühl des Missverstandenwerdens auch eine Nebenwirkung von epileptischen Medikamenten sein.

Um einen Zugang zu den Patient*innen zu finden, können Pflegende versuchen, sich in deren Lage hineinzuversetzen. Um sie nicht zu erschrecken, sollte z. B. immer der Blickkontakt von vorn oder auch Körperkontakt durch Berührung hergestellt sein. Sowohl langsames und deutliches Sprechen mit einfachen kurzen Sätzen als auch Gesten zur Unterstützung können für die Patient*innen hilfreich in der Kommunikation sein. Besser ist es, geschlossene Fragen zu stellen, die einfach mit »ja« oder »nein« beantwortet werden können. Offene Fragen können die Patient*innen überfordern oder frustrieren und wiederum zu Verhaltensauffälligkeiten wie Aggressionen führen (Schulze Höing 2016). Das Verstehen und das Verstandenwerden fördern den Aufbau einer vertrauensvollen Beziehung zwischen Patient*innen mit einer komplexen Beeinträchtigung und dem Pflegeteam.

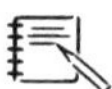

In dem dreijährigen Projekt »Klinik Inklusiv« wurde beispielsweise geprüft, inwieweit eine Verbesserung der klinischen Versorgung und Behandlung von Menschen mit komplexer Beeinträchtigung eingetreten ist, wenn bereits vor dem geplanten Krankenhausaufenthalt Pflegeexpert*innen die Bedürfnisse und Gewohnheiten der Patient*innen erfassen und die klinische Versorgung darauf patient*innenorientiert planen. Hierbei hat sich gezeigt, dass bestehende Unsicherheiten, Ängste und Untersuchungsabbrüche seitens der Patient*innen durch den Aufbau einer Vertrauensbasis und einer patient*innenorientierten Versorgung minimiert werden konnten (Tacke et al. 2019).

Mangelnde Kommunikation beeinflusst maßgeblich die emotionale Situation der Patient*innen und damit auch die Therapie. Für den Aufbau einer vertrauensvollen Beziehung zur Behandlung spielen auch hierbei wieder der intensive Austausch über den Hilfebedarf und die Möglichkeiten der Kommunikation des Betroffenen zwischen den Betreuungspersonen im häuslichen Umfeld und dem Klinikteam eine zentrale Rolle.

Im Umgang mit Sprachbarrieren ist es für den einfühlsamen Zugang zu den Patient*innen entscheidend, eine intensive Beobachtung durchzuführen, sich Zeit zu nehmen und eine ruhige, sichere Atmosphäre zu schaffen.

6.5.4 Epilepsiebezogene Pflegephänomene

Im Folgenden soll auf einige Aspekte eingegangen werden, die prinzipiell bei jedem Menschen mit Epilepsie auftreten können, aber bei Menschen mit Epilepsie und kognitiver Beeinträchtigung besondere Aspekte aufweisen. Zum einen geht es um die Compliance bzw. Adhärenz in Bezug auf die medikamentöse Epilepsietherapie. Eingeschränkte Compliance ist generell ein häufiges Problem und eine häufige Ursache von Rezidivanfällen. Bei Menschen mit kognitiver Beeinträchtigung kommt es bei Nahrungsverweigerung auch gelegentlich zum Verweigern der Einnahme antiepileptischer Medikation. Im Einzelfall ist immer eine Ursachenforschung wichtig. Ein Grund für die Ablehnung der Einnahme kann z. B. die Tablettengröße sein. In dem Fall muss geprüft werden, ob das gleiche Präparat auch in einer teilbaren Form, in einer anderen Tablettengröße oder in einer anderen Darreichungsform, beispielsweise als Saft, verfügbar ist. Einzelne Präparate stehen in Form von Minikügelchen zur Verfügung. Diese Darreichungsform kann eine Erleichterung bringen, aber es muss darauf geachtet werden, dass tatsächlich auch alle Minikügelchen eingenommen werden. Bei Menschen mit einer Behinderung, die selbständig oder in einer nicht vollständig betreuten Wohnform leben, ist im Fall eingeschränkter medikamentöser Compliance zur erwägen, ob das Stellen einer Wochendosette oder die Verabreichung von Medikamenten an einen Pflegedienst übertragen werden kann. Bezüglich der Beobachtung von Nebenwirkungen ist insbesondere auf Aspekte der Kognition zu achten. Obwohl sich heutzutage die Erkenntnisse mehren, dass Menschen mit einer geistigen Beeinträchtigung vorzeitig an einer Altersdemenz erkranken können, darf diese Diagnose nicht vorschnell gestellt werden. Vielmehr muss geprüft werden, ob kognitive Einbußen nicht Folge antiepileptischer Medikation sein können (Brandt et al. 2015).

Generell kann jede Anfallsform in Serien auftreten bzw. als Status epilepticus. Bei Menschen mit komplexer Behinderung und z. B. einem Lennox-Gastaut-Syndrom (▶ Kap. 6.2) kommt es häufig zu tonischen Anfällen in Serie. Der behandelnde Arzt sollte eine möglichst exakte Indikation zur Verabreichung eines Bedarfsmedikaments vornehmen. Ein häufig gegebener Wirkstoff ist das Midazolam, welches buccal (also in die Mundhöhle) verabreicht wird. Im Erwachsenenalter ist dieses Medikament allerdings »off-label«, d. h. die Zulassung erstreckt sich nur auf Kinder und Jugendliche. In der Dosierung der Bedarfsmedikation ist eine gute Balance zu finden zwischen einerseits der Unterbrechung von Anfallsserien, die die Lebensqualität beeinträchtigen oder sogar bedrohlich sind, und andererseits einer Gewöhnung und einen Wirkungsverlust, wenn ein Bedarfsmedikament zu häufig gegeben wird. Auch eine Sedierung als Folge der wiederholten Gabe der Bedarfsmedikation, die die Patient*innen wiederum ebenfalls in ihrem Alltag beeinträchtigen würde, muss hinterfragt werden. In der Regel abzulehnen ist die generelle Verordnung eines Bedarfsmedikaments nach einem einzelnen epileptischen Anfall, wie sie gelegentlich von Schulen oder Werkstätten für Menschen mit Behinderung gefordert wird. Die Festlegung der Bedarfsmedikation und die genaue Anweisung ist letztlich eine ärztliche Frage, aber Mitarbeitenden der Pflege kommt in jedem Fall eine beratende Funktion zu. Häufig wird man das geeignete Schema einer Bedarfsmedikation in einem Dialogprozess finden.

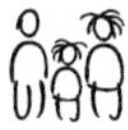

Fallbeispiel Hr. Meier

Herr Meier ist ein 32-jähriger Patient mit einer fokalen strukturellen Epilepsie, schwerster Intelligenzminderung und einer spastischen Zerebralparese, der in allen Maßnahmen der Grundpflege wie Nahrungsaufnahme und Trinken, Lagerung und Bewegung sowie in der Körper- und Zahnpflege die vollständige Übernahme durch das Pflegefachpersonal benötigt. Die Ursache für das Auftreten der Epilepsie liegt in einer Lissenzephalie mit Pachygyrie, einer angeborenen Fehlbildung im Gehirn.

Herr Meiers Muskulatur ist stark unterentwickelt sowie teilweise steif und schwach. Es bestehen zudem Kontrakturen im Bereich der Sprung- und Handgelenke beidseits. Er ist mobilitätseingeschränkt und sitzt überwiegend in seinem angepassten Pflegerollstuhl. Aufgrund einer vorliegenden ausgeprägten Dysphagie hat Herr Meier eine PEG-Sonde. Es besteht ein Aspirationsrisiko für Flüssigkeiten und teilweise fester Nahrung, sodass er überwiegend über die PEG ernährt wird. Kleinere Mengen oraler Kostgaben werden Herrn Meier zum Erhalt der Schluckfähigkeit und zur Ermöglichung der Geschmackswahrnehmung schluckweise angeboten. Es besteht eine Refluxerkrankung, sodass er auch häufig kleinere Mengen an Nahrung erbricht. Es wird versucht, wichtige Informationen, die für Herrn Meiers Lebensqualität und Alltag essentiell sind, auch im stationären Setting zu berücksichtigen. Dazu zählt z. B., dass Herr Meier meist nur Nahrung zu sich nimmt, wenn die Bezugsbetreuer mit ihm gemeinsam essen.

Herr Meier hat keine Sprachproduktion und kommuniziert wenig bis gar nicht oder durch Lautieren. Das Sprachverständnis ist einfach, d. h. er kann einfache Aufforderungen verstehen und kann beispielsweise auf Nahrungsmittel zeigen, die er essen möchte. Mittels physiotherapeutischer Einzelmaßnahmen und durch die wechselnde Mobilisation in den Pflegerollstuhl durch das Pflegefachpersonal wird die erhaltende Beweglichkeit gefördert. Herr Meier wird psychomotorisch auch sehr unruhig, wenn er eine Lagerung nicht mehr tolerieren kann. Neben mobilitätserhaltenden Maßnahmen erhält er mit dem Ziel der weiteren oralen Nahrungsaufnahme eine intensive logopädische Betreuung. Dabei ist eine umfassende und zeitintensive Hilfestellung bei Nahrungsmittelaufnahme erforderlich, die durch die Betreuer*innen der Einrichtung und durch die Pflegenden der Station aufgeteilt wird. Da weiterhin eine hohe Aspirationsgefahr besteht, werden Herrn Meier mittels intensiver Beobachtung Speisen, die er mag, in angedickter bzw. breiiger Konsistenz angeboten.

In Bezug auf die Epilepsie konnte bisher keine anhaltende Anfallsfreiheit trotz mehrmaliger medikamentöser Umstellungsversuche erreicht werden. Es werden tonische Anfälle wie Zucken, Kopfwendung nach rechts und Heben des rechten Armes sowie bilateral tonisch-klonische Anfälle von den Betreuer*innen der Einrichtung beschrieben, die teilweise auch in Serien auftreten.

Mittlerweile besteht eine Wirkungslosigkeit (Pharmakoresistenz) auf einige der eingesetzten Medikamente, sodass eine Einstellung auf die ketogene Diät erfolgt ist. In den ersten Wochen hat sich ein guter Effekt eingestellt und die Anfallsfrequenz konnte deutlich reduziert werden. Die Einleitung der ketogenen Diät (▶ Kap. 3) ist jedoch nur langsam erfolgt, da der Patient zunächst mit Reflux auf die Sondenkost reagiert hat und die Mengen zum Erhalt einer ausreichenden Kalorienzufuhr nur sehr langsam gesteigert werden konnten. Dies hat leider auch das Therapieangebot für den Patienten eingeschränkt, da er über Stunden an die Sondenernährung gebunden ist, die die Teilnahme an den physio- und ergotherapeutischen Therapien behinderte. Da Herr Meier in der Regel sehr vital ist, wird vom interdisziplinären Team zwischenzeitlich eine Verschlechterung seiner Stimmungslage bemerkt. In interdisziplinären Fallbesprechungen wird erörtert, ob eine Fortführung der ketogenen Diät nicht zu Ungunsten seiner Lebensqualität ausfallen kann, wenn die Problematik der langen Sondenlaufzeiten bestehen bleibt. Die Laufrate der Sondennahrung kann letztlich gesteigert und so die Zeiten der Nahrungsaufnahme etwas verkürzt werden. Die Auswertung des EEGs ist aufgrund seiner vorliegenden Spastiken und der Unruhe des Patienten sehr schwierig. Häufig überlagern sich die Bewegungsartefakte und eine Bewertung ist nur schwer möglich. Aus diesem Grund erfolgt die Beurteilung der Behandlung überwiegend anhand von Beobachtungen durch das Behandlungsteam. Vorerst wird von dem interdisziplinären Team ein guter Effekt der ketogenen Diät auf die Anfallssituation angenommen, da Herr Meier während der Einstellungsphase nur einen bilateral tonisch-klonischen Anfall erlitt, sodass es offenbar schon zu einer Reduktion seiner Anfallsfrequenz gekommen ist. Obwohl er die ketogene Diät gut vertragen hat, wird diese nach drei Monaten beendet, da im Verlauf wieder in unverändert hohem Maße die kurzen tonischen Anfälle als auch die bilateral tonisch-klonischen Anfälle teils in Serie aufgetreten sind. Immer wieder werden auch Stimmungsschwankungen in Form von Wimmern im Behandlungsteam diskutiert. Das therapeutische Ziel, die Reduktion der Anfälle, kann nicht erreicht werden. Durch eine erneute Umstellung der Medikation können die Anfälle zumindest gemildert werden.

Der Fallbericht zeigt die schwierige Einstellung einer schwer behandelbaren Epilepsie. Der Abbruch der ketogenen Diät und die bereits vorangegangenen medikamentösen Einstellungen sind dabei keinesfalls gleichzusetzen mit einer Vergeblichkeit der Therapie. Auch das Erreichen des Teilziels der Abmilderung der Anfälle ist für die Lebensqualität von Herrn Meier sehr wertvoll. Ein Rückgang von Vorstellungen in der Notfallambulanz bzw. auch die seltenere Notwendigkeit der Gabe der Bedarfsmedizin sind für ihn große Fortschritte. Durch die geringere Gabe des Bedarfsmedikaments konnten Nebenwirkungen wie Müdigkeit und Sedierung minimiert werden. Das Auftreten der weniger starken Anfälle steigert nicht nur die Lebensqualität, sondern ermöglicht Herrn Meier auch eine vermehrte Teilhabe und einen Verbleib in seinem gewohnten Wohnumfeld.

6.6 Lessons learned

- Menschen mit Epilepsie und komplexer Behinderung erfordern besondere Aufmerksamkeit und pflegerische Kompetenz.
- Die verbalen und nonverbalen Kommunikationsmöglichkeiten sind beeinträchtigt und es ist eine besondere Achtsamkeit auf Seiten des Behandlungsteams notwendig, um Stärken der Patient*innen zu entdecken und zu unterstützen.
- Die Behandlung erfordert die intensive Zusammenarbeit und Kommunikation mit Angehörigen, Bezugsbetreuer*innen, gesetzlichen Betreuer*innen und allenfalls noch weiteren Personen im Behandlungsteam.
- Die Pflege von Menschen mit Epilepsie und komplexer Behinderung erfordert Zeit. Dies sollte ausreichend bei der Unterstützung von Alltagshandlungen wie Nahrungsaufnahme, Mobilisation und Körperpflege berücksichtigt werden.
- Unabhängig von der Schwere der Beeinträchtigung ist das Selbstbestimmungsrecht der Patient*innen zu wahren und zu fördern.
- Das mangelnde Verstehen oder Verstandenwerden hat Auswirkungen auf die Autonomie und Selbstbestimmung der Patient*innen.
- Die Patient*innen haben häufig Begleiterkrankungen wie cerebrale Bewegungsstörungen oder Ernährungsstörungen, die eine Mitbehandlung erfordern.
- Ein Krankenhausaufenthalt bedeutet für viele dieser Patient*innen Angst und Unsicherheit, die auf diese Belastung mit Verhaltensproblemen reagieren können.
- Der stationäre Aufenthalt von Menschen mit Epilepsie und komplexer Behinderung ist geprägt durch eine intensive Beobachtung, um medikamentenbedingte Nebenwirkungen von Verhaltensformen zu unterscheiden.
- Das Erkennen von Nebenwirkungen ist bei Patient*innen, die nur eingeschränkt oder nicht verbal kommunizieren können, eine besondere Herausforderung.
- Verschiedene Symptome müssen im Kontext der individuellen Behinderung und Persönlichkeit gedeutet werden.
- Pflegende benötigen Empathie, Zeit, Verständnis und besondere kommunikative Fähig- und Fertigkeiten im Umgang und in der Pflege von Patient*innen mit Epilepsie und komplexer Behinderung.
- Die Pflege sollte auf Basis der Bezugspflege durchgeführt werden, um den Patient*innen Vertrauen und emotionale Stabilität sowie Sicherheit zu vermitteln.
- Kommunikative Beeinträchtigungen erfordern individuelle und kreative Lösungen, um die Patient*innen verstehen zu können, beispielsweise in Form von Kommunikationshilfen wie Fotos oder Piktogrammen.

Literatur

Beauftragter der Bundesregierung für die Belange von Menschen mit Behinderungen (2018) Die UN-Behindertenrechtskonvention, Übereinkommen über die Rechte von Menschen mit Behinderungen. Bonn: Hausdruckerei BMAS

Berkovic S, Harkin L, McMahon J et al. (2006) De-novo mutations of thesodium channell gene SCN1A in alleged vaccine encephalopathy: a retrospective study, Lancet Neurol., 5 (6), S. 488–492

Brandt C, Lahr D, May T (2015) Cognitive adverse events of topiramate in patients with epilepsy and intellectual disability, Epilepsy & Behavior, 45, S. 261–264

Bösebeck F (2017) Ambulante und stationäre Versorgung von Menschen mit geistiger Behinderung in Deutschland, Z. Epileptol., 30(4), S. 258–265

Bösebeck F, Brandt C (2017) Epilepsie und geistige Behinderung, Z. Epileptol., 30(4), S. 249–250

Dorn, T (2010) Epilepsietherapie bei geistiger Behinderung. Eine besondere Herausforderung für Diagnostik und Therapie, ARS MEDICI, 6, S. 224–229

Dörschlein I, Lachetta R, Schulz M et al. (2013) Pflege erwachsener Patient(inn)en mit Lern- und Körperbehinderungen im Akutkrankenhaus – ein systematisches Review, Pflege, 26(1), S. 42–54

Fröhlich A (2003) Basale Stimulation Das Konzept. 4. Aufl., Düsseldorf: verlag selbstbestimmtes leben

Hedderich I, Dehlinger E (1998) Bewegung und Lagerung im Unterricht mit schwerstbehinderten Kindern. München, Basel: Ernst Reinhardt

Huber B, Hauser I, Horstmann V et al. (2005) Seizure freedom with different therapeutic regimens in intellectually disabled epileptic patients, Seizure, 14(6), S. 381–386

Kerling F, Brandt C, Baier H (2017) Antiepileptika – Besonderheiten bei Menschen mit geistiger Behinderung, Z. Epileptol., 30(4), S. 266–270

Lebenshilfe für Menschen mit geistiger Behinderung gGmbH (Hrsg.) (2018) Mehr Selbstbestimmung ist möglich!? Anregungen aus der Praxis für die Praxis, zur Begleitung von Menschen mit kognitiven Beeinträchtigungen. Hannover: Carl Küster GmbH

Lehmkuhl G (2002) Intelligenzminderung. In: Berger M (Hrsg.) Psychiatrie und Psychotherapie. München: Urban & Schwarzenberg. S. 996–1009

Mayer T, Lutz M (2017) Geistige Behinderung: Nomenklatur, Klassifikation und die Beziehung zu Epilepsien, Z. Epileptol., 30(4), S. 251–257

Schlichting H (2013) Pflege bei Menschen mit schwerer Behinderung. Düsseldorf: verlag selbstbestimmtes leben

Schulze Höing A (2016) Pflege von Menschen mit geistigen Behinderungen, Pflegebedarfsanalyse und integrierte Hilfeplanung. 2. Aufl. Stuttgart: Kohlhammer

Sillanpää M (2000) Long-term outcome of epilepsy, EpilepticDisord, 2(2), S. 79–88

Springer S, Hollmann H, Noterdaeme M et al. (2017) Autismus-Spektrum-Störungen und Epilepsie, Teil 1 – Charkateristika der Autismus-Spektrum-Störungen, Z. Epileptol., 30 (4), S. 283–288

Tacke D, Steffen H, Doer K et al. (2019) Klinik Inklusiv. Förderung patientenorientierter Versorgung von Menschen mit komplexer Behinderung im Krankenhaus, Blätter der Wohlfahrtspflege, 5, S. 192–195

7 Pflege in der psychosomatischen Epileptologie

Nerissa Clavecilla & Petra Ott-Ordelheide

7.1 Einleitung

Das Krankheitsbild der psychogenen nichtepileptischen Anfälle (PNEA) stellt das Pendant zu epileptischen Anfällen dar. PNEA zeigen sich phasenweise mit Veränderungen von Ansprechbarkeit, Bewegungen, Empfindungen oder Verhalten, die wie epileptische Anfälle erscheinen, aber keinen neurobiologischen Ursprung haben. Im Gegensatz zu epileptischen Anfällen ist in der Elektroenzephalographie (EEG) kein entsprechendes Anfallsmuster erfassbar. Aufgrund des ähnlichen Krankheitsbildes (Semiologie) und der Möglichkeit, dass psychogene und epileptische Anfälle gleichzeitig bestehen können, dauert es in vielen Fällen mehrere Jahre, bis eine korrekte Diagnose von psychogenen nichtepileptischen Anfällen gestellt wird (Asadi-Pooya & Sperling 2015).

Psychogene nichtepileptische Anfälle

Die psychogenen nichtepileptischen Anfälle werden durch einen psychischen Prozess verursacht und entstehen in Zusammenhang mit angstauslösenden, traumatischen Erlebnissen oder belastenden Ereignissen. Anteilig oder vollständig kann sich eine Abspaltung der psychischen Funktionen, eigener Gefühle und Körperempfindungen, der Selbstwahrnehmung und der Wahrnehmung der Umwelt zeigen.

Psychogene nichtepileptische Anfälle manifestieren sich meist im Alter von 20 bis 30 Jahren und treten bei Frauen häufiger auf als bei Männern. Die Ursachen der psychogenen nichtepileptischen Anfälle sind individuell und vielfältig. Für alle Patient*innen ist eine individuelle, multimodale Behandlung notwendig.

In diesem Beitrag wird das Thema »Die Pflege in der psychosomatischen Epileptologie« im Speziellem beschrieben. Dazu werden nach der Begriffsklärung des Terminus *psychogene nichtepileptische Anfälle* Ursachen und Merkmale erläutert. Explizit werden die Unterschiede zwischen epileptischen und psychogenen nichtepileptischen Anfällen dargestellt, um diese häufige Fragestellung der Praxis zu beantworten. Konkrete Interventionen bei der Pflege und Betreuung von Menschen mit PNEA werden in der Folge abgebildet. Die begleitenden Komorbiditäten sind in Zusammenhang mit den möglichen Pflegephänomenen relevant, die zum Abschluss des Kapitels dargestellt werden.

7.2 Psychogene nichtepileptische Anfälle: Der Versuch einer Begriffsbestimmung

Das Phänomen des psychogenen nichtepileptischen Anfalls wurde in der Vergangenheit durch unterschiedliche Begrifflichkeiten oder auch durch unterschiedliche Anschauungen geprägt und hat eine bewegte Geschichte. In der Antike wurden die Hysterie und im Mittelalter die *hysterischen Anfälle* vor allem bei Frauen diagnostiziert. Diese Betrachtung wurde mit der Weiterentwicklung der Epileptologie und anderer therapeutischer Richtungen als stigmatisierend abgelehnt. Weitere Bezeichnungen wie »Pseudoepilepsie« oder »funktionelles Anfallsleiden« folgten, verdeutlichten aber für Patient*innen und Professionelle die Problematik des Phänomens der psychisch bedingten Anfälle nicht ausreichend. Der Begriff »dissoziativer Anfall« deutet auf die mögliche traumatische Ursache hin. Auch drückt er aus, dass die*der Beobachter*in etwas wahrnimmt, das die Betroffenen nicht spüren (Füratsch et al. 2015). Diese komplexen Zusammenhänge der Diagnostik und psychologischer Einordnung ergeben sich in vielen Fällen erst im Laufe der stationären Behandlung. Auch bei diagnostischer Unklarheit sollte deshalb eine Begrifflichkeit gewählt werden, die nicht stigmatisierend ist. Allen an der Behandlung Beteiligten (insbesondere den Patient*innen) sollte eine passende Bezeichnung für die Phänomene, die sie erleben, ermöglicht werden. Mögliche Begriffe sind u. a. psychogene Anfälle, funktionelle Anfälle, pseudoepileptische Anfälle, hysterische Anfälle, dissoziative Anfälle oder nichtepileptische Anfälle. In diesem Kapitel wird der Ausdruck psychogene nichtepileptische Anfälle gewählt. In der pflegerischen Praxis und im Gespräch mit Patient*innen hat sich der Begriff psychogene nichtepileptische Anfälle bewährt, da er beschreibend ist.

Psychogene nichtepileptische Anfälle

PNEA beschreibt einen anfallsartigen Zustand ohne neurobiologische Ursachen.

7.3 Fallbeispiel

Die hier dargestellte 19-jährige Patientin wurde das erste Mal zur weiteren Diagnostik in einem Epilepsie-Zentrum aufgenommen. Zuvor waren in einer Universitätsklinik epileptische Anfälle diagnostiziert und ein Antiepileptikum eindosiert worden. Trotz regelmäßiger Einnahme traten immer wieder Anfälle auf. Die Patientin starrte in ihren Anfällen ins Leere, ihre rechte Hand begann zu zittern und schließlich aufgeregt zu schlagen, gelegentlich gab sie Schmatzgeräusche von sich. Sie konnte weder sprechen noch anderweitig reagieren. Zumeist endete der Anfall nach wenigen Sekunden (manchmal auch erst nach zehn Minuten) und danach war die Patientin wieder orientiert. In der Nachbesprechung der Anfälle gab die Patientin an, dass sie ihr Umfeld wahrnimmt. Aufgrund der Semiologie wurde die Diagnose »psychogene nichtepileptische Anfälle« gestellt und die Patientin in die ambulante Weiterbehandlung entlassen.

Es folgten mehrere Jahre mit weiteren Krankenhauseinweisungen. Die Patientin erlitt weiterhin häufige Anfälle und im EEG-Monitoring zeigten sich geringfügige Auffälligkeiten. Die Patientin schränkte ihren Alltag immer mehr ein: Ihr großes Hobby, das Tanzen, gab sie auf. Sie traf keine Verabredungen mehr, aus Angst vor möglichen Anfällen. Ihre berufliche Integrationsmaßnahme musste aufgrund der Krankenhauseinweisungen und dort häufig auftretender Anfälle immer wieder unterbrochen werden.

In der pflegerischen Anamnese wurden ein inzwischen deutlich verringertes Selbstwertgefühl und große Unsicherheit deutlich. Die Patientin traute sich aufgrund der Anfallssituation nur noch wenig zu. Sie beschrieb, dass ihre aus dem Ausland stammende Familie ihre Anfälle leugne. Sie müsse ihre Anfälle immer verstecken, wodurch sich die Patientin abgelehnt fühlte. Sie hatte den Eindruck, mit ihrer Erkrankung »nicht vollwertig« zu sein und daher nie ein eigenständiges und zufriedenstellendes Leben führen zu können. Die Patientin hat dadurch immer mehr an sich gezweifelt und eine zunehmende Angst entwickelt, auch in alltäglichen Situationen zu versagen.

Zu Beginn der pflegerischen Arbeit lag der Schwerpunkt daher darauf, mit der Patientin zunächst einen Zusammenhang zwischen auslösenden Ereignissen und ihren Anfällen herzustellen. Ihre Anfälle wurden auf Video aufgezeichnet, mit ihr gemeinsam angeschaut und ausführlich besprochen. Deutlich wurde, dass die Patientin sich schnell überfordert fühlte und daraufhin mit Anfällen reagierte. In diesen erfuhr sie ein Gefühl von »Ausgeliefertsein«. Da sie bei ihren Anfällen bei Bewusstsein war, wurde sie zu Atemübungen (z. B. bewusst ein- und auszuatmen) angeleitet, was das Hilf- und Machtlosigkeitserleben reduzierte. Im späteren Verlauf wurden weitere Strategien entwickelt, die die Patientin zunächst unter Anleitung und später eigenständig vor und in Anfällen einsetzte. Vor dem Hintergrund der großen Selbstunsicherheit und des Überforderungserlebens war es in der gemeinsamen Arbeit mit der Patientin besonders wichtig, ihren Alltag zu strukturieren und eigene Ressourcen zu aktivieren. In den Kreativgruppen bestand für sie die Möglichkeit, sich selbst mit ihren Stärken wieder zu entdecken. So nahm die Patientin das Tanzen wieder auf, was ihre Selbstwirksamkeit und ihr Selbstwertgefühl stärkte. In pflegerischen Einzelkontakten wurden schwierige Situationen im Alltag und in der Familie begleitend besprochen, um eine langfristige Stabilität gewährleisten zu können. Die Patientin wurde mehrfach stationär behandelt, wobei sie ihre psychische Erkrankung in kleinen Schritten immer mehr akzeptierte.

Da die Patientin die Unterstützung als hilfreich erlebte, wurde die Aufnahme einer ambulanten Psychotherapie eingeleitet.

7.4 Ursachen und Entstehung von psychogenen nichtepileptischen Anfällen

In der psychosomatischen Epileptologie werden u. a. Patient*innen behandelt, die durch starke Gefühle wie Wut, Trauer, Verzweiflung und Hoffnungslosigkeit belastet sind. PNEA werden dementsprechend in der Fachdiskussion als Ausdruck einer psychischen Notlage betrachtet. Es kann zu Situationen mit hoher emotionaler Erregung kommen, die eine Orientierung in der Realität oder Zugang zu den eigenen Gefühlen verhindern.

Die Ursachen sind individuell und vielfältig, jedoch treten psychogene nichtepileptische Anfälle in der Regel im Zusammenhang mit bedrückenden Gefühlen oder Stress auf. Es ist typisch, dass dieser Zusammenhang häufig für die Betroffenen selber nicht offensichtlich ist. Das Auftreten dieser Anfälle ist möglicherweise von einer kurzfristigen Funktionsstörung des Gehirns begleitet. Diese Funktionsstörung wird durch eine Konfrontation mit bedrohlichen Gefühlen, Gedanken oder Situationen ausgelöst. Man kann sie im Sinne eines Schutzmechanismus als »Notfallprogramm« bezeichnen. Sind äußere Reize oder auch innere Vorgänge wie angstauslösende Erinnerungen zu erdrückend, »schaltet das Gehirn ab« oder Teile des Gehirns können nicht mehr ausreichend zusammenarbeiten. Allerdings können die Anfälle auch auftreten, wenn die Patient*innen sich nicht gestresst fühlen. Oftmals stehen die ersten psychogenen nichtepileptischen Anfälle mit einem angstauslösenden oder erschütternden Ereignis (wie beispielsweise ein Überfall, Gewalt oder Tod einer geliebten Person) oder mit anderen großen Verlusten, belastenden Lebensveränderungen oder -umständen in Zusammenhang. Die Anfälle können während oder unmittelbar nach diesen kritischen Lebensereignissen auftreten. Zumeist besteht jedoch eine zeitliche Verzögerung zwischen Belastung und erstmaligem Auftreten der Anfälle (Frauenheim et al. 2015).

In Untersuchungen zeigte sich, dass Patient*innen mit psychogenen nichtepileptischen Anfällen in einem höheren Maße von traumatischen Erlebnissen in ihrer Kindheit und Jugend betroffen waren. Auch posttraumatische Belastungsstörungen sind häufig (Brown & Reuber 2016).

Bei Menschen mit diesen Störungen lässt sich das Phänomen der Abspaltung von belastenden Gefühlen beobachten. Durch den psychologischen Überlebensmechanismus der Abspaltung von negativen Gefühlen (Wut, Trauer und Angst) wird sichergestellt, dass emotional erdrückende Lebensereignisse überstanden werden und die Betroffenen weiterhin ihren Alltag bewältigen können. Nicht wenige Patient*innen erleben so etwas wie eine Form der Gefühlslosigkeit oder sogar den Verlust des Gefühls. Die Abspaltung von Gefühlen ist für sie notwendig, um bestimmte Eindrücke oder Flashbacks (Wiederauftauchen von bedrohlichen Bildern und Erlebnissen) aushalten zu können. Die Auflösung der physischen und emotionalen Einheit kann dann unterbewusst zu psychogenen nichtepileptischen Anfällen führen.

Anders als bei einer artifiziellen Störung (vorgetäuschte Störung), bei der Krankheitssymptome absichtlich hervorgerufen werden, werden psychogene nichtepileptische Anfälle nicht bewusst herbeigeführt. Wichtig für die Pflege ist zu wissen, dass die meisten Patient*innen die psychogenen nichtepileptischen Anfälle nicht steuern können und ihnen ausgeliefert sind.

Epileptische und psychogene nichtepileptische Anfälle können einander sehr ähneln. Teilweise braucht es Jahre bis eine korrekte Diagnose sicher gestellt werden kann. Nicht selten kommt es auch zu Fehleinschätzungen. Daher ist eine ausreichende diagnostische Abklärung von großer Bedeutung. Die professionelle Wahrnehmung sollte gut reflektiert werden und nur sicher diagnostizierte psychogene nichtepileptische Anfälle sollten entsprechend benannt werden. Falls Unsicherheiten bestehen, sollte dies auch mit den Patient*innen besprochen werden.

7.5 Merkmale von psychogenen nichtepileptischen Anfällen

Psychogene nichtepileptische Anfälle zeichnen sich dadurch aus, dass es einen in vielen Fällen von außen sichtbaren Wechsel im Verhalten oder Bewusstsein gibt, der einem epileptischen Anfall ähneln kann. Die Symptome sind motorischer, sensorischer, autonomer, kognitiver und/oder emotionaler Natur. Gleichzeitig finden sich im EEG keine epilepsietypischen Veränderungen (Baslet 2011).

Dabei werden sechs typische nichtepileptische Anfallsformen (adaptiert nach Wadwekar 2014) unterschieden:

Dystone Attacken mit gestischer Aktivität

Störungen der Bewegung sind häufig bei Menschen mit nichtepileptischen Anfällen. Diese sind vielfältig: Typisch sind Zittern oder Bewegungen, die klonischen Anfällen ähneln (▸ Kap. 2). In dieser Form sind Gesten, die die Stimmung der Betroffenen widerspiegeln, oft wahrzunehmen.

Stürze und Verletzungen sind bei psychogenen nichtepileptischen Anfällen nicht auszuschließen. Sie sind auf keinen Fall ein Kriterium, das zur Beurteilung, ob ein Anfall epileptisch oder nichtepileptisch ist, herangezogen werden kann.

Hypokinetische Attacken mit erhaltener Responsivität

Der Verlust des Muskeltonus kennzeichnet diese Form der nichtepileptischen Anfälle. Dabei können der ganze Körper oder einzelne Extremitäten betroffen sein. Betroffene Patient*innen können während dieser Phase reagieren. Die Kraftlosigkeit, die sich in diesen Anfällen zeigt, symbolisiert oft die psychische Verfassung der Betroffenen. Der Verlust des Muskeltonus kann ebenfalls zu einem Sturzgeschehen führen.

Pseudosynkopen

Synkopen sind kurze Phasen des Bewusstseinsverlustes, der bei einem Teil der betroffenen Patient*innen zu einem Sturz führen kann. Auch kurze Zeitintervalle des Bewusstseinsverlustes führen bei Menschen mit dieser Form der Anfälle zu einer großen Verunsicherung und dem Gefühl der Machtlosigkeit gegenüber dem eigenen Körper. Keine Kontrolle über ihre Körperlichkeit zu haben, ist für einige Patient*innen der einzige Weg, bedrohliche Gefühle aushalten zu können. Bei dieser Form kann eine Abspaltung der Gefühlsebene von der physischen, körperlichen Ebene eine Rolle spielen, die mit zusätzlichen psychiatrischen Krankheitsbildern einhergehen kann.

Hyperkinetische, prolongierte Attacken mit Hyperventilation und Aura

Bei dieser Form der nichtepileptischen Anfälle steht die Bewegungsunruhe im Vordergrund. Tretende Bewegungen der Beine, das Hin- und Herbewegen des Rumpfes sowie ausfahrende Schwingungen der Arme sind Bewegungsmuster, die wahrgenommen werden können. Vor diesen Anfällen spüren einige Betroffene ein Vorgefühl oder können ihre Atmung nicht kontrollieren. Dies hat aber in der Regel keine physische Ursache. Hyperventilation ist ein Phänomen, das aus der von Patient*innen wahrgenommenen psychischen Enge und Luftnot heraus folgen kann.

Axiale dystone prolongierte Attacken

Zittern sowie ruckartige, sich wiederholende Bewegungen der Extremitäten kennzeichnen diesen nichtepileptischen Anfallstyp. Die Dauer dieser Anfälle reicht von einigen Minuten bis Stunden. Die zeitliche Dimension der Anfälle führt immer wieder zu Fehleinschätzungen, dass es sich um einen epileptischen Anfall handeln könnte. Die Betroffenen haben ein hohes Risiko, fälschlicherweise eine intensivmedizinische Behandlung zu erhalten.

Nicht klassifizierbarer Typus

Nichtepileptische Anfälle sind so vielfältig wie das menschliche Leben. Varianten der vorgenannten Typen sind eher die Regel als die Ausnahme. Nichtepileptische

Anfälle sind selten stereotyp und laufen nicht immer in der gleichen Symptomfolge ab. Da die Erscheinungen dieser Anfallsform so vielgestaltig sind, wird die Diagnose »nichtepileptische Anfälle« durchschnittlich erst nach sechs Jahren gestellt (Kerr et al. 2016).

Die häufigsten Merkmale von psychogenen nichtepileptischen Anfällen in der Anfallsbeobachtung:

- Anfallsdauer zwischen wenigen Sekunden bis mehreren Stunden
- Augen häufig geschlossen oder zugekniffen, meist Widerstand beim Öffnen der Augen
- Unrhythmische Bewegungen und/oder Überstreckung des Oberkörpers (sog. Arc-de-circle) oder im Gegensatz dazu eine Art »Dornröschenschlaf« mit dissoziiertem Bewusstsein
- Sturz kann plötzlich sein, jedoch meist ein allmähliches Hinsinken mit Abfangen des Körpers
- Meist keine Erinnerungen an die Empfindungen oder Geschehnisse unmittelbar vor, während und nach dem Anfall
- Hyperventilation oder anhaltende flache Atmung
- Abzeichnung eines traumatischen Ereignisses (Wiedererleben oder sog. »Flashback«)

7.6 Unterschiede zwischen epileptischen und psychogenen nichtepileptischen Anfällen

Ob es sich bei einem Anfall um ein epileptisches oder ein psychogenes nichtepileptisches Anfallsgeschehen handelt, ist oftmals schwierig einzuschätzen.

Folgende Merkmale sind für epileptische Anfälle relevant: Fokale Anfälle ohne Bewusstseinsverlust, die einen Anfall einleiten, sind eher kurz und konstant im Erleben der Patient*innen. Verletzungsmuster und Automatismen wiederholen sich, unabhängig von den pflegerischen Interventionen. Patient*innen profitieren von antiepileptischen Bedarfsmedikationen, die Anfälle sistieren. Klonische Anfälle haben ein synchrones Erscheinungsmuster.

Nichtepileptische Anfälle haben häufiger eine schwankende, veränderliche Länge und zeigen inkonstante oder asynchrone Bewegungsmuster. Pflegerische Interaktionen können die Anfälle beeinflussen. Auf antiepileptische Bedarfsmedikationen können Patient*innen gar nicht oder paradox reagieren (Frauenheim 2018).

Ein einzelnes Symptom liefert noch keinen eindeutigen Hinweis auf eine PNEA. Es handelt sich um einzelne Unterschiedsmerkmale, deren Kenntnis in der Zusammenschau des Gesamtablaufs eines Anfalls bei der diagnostischen Zuordnung hilfreich ist.

7.7 Komorbiditäten

Etwa 90 % der Patient*innen mit nichtepileptischen Anfällen leiden unter psychiatrischen Komorbiditäten (Baslet et al. 2016; Brown & Reuber 2016; Fritzsche et al. 2013): Häufig sind Persönlichkeitsstörungen, Angsterkrankungen, Depressionen, psychosomatische Störungen und posttraumatische Belastungsstörungen. Bei Menschen mit psychogenen nichtepileptischen Anfällen ist die Anzahl derjenigen, die unter einem relevanten Kindheits- oder Jugendtrauma wie sexuelle, körperliche oder psychische Misshandlung leiden, signifikant erhöht. Die Komorbiditäten sollten in der Diagnostik und Behandlungsplanung berücksichtigt werden. Störungsübergreifend zeigt sich oftmals ein deutlich verringertes Selbstwertgefühl.

7.8 Diagnose und Behandlung von psychogenen nichtepileptischen Anfällen

Bevor eine Entscheidung für ein therapeutisches Vorgehen getroffen werden kann, sollte eine intensive Diagnostik erfolgen: Eine Video-EEG-Diagnostik, durch eine*n erfahrene*n Diagnostiker*in ausgewertet, bietet hier die höchste Sicherheit. Falls dieses Vorgehen nicht möglich ist, ist auch die Auswertung von Videos und EEGs durch erfahrene Teams sinnvoll, um eine möglichst hohe Sicherheit in der Beurteilung zu erreichen. Darüber hinaus sollte eine ausführliche Anamnese der unterschiedlichen Berufsgruppen erfolgen. Dies umfasst z. B. eine klinisch-psychologische Diagnostik.

Die Behandlung von psychogenen nichtepileptischen Anfällen folgt dem Grundsatz, dass nicht die Anfälle und deren Behandlung im Vordergrund stehen, sondern die betroffene Person. Dabei ist ein primäres Ziel der Therapie, an den Bedingungsfaktoren für die psychogenen nichtepileptischen Anfälle zu arbeiten.

Ziele des therapeutischen Handelns sind:

1. Die Verminderung von Symptomen
2. Die Optimierung der Lebensqualität

3. Die Verringerung von Komplikationen, die sich aus der Behandlung mit Antiepileptika ergeben, und von nicht notwendigen Aufenthalten auf einer Intensivstation

83 % der Patient*innen mit nichtepileptischen Anfällen wurden laut einer Follow-Up-Studie nicht anfallsfrei. 35,6 % der Patient*innen gaben in der Studie an, dass sie in einem Zeitraum von 12 Monaten mindestens einmal eine Behandlung in einer Klinik benötigten (Jones et al. 2010).

Häufig werden multimodale Therapieansätze gewählt, da psychogene nichtepileptische Anfälle mit komplexen emotionalen und kognitiven Störungsbildern verbunden sind. Jede*r Patient*in benötigt ein ganz individuelles, auf seine Biographie, seine soziale Situation zugeschnittenes Angebot, das die kognitiven Möglichkeiten, die Therapiemotivation und die aktuelle emotionale Situation berücksichtigt. Dazu gehören (in Anlehnung an Füratsch 2015):

- Die Erarbeitung von Frühwarnzeichen: Gedanken, Gefühle, Situationen
- Die Erhöhung der Kontrolle über Dissoziation durch starke Sinnesreize
- Emotionale Verwundbarkeit reduzieren
- Verbesserung der Gefühlsregulation
- Erlernen von Problemlösetechniken
- Exposition zum Abbau von Vermeidungsverhalten
- Ursachenklärung, sofern möglich
- Trauma-Arbeit

Als Grundlage für die Behandlung von Menschen mit psychogenen nichtepileptischen Anfällen sollten folgende Paradigmen (adaptiert nach Linehan 2018; Frauenheim 2018) berücksichtigt werden:

- Patient*innen mit nichtepileptischen Anfällen wollen ihre Lebenssituation verbessern, deswegen haben Sie sich in einer Klinik aufnehmen lassen.
- Für Verbesserungen ihrer Lebensqualität müssen sie sich oft stärker anstrengen als andere Menschen.
- Obwohl sie nicht alle ihre Schwierigkeiten selbst verursacht haben, müssen sie eine aktive Rolle in der Lösung übernehmen.
- Menschen mit nichtepileptischen Anfällen müssen für viele Lebensbereiche neue Verhaltensmuster lernen.
- Psychotherapeutische Intervention ist für diese Patient*innen ein Stück ihres persönlichen zielorientieren Weges, bei dem es keine definierten Meilensteine gibt.

Im Rahmen einer psychotherapeutischen Behandlung hat sich der Ansatz der Dialektisch-Behavioralen Therapie (DBT) nach Marsha Linehan bewährt, der in Auszügen vorgestellt wird: Inhalt der DBT sind unterschiedliche Strategien, die meist im Rahmen einer Gruppentherapie erlernt werden. Mit den Patient*innen wird erarbeitet, welche Frühwarnzeichen es gibt, bevor psychogene nichtepileptische Anfälle auftreten. Diese sogenannten »Trigger« könnten stark belastende und intensiv empfundene Emotionen oder mehrere gleichzeitig oder miteinander in Konflikt stehende Emotionen sein, die zu einem psychogenen nichtepileptischen Anfall führen können. Wenn diese Trigger bekannt sind, werden im sogenannten »Skill«-Training Strategien erarbeitet, um Anfällen vorzubeugen oder diese unterbrechen zu können. Skills bezeichnen dabei jedes Verhalten, das kurzfristig zur Spannungsregulation und Stressbewältigung hilfreich ist und langfristig nicht schadet.

Folgende Kategorien werden in einem therapeutischen Setting von Patient*innen mit psychogenen nichtepileptischen Anfällen als Skills genutzt (nach Sendera & Sendera 2005):

- Sinnesbezogene Skills: hören, riechen, schmecken, spüren
- Gedankenbezogene Skills: Gehirnjogging
- Handlungsbezogene Skills: Sport
- Körperbezogene Skills: Atmung, Anspannung

Eine typische Intervention im Rahmen der DBT ist die Erarbeitung eines »Notfallkoffers«. In diesen packen die betroffenen Patient*innen wichtige Hinweise, wie sie eine stressige Situation bewältigen können. Für den Notfall kann dieser auch eine Bedarfsmedikation enthalten, die den Spannungsabbau unterstützt.

Ein weiterer Behandlungsbaustein der DBT umfasst den Umgang mit Gefühlen und Gedanken in Bezug auf die Anfälle. Hierbei werden die Gefühle und Gedanken vor, während, nach und über die Anfälle identifiziert und ggf. im Rahmen der kognitiven Arbeit verändert. Dabei wird in der Regel auch ein Bezug zur Biographie der Betroffenen hergestellt, da problematische bzw. bedrohliche Gefühls- und Gedankenmuster oftmals hier ihren Ursprung haben (Frauenheim 2018).

Bei gleichzeitigem Vorhandensein einer Epilepsie wird medikamentös behandelt. PNEA lassen sich nicht mit antiepileptischen Medikamenten behandeln, hier steht die Psychotherapie im Vordergrund. Es kann bei weiteren psychischen Störungen manchmal sinnvoll sein, die Behandlung durch das Einsetzen von Psychopharmaka zu unterstützen, z. B. ein Antidepressivum bei einer parallel bestehenden Depression.

Bei der Vermittlung der Diagnose gilt der Grundsatz, dass epileptische und psychogene nichtepileptische Anfälle gleichberechtigt nebeneinanderstehen. Es ist wichtig, den Betroffenen zu erklären, dass beide Typen von Anfällen ihre jeweiligen wirksamen Behandlungsformen haben.

7.9 Begleitung von psychogenen nichtepileptischen Anfällen

Für die Pflegefachpersonen ist es in der Anfallsbegleitung wichtig sich klarzumachen, dass ein psychogener nichtepileptischer Anfall ein innerer Notfall des Betroffenen ist. In heftigen Emotionen und innerer Erregung zeigen sich starke Anspannung und Stress, die möglicherweise im Gegenüber projiziert werden. Die Reaktion der begleitenden Personen hat Auswirkungen auf die Situation, da diese unter Handlungsdruck geraten können.

In der Anamnese sollte geklärt werden, wie der Ablauf der Anfälle ist und welche Wünsche die Patient*innen möglicherweise in der Anfallsbegleitung haben. Für die Patient*innen ist es hilfreich, ihre anfallsbezogenen Erinnerungen aufzuschreiben und gemeinsam nachzubesprechen.

In der Anfallsbegleitung sind die Uhrzeit, der Anfallsverlauf, die Situation, der Ort und die Stimmung relevant und sollten detailliert beschrieben werden. Die Wahrnehmungen von Patient*innen und Mitarbeiter*innen sollten in der Anfallsdiagnostik einbezogen und auch reflektiert werden.

Bei psychogenen nichtepileptischen Anfällen sind nur in Ausnahmefällen die vitalen Funktionen bedroht. Deswegen ist es nicht notwendig, Maßnahmen wie Sauerstoffgabe oder Medikamente bereit zu halten. Allerdings sollten Patient*innen in dieser Situation nicht alleine gelassen werden. Nicht notwendige Personen sollten den Raum verlassen. Falls ein Auftreten von epileptischen oder psychogenen nichtepileptischen Anfällen zum ersten Mal in der Klinik beobachtet wird, sollte jedoch nach Möglichkeit eine*ein Ärztin*Arzt hinzugezogen werden. Dem Verletzungsrisiko sollte in angemessener Weise begegnet werden.

Die Mitarbeiter*innen können beschreiben, was sie wahrnehmen und beobachten (passive Anfallsbegleitung). Wenn aktive Interventionen (Skills, Ansprache oder auch Medikamentengabe) eingesetzt werden, sollten diese unbedingt angekündigt und bei der Durchführung verbal verdeutlicht werden. Ablenkung ist ebenfalls als Intervention denkbar, insbesondere wenn diese auf das Wohlbefinden der Betroffenen ausgerichtet ist. Beispielsweise können Getränke angeboten werden.

Pflegenden sollte immer bewusst sein, dass das Bewusstsein fluktuierend verändert sein kann. Ob Bewusstseinspausen vorhanden sind oder nicht kann von Außenstehenden oft nicht erkannt werden. Deshalb sollte mit den Betroffenen immer so kommuniziert werden, als wenn das Bewusstsein erhalten ist.

Mitpatient*innen sollten allgemein darüber informiert werden, was sie machen sollen, wenn sie einen Anfall miterleben, beobachten oder unmittelbar dabei sind. Mobiltelefone unterstützen Patient*innen und Mitpatient*innen dabei, sich Hilfe holen zu können. Die Telefonnummer der Station sollten Patient*innen unbedingt einspeichern, am besten als Notfallkontakt.

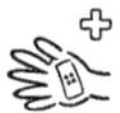

Wichtige Punkte in der Anfallsbegleitung (adaptiert nach Füratsch et al. 2015):

- Schaffen Sie eine klare, eindeutige und übersichtliche Situation (auch für sich selbst).
  - Entfernen Sie Gefahrengegenstände.
  - Schicken Sie andere Personen aus dem Raum.
  - Sprechen Sie eine klare und einfache Sprache mit neutraler Stimme.

  - Stellen Sie sich selbst mit Namen vor.
  - Stellen Sie einfache Fragen, z. B.: »Welches Datum ist heute?«
- Bauen Sie Brücken ins Hier und Jetzt, in die Realität. Beschreiben Sie, was Sie sehen, z. B.: »Ihr rechter Arm zuckt.«
- Benennen Sie alles, was Sie tun. Vermeiden Sie Berührungen und kündigen Sie diese, falls doch notwendig, unbedingt vorher an, z. B.: »Ich werde Sie jetzt anfassen und Ihren Arm berühren.«
- Eigenkompetenz und Eigenverantwortung ansprechen, dem Patienten eine aktive Rolle zuschreiben
  - Wenn Sie mögen, sprechen Sie gerne die Gefühle des Patienten direkt an, z. B.: »Ich habe den Eindruck, Sie haben gerade Angst.«
- Geben Sie sich und dem Patienten Zeit, den Anfall enden zu lassen.
- Sprechen Sie mit dem Patienten so, als ob er Sie hört.
- Wenn es sehr lange dauert und keine akute Verletzungsgefahr besteht, verlassen Sie angekündigt den Raum für einen definierten Zeitraum, z. B. fünf Minuten, und kehren Sie zuverlässig zurück.
- Vermeiden Sie, dass die Situation für den Patienten beschämend werden könnte. Wenn z. B. Bekleidung verrutscht, decken Sie den Patienten mit Ankündigung zu.
- Wenn der Anfall vorbei ist, erkennen Sie den Patienten dafür an, dass er es geschafft hat.

7.10 Beziehungsgestaltung mit Menschen mit psychogenen nichtepileptischen Anfällen

Die Beziehung zu Patient*innen nimmt bei allen psychischen Störungen eine besondere Rolle ein. Eine therapeutische Beziehung ist der größte Wirkfaktor in der therapeutischen Arbeit (Priebe & McCabe 2008).

Für Personen mit psychogenen nichtepileptischen Anfällen ist eine gute, vertrauensvolle Beziehung besonders wichtig. Häufig haben sie traumatische oder ablehnende Erfahrungen gemacht, schämen sich für ihre Anfälle oder können ihre Gefühle und Körperempfindungen selbst nicht wahrnehmen oder in Worte fassen. Unmittelbar beim ersten Kontakt sollten Patient*innen die Erfahrungen machen, dass sie als Person – mit den Anfällen und Schwierigkeiten, aber auch mit den Ressourcen – unvoreingenommen gesehen und akzeptiert werden. Hilfreich ist, sie zunächst kennenzulernen (z. B. mit offenen Fragen: Was machen sie gerne? Was sind ihre Interessen? Wer gehört zur Familie?). In einer Anfallsanamnese sollte wertschätzend erkundet werden, wie sich die Anfälle entwickelt haben und welche Erfahrungen damit gemacht wurden. Auch ist es wichtig, zu erfragen, welchen Umgang mit den Anfällen sich die Patient*innen wünschen. Das Gespräch sollte empathisch und authentisch durchgeführt werden.

Für den Aufbau einer vertrauensvollen Zusammenarbeit mit den Patient*innen ist emotionale Nähe, Verlässlichkeit, Verbundenheit und Geborgenheit wichtig. Ein Bezugspflegekonzept kann dies befördern: Jede*r Patient*in bekommt zu Beginn seines stationären Aufenthalts einen Bezugspflegenden zugewiesen. Die Bezugspflegenden stehen als Ansprechpartner bei allen Fragen und Aufgaben im Alltag zur Seite. Sie unterstützen die Patient*innen bei psychotherapeutischen Aufgaben im Alltag, z. B. der Erarbeitung von Skills, und reflektieren gemeinsam die erlittenen Anfälle. Zusammen können auf dieser Basis Gefühle besprochen und mögliche Zusammenhänge zwischen Gefühlen, belastenden Situationen und Anfällen hergestellt werden.

Für die Mitarbeiter*innen kann der Umgang mit Personen mit psychogenen nichtepileptischen Anfällen sehr herausfordernd sein. Das Anfallsgeschehen kann von den Reaktionen der anwesenden Personen beeinflusst und verstärkt werden. Manchmal ist ein Anfall als »Hilferuf« zu verstehen oder löst bei der beobachtenden Person Gefühle von Ärger aus. Besonders im Anfallsgeschehen ist es wichtig, dass Beobachter*innen ihre eigenen Gefühle und Reaktionen in den Hintergrund stellen, um die Patient*innen gut begleiten zu können. Eine innere Distanz zum Geschehen kann dadurch erhöht werden, dass Anwesende ihre Aufmerksamkeit zunächst nicht auf ihre eigenen Reaktionen, sondern vollständig auf die Begleitung der Patient*innen lenken (z. B. klar und deutlich mit der betroffenen Person sprechen). Daher ist eine regelmäßige Reflexion durch alle an der Behandlung beteiligten Personen von großer Bedeutung. Die Balance von Nähe und Distanz ist von besonderer Relevanz.

Wenn sich im Anfall ein Wiedererleben von traumatischen Ereignissen wie Gewalt oder Missbrauch zeigt, kann das für die Beobachter*innen schwierig sein. Das Wissen, das hier ein Zusammenhang beobachtet wird, der dem Betroffenen noch nicht bewusst ist, braucht einen sensiblen Umgang und fördert gleichzeitig das Verständnis bei der*dem Beobachter*in.

Die innere Distanz hilft auch bei der Anfallsbegleitung, um nicht vorschnell zu handeln: Fühle ich mich so hilflos, dass ich den Anfall möglichst schnell beenden möchte? Werde ich aus Angst vor der erkrankten Person überfürsorglich? Bin ich genervt und werde ich ungeduldig? Das kann Beobachter*innen helfen, eine gelassenere innere Haltung zu finden und dadurch dem Druck entgegenzuwirken, sofort handeln zu »müssen«.

Wegen der dissoziativen Symptome und den häufigen zusätzlichen psychischen Erkrankungen kann die Arbeit mit den betroffenen Personen sehr herausfordernd für das Behandlungsteam sein und dynamisch werden. Deshalb sind regelmäßige Reflexion und Supervision unabdingbar (Füratsch et al. 2015).

7.11 Das Pflegephänomen des verminderten Selbstvertrauens und Selbstwertgefühls

Ähnlich Personen mit epileptischen Anfällen erleben auch Personen mit PNEA einen Kontrollverlust im Anfall, der zu einem niedrigen Selbstvertrauen und Selbstwertgefühl führen kann (Heinen & Schmid-Schönbein 1999).

Psychische Probleme können zudem dazu führen, dass Menschen mit psychogenen nichtepileptischen Anfällen ein vermindertes Selbstwertgefühl entwickeln. Bei Menschen mit psychogenen nichtepileptischen Anfällen zeigt sich häufig das Pflegephänomen eines geringen Selbstwertgefühls. Dies bedeutet, dass sie sich selbst negativ einschätzen und negative Gefühle und Fähigkeiten in Bezug auf die eigene Person zeigen. Die möglichen Ursachen, hier nur einige genannt, sind:

- Entwicklungsbedingte Krisen
- Frühkindliche Vernachlässigung
- Erziehungsbedingte Anpassung, Unterordnung, Überfürsorge
- Mangelnde Anerkennung
- Erlernte geringe Selbstachtung
- Mangelndes Selbstvertrauen
- Geringe Wertschätzung durch andere
- Gehäufte Misserfolge
- Häufige Zurückweisung (vgl. Stefan et al. 2009)

Die Überzeugung der eigenen Wirksamkeit ist oft brüchig, bis hin zu der Überzeugung, unfähig zu sein. Z. B. bezweifeln Patient*innen, etwas zu erlernen oder eine bestimmte Aufgabe ausführen zu können. Umso wichtiger ist es, ihnen neue und positive Erfahrungen zu ermöglichen und diese erlebbar zu machen. Das Phänomen des geringen Selbstwertgefühls ist bei Menschen mit PNEA nicht zu unterschätzen, da dieses Phänomen oftmals als eine psychische Belastung erlebt wird. Es gibt einige Konzepte für die Epileptologie oder die Traumabehandlung bei Menschen mit psychogenen nichtepileptischen Anfällen, die pflegerisches Handeln leiten können. Dabei sind für die Umsetzung des Erlernten seitens der Patient*innen sowie die Begleitung, die Unterstützung, das Anleiten und das Beraten durch die Pflegenden wichtig, damit das krankheitsbedingte Erleben von Unvorhersehbarkeit, der Anfall selbst und der Verlust von Kontrolle über den eigenen Körper während des Anfalls nicht noch mehr zu einem verminderten Selbstvertrauen oder Selbstwertgefühl führen. Der Beitrag pflegerischen Handelns kann in der Förderung des Selbstwertgefühls darin bestehen, dass die Pflegenden die Patient*innen im alltäglichen Leben dabei unterstützen, vom Defizitdenken zu einer ressourcenorientierten Perspektive zu gelangen. Das Ziel hierbei ist, das Vertrauen in die eigenen Stärken und Kompetenzen zu fördern und so das Leben auch in kritischen Situationen und biographischen Belastungen meistern zu können. Wichtig ist es, die Patient*innen dabei zu unterstützen, einen individuellen und realistischen Plan für sich zu erarbeiten, der nicht überfordernd ist, und eigene Ressourcen einzubeziehen. Gleichzeitig ist Akzeptanz, Achtung und Respekt der Pflegenden vor der Selbstbestimmtheit und der Selbstverantwortung der Patient*innen über ihren Lebensentwurf notwendig. Dies ist nur möglich, wenn die Pflegenden sich nicht ausschließlich auf das klinische Handeln konzentrieren. Die Entwicklung und das Erlernte kann durch verantwortliche Bezugspflegende engmaschiger begleitet werden. Ein Kontakt durch offene Fragen oder auch nur ein kurzes Gespräch ist bereits hilfreich, damit sich die Patient*innen gesehen und wahrgenommen fühlen.

7.12 Lessons learned

- Psychogene nichtepileptische Anfälle können epileptischen Anfällen sehr ähnlich sein.
- In der Diagnostik von psychogenen nichtepileptischen Anfällen ist ein Video-EEG der Goldstandard.
- Die Behandlung von Personen mit psychogenen nichtepileptischen Anfällen muss individuell an die Patient*innen angepasst werden. Hierbei haben sich verhaltenstherapeutische Programme bewährt.
- Zur Anfallsbegleitung gibt es unterschiedliche Strategien wie z. B. die Anwendung von Skills, die für die Patient*innen und die Beobachter*innen hilfreich sein können.
- Eine vertrauensvolle Beziehungsgestaltung ist in der Zusammenarbeit mit Personen mit psychogenen nichtepileptischen Anfällen besonders wichtig.
- Das Berühren während eines Anfalls sollte möglichst vermieden werden, da es den Anfall verstärken kann.
- In der Anfallsbegleitung sollten das eigene Handeln verbalisiert und Beobachtungen den Patient*innen neutral beschreibend mitgeteilt werden.
- Aus einer Anfallssituation sollte kein Handlungsdruck entstehen.
- Nach dem Anfall ist es hilfreich, den Patient*innen ein Gespräch über das Anfallsgeschehen anzubieten, um somit Beobachtungen und Erleben zusammenzufügen bzw. nachzubesprechen.
- Die Reflexion der eigenen Wahrnehmung und Gefühle (evtl. in einer Supervision) ist für eine professionelle Begleitung der Patient*innen unabdingbar.

Literatur

Asadi-Pooya AA, Sperling MR (2015) Epidemiology of psychogenic nonepileptic seizures, Epilepsy & Behavior, 46, S. 60–65

Baslet G (2011) Psychogenic nonepileptic seizures: a model of their pathogenic mechanism, Seizure, 20, S. 1–13

Brown, RJ, Reuber M (2016) Psychological and psychiatric aspects of psychogenicnon-epileptic seizures (PNES): a systematic review, Clinical Psychology Review, 45, S. 157–182

Frauenheim M, Labudda K, Brandt C (2015) Dissoziative Anfälle. Informationsbroschüre für Patienten und Angehörige. Bielefeld: Epilepsiekliniken Mara (https://www.mara.de/fileadmin/Krankenhaus_Mara/downloads/broschuere_dissoziative_anfaelle_201511.pdf)

Frauenheim MT (2018) Psychogene nicht-epileptische Anfälle (PNES): Gibt es verlässliche Kriterien und Therapiemöglichkeiten?, Neurologie & Rehabilitation, 24(3), S. 215–224

Füratsch N, Bohlmann K, Finzel M et al. (2015) Leitfaden zum Umgang mit Patienten in dissoziativen Anfällen, Z. Epileptol., 1(28), S. 35–39

Heinen G, Schmid-Schönbein C (1999) Selbstkontrolle epileptischer Anfälle: ein verhaltensmedizinischer Ansatz zur Selbstkontrolle epileptischer Anfälle bei Jugendlichen und Erwachsenen. Lengerich u. a.: Pabst

Jones SG, O' Brien TJ, Adams SJ et al. (2010) Clinical characteristics and outcome in patients with psychogenic nonepileptic seizures, Psychosomatic Medicine, 72(5), S. 487–497

Joos A, Baumann K, Scheidt CE et al. (2017) Differenzialdiagnose dissoziativer Anfälle, Der Nervenarzt, 88(10), S. 1147–1152

Kerr WT, Janio EA, Le JM et al. (2016) Diagnostic delay in psychogenic seizures and the association with anti-seizure medication trials, Seizure, 40, S. 123–126

Linehan MM (2018) Cognitive-behavioral treatment of borderline personality disorder. New York: Guilford Publications

Priebe S, McCabe R (2008) Therapeutic relationships in psychiatry: The basis of therapy or therapy in itself?, International Review of Psychiatry, 20(6), S. 521–526

Sendera A, Sendera M (2005) Skills-Training. Wien, New York: Springer

Stefan H, Allmer F, Eberl J et al. (2009) POP® – PraxisOrientierte Pflegediagnostik. Pflegediagnosen – Ziele – Maßnahmen. Wien, New York: Springer

8 Pflege in der Epilepsiechirurgie

Christiane Schulte Döinghaus

Im Rahmen dieses Kapitels erfolgt einführend ein kurzer Einblick in die historische Entwicklung der Epilepsiechirurgie. Hieran anknüpfend werden die präoperative Diagnostik und die Aufgaben der Pflegenden während dieser Diagnostikphase erläutert. Eine Darstellung der wichtigsten Pflegephänomene schließt sich an. Weitere diagnostische Verfahren sowie die pflegerische Betreuung und Versorgung vor und nach einem epilepsiechirurgischen Eingriff werden anschließend erklärt. Ein mögliches Organisationsmodell der pflegerischen Arbeit in der Epilepsiechirurgie wird kurz dargestellt. Ein Fallbeispiel erläutert dann beispielhaft Fragestellungen von Patient*innen mit einer Temporallappen-Epilepsie. Abschließend werden die wichtigsten Kernaussagen des Kapitels zusammengefasst.

8.1 Einleitung

Bereits im 19. Jahrhundert führte Victor Horsley die erste epilepsiechirurgische Operation in England durch. In Deutschland erfolgte die Einführung der Epilepsiechirurgie nach der Weiterentwicklung bildgebender Verfahren ab 1990 (Schulze-Bonhage 2011).

Nachdem die Diagnose Epilepsie gestellt wird, wird zumeist mit einer medikamentösen Behandlung begonnen. Eine Verbesserung der Anfallssituation sowie eine Reduktion möglicher Verletzungen im Anfall und eine verbesserte Lebensqualität werden damit angestrebt. Wird jedoch durch eine medikamentöse Therapie keine Anfallsfreiheit erreicht oder sind die potenziellen Nebenwirkungen der Medikamente für den Patienten zu belastend, sollte eine präoperative Diagnostik erfolgen (Schulze-Bonhage 2011; Noachtar & Rèmi 2012).

Ziel dieser Diagnostik ist eine epilepsiechirurgische Operation. Patient*innen, die an einer fokalen Epilepsie leiden, sind Kandidaten für einen epilepsiechirurgischen Eingriff.

Bei der Temporallappen-Epilepsie als häufigste fokale Epilepsie liegt der Ursprung der Anfälle im Temporallappen des Gehirns (Baumgartner et al. 2020). Die Ursachen für die Entwicklung einer Temporallappen-Epilepsie sind vielfältig. So können Tumore eine Ursache sein, ebenso eine Hippocampussklerose – zum Teil bedingt durch Fieberkrämpfe im Säuglings- und Kleinkindalter oder aufgrund von immer wiederkehrenden Anfällen (Thom 2014; Baumgartner et al.

2020). Auch posttraumatische Narben sowie fokal kortikale Dysplasien, Infarkte und Gefäßanomalien können einer Temporallappen-Epilepsie zugrunde liegen (Schulze-Bonhage 2011; Baumgartner & Pirker 2013). Patient*innen, die an einer Temporallappen-Epilepsie leiden, profitieren häufig nicht von einer medikamentösen Behandlung (Noachtar & Rèmi 2012). Durch einen epilepsiechirurgischen Eingriff werden jedoch 60–80 % der Patient*innen anfallsfrei (Schwarz et al. 2019; Dorfer et al. 2020). Eine epilepsiechirurgische Operation hat ebenfalls zum Ziel, die Lebensqualität der Patient*innen nach der Operation zu verbessern. Nach einem erfolgreichen epilepsiechirurgischen Eingriff können in der Regel die Antiepileptika reduziert oder sogar ganz abgesetzt werden, so dass auch mögliche Nebenwirkungen der Medikamente minimiert werden können (Baumgartner & Pirker 2013).

Die Voraussetzung für eine solche Operation ist u. a. ein Ausschluss postoperativer neurologischer bzw. neuropsychologischer Ausfälle sowie eine genaue Lokalisation des Anfallsursprungs im Gehirn (Baumgartner & Pirker 2013; Schulze-Bonhage 2011). Des Weiteren wird eingeschätzt, ob durch eine Operation die Frequenz der Anfälle verringert werden kann (Schulze-Bonhage 2011). Diese Diagnostik wird als präoperative Diagnostik bezeichnet und umfasst u. a. eine EEG-Ableitung über mehrere Tage, unterschiedliche MRT-Untersuchungen sowie neuropsychologische Testungen. Nach diesen Untersuchungen kann beurteilt werden, ob ein epilepsiechirurgischer Eingriff möglich ist (Lüders 2008). Die Patient*innen werden nach erfolgter Diagnostik über die Möglichkeiten und Risiken einer epilepsiechirurgischen Operation aufgeklärt.

8.2 Intensivmonitoring

Wesentlicher Teil dieser präoperativen Diagnostik ist eine Video EEG-Ableitung über maximal zehn Tage. In dieser Zeit sollen möglichst viele Anfälle sowohl im EEG als auch anhand eines Videos aufgezeichnet werden. Die Auswertung dieser Diagnostik ermöglicht Rückschlüsse über den Anfallsursprung im Gehirn der Patient*innen. Diese Diagnostik wird als *Intensivmonitoring* bezeichnet. Dabei werden EEG-Elektroden durch das medizinisch-technische Personal eng auf die Kopfhaut geklebt. Die Patient*innenzimmer sind mit einer Videokamera ausgestattet. Somit kann jeder Anfall, der im Zimmer stattfindet, gefilmt und gemeinsam mit dem dazugehörigen EEG ausgewertet werden.

Das medizinisch-technische Personal führt bei einem Anfall eine Anfallstestung durch. Im Rahmen dieser Testung müssen Fragen beantwortet, Gegenstände benannt und das mögliche Vorgefühl beschrieben werden. Zusätzlich zu obengenannter EEG-Ableitung ergeben sich hierdurch weitere Hinweise auf die Lokalisation des Anfallsursprunges (▸ Kap. 2.2.6).

Kommt es im Rahmen der Diagnostik zu keinem epileptischen Anfall, so werden zur Anfallsprovokation die Antiepileptika zunächst reduziert und im Weiteren zur Gänze abgesetzt. Dies stellt eine Belastung für die Patient*innen dar, sie erleben dabei häufig eine gesteigerte Unruhe, vermehrtes Schwitzen und Schlaflosigkeit.

Durch eine provozierte Mehratmung (Hyperventilation) und dem Einsatz von Flackerlicht können ebenfalls Anfälle ausgelöst werden. Eine weiterer Provokationsfaktor, um Anfälle auszulösen, ist Schlafentzug. Die Patient*innen dürfen maximal vier Stunden in der Nacht schlafen. Durch die Schlafreduktion in Kombination mit der Reduktion der Antiepileptika ereignen sich oft stärker ausgeprägte Anfälle. Da die Gefahr eines Status epilepticus sowie auch die Gefahr für Stürze und daraus resultierender Verletzungen gegeben ist, begleiten Pflegende die Patient*innen engmaschig und sichern diese. Des Weiteren geben sie Medikamente zur Anfallsunterbrechung oder bei postiktalen Beschwerden (u. a. Zungenbiss im Rahmen des Anfalls, Kopfschmerzen). Die Pflegenden beobachten genau, ob Patient*innen unter Entzugssymptomen im Rahmen der Reduktion der Anfallsmedikamente leiden. Dies lässt sich in der Regel medikamentös lindern. Kann der Anfall nicht medikamentös unterbrochen werden, so muss je nach Anfallsgeschehen mit einer Statusbehandlung begonnen werden (▶ Kap. 2.2.9).

Eine intensive Begleitung und Beratung der Patient*innen ist im Intensivmonitoring wichtig. Sie sollten Informationen über den Ablauf der Diagnostik vorab auch in schriftlicher Form erhalten. Treten aufgrund der Medikamentenreduktion Anfälle in kurzer Folge auf, so sollten diese medikamentös unterbrochen werden.

Im Anschluss an das Intensivmonitoring sollten weitere Untersuchungen erfolgen, um eine mögliche epilepsiechirurgische Operation in Erwägung ziehen zu können:

Mittels neuropsychologischer Tests wird beispielsweise das Gedächtnis überprüft, um zu evaluieren, ob es bestehende Einschränkungen gibt oder ob ein erhöhtes Risiko für eine Verschlechterung von Gedächtnisleistungen nach einer epilepsiechirurgischen Operation vorliegt (Schulze-Bonhage 2011). Des Weiteren erfolgt eine spezielle MRT-Untersuchung (funktionelles MRT), diese lateralisiert die Sprach- und Gedächtnisregionen im Gehirn. Sollte das funktionelle MRT kein eindeutiges Ergebnis der Sprach- und Gedächtnisfunktionen ergeben, so kann u. a. ein WADA-Test hilfreich sein. Bei diesem werden durch die Gabe des Medikaments Amobarbital die Funktionen der linken oder rechten Gehirnhälfte aufgehoben. Verbleibende Funktionen werden neuropsychologisch getestet. Durch diese Untersuchung kann sehr genau festgelegt werden, welche Gehirnhälfte die Sprache und die Gedächtnisfunktion trägt (Krämer 2005).

8.2.1 Pflegephänomene im Intensivmonitoring

Neben diesen pflegerischen Herausforderungen begegnen Pflegende insbesondere den Pflegephänomenen *Isolation*, *Kommunikation* und *Angst*, die im Folgenden dargestellt werden.

Die Patient*innen sind im Rahmen des Intensivmonitorings vom Stationsgeschehen isoliert. Sie dürfen den kameraüberwachten Bereich des Zimmers nur in Ausnahmefällen verlassen, da Anfälle nur dort aufgezeichnet werden können. Der Bewegungsradius und die Privatsphäre sind aufgrund der 24-stündigen Kameraüberwachung eingeschränkt. Diese räumliche Isolation führt auch dazu, dass der Kontakt zur »Außenwelt« erheblich eingeschränkt ist. Im Rahmen des Intensivmonitorings sind die Patient*innen jedoch in besonderem Maße auf die Kommunikation mit Angehörigen und Pflegenden angewiesen.

Die eingeschränkte Kommunikationsmöglichkeit sowie die räumliche Isolierung führen oft dazu, dass die Patient*innen vermehrt Ängste äußern. Es besteht die Angst vor dem ungewissen Ausgang des Intensivmonitorings, vor stärker ausgeprägten Anfällen und vor Verletzungen durch die Reduktion der Antiepileptika.

Pflegerische Interventionen bezüglich obengenannter Pflegephänomene sind beratende Gespräche sowie die Vermittlung von Informationen zum Krankheitsbild Epilepsie. Ängste werden gemindert, die Patient*innen fühlen sich sicherer. Die zuständige Bezugspflegefachperson informiert und berät die Patient*innen im Rahmen eines pflegerischen Aufklärungsgespräches über den Ablauf der Diagnostik. Inhalt dieser Aufklärung ist der Umgang mit den EEG-Elektroden und die Erläuterung der Anfallstestung. Auch eine mögliche Medikationsreduktion und die damit verbundene Gefahr für Verletzungen sollte erwähnt werden. Um Unsicherheiten und Ängsten vorzubeugen, ist es ratsam, Informationen in schriftlicher Form auszuhändigen. Ein weiterer Grund für schriftliche Informationen ist eine mögliche Merk- und Gedächtnisstörung der Patient*innen. Diese können Informationen nicht immer erinnern. Schriftliche Informationen sind deshalb hilfreich, sie können im Bedarfsfall wiederholt mit den Pflegenden besprochen werden.

Die erlebte Isolation im Intensivmonitoring lässt sich durch Beschäftigungsangebote (Bücher, Videos, DVDs, Spiele, Internet) leichter ertragen, dies trägt zur Ablenkung bei. Familie und Freund*innen sollten ebenfalls bei der Begleitung der Patient*inneneinbezogen werden. Pflegende unterstützen Betroffene dabei, beispielsweise durch die Nutzung von Handy und Laptop, Kontakte pflegen zu können. Der Kontakt zu Angehörigen und Freund*innen sowie die Einbeziehung dieser in die Behandlung führt dazu, dass sich die Patient*innen weniger isoliert und sicherer fühlen.

8.3 Invasive Diagnostik mit subduralen Platten- oder Tiefenelektroden

Falls durch die obengenannten Untersuchungen kein eindeutiges Ergebnis des Anfallsursprungs belegt werden kann, so besteht in der Regel die Möglichkeit einer invasiven Diagnostik (Baumgartner et al. 2013). Dabei werden den Patient*innen im Rahmen einer neurochirurgischen Operation Elektrodenplättchen direkt auf die Oberfläche des Gehirns implantiert. Des Weiteren besteht die Möglichkeit der invasiven Diagnostik mit Tiefenelektroden. Diese werden ebenfalls operativ in vorher festgelegte Areale des Gehirns eingeführt. Bei beiden invasiven Diagnostikverfahren lässt sich das epileptogene Areal genauer eingrenzen, auch die Sprach- und Gedächtnisareale sind so genauer abzugrenzen. Der Ablauf der Diagnostik ähnelt dem des Intensivmonitorings. Es werden wieder Anfälle aufgezeichnet und ggf. spezifische Hirnareale stimuliert, so dass eine Resektion des anfallsauslösenden Bereichs sehr genau geplant werden kann.

Allgemeine pflegerische Aufgaben sind die mehrmalige Kontrolle der Vitalparameter sowie der Vigilanz, die Patient*innen erhalten eine i. v.-Antibiose, um Infektionen vorzubeugen. Die Flüssigkeitszufuhr wird im Rahmen der Diagnostik mit subduralen Plattenelektroden in den ersten Tagen bilanziert, da eine vermehrte Flüssigkeitszufuhr ein Hirnödem begünstigen kann. Cortison wird ebenfalls zur Vermeidung eines Hirnödems verabreicht. Da Cortison den Blutzuckerspiegel beeinflussen kann, wird der Blutzuckerwert bis zum Ausschleichen des Medikaments kontrolliert.

Es erfolgt des Weiteren eine mehrmalige Schmerzevaluation und Dokumentation mittels Schmerzskalen (▶ Kap. 8.4). Durch die Immobilität in dieser Diagnostikphase werden die Patient*innen physiotherapeutisch betreut und dazu angeregt, leichte Gymnastik mittels Theraband durchzuführen. Darüber hinaus erhalten sie eine Thromboseprophylaxe.

8.3.1 Pflegephänomene in der invasiven Diagnostik

Die eingangs dargestellten Pflegephänomene im Rahmen der Oberflächendiagnostik treten bei der invasiven Diagnostik zumeist verstärkt auf: So werden beispielweise die Kommunikationsmöglichkeiten aufgrund einer nur eingeschränkt zugelassenen Besucherzahl weiter begrenzt und die Patient*innen aufgrund der Infektionsgefahr strikter isoliert.

Überdies erleben Patient*innen während der invasiven Diagnostik Hilflosigkeit bzw. einen situativen Kontrollverlust, da sie aufgrund der oben beschriebenen Einschränkungen und auch durch postoperative Schmerzen, Übelkeit oder vermehrter Anfälle auf pflegerische Unterstützung angewiesen sind. Sie fühlen sich teilweise abhängig von Pflegenden und können wenig Einfluss auf Abläufe und Untersuchungen nehmen.

Die Körperpflege sollte während der Diagnostik im Bett oder in Begleitung einer Pflegefachperson verrichtet werden. Auch die Toilettengänge werden begleitet, um Stürze und Verletzungen zu vermeiden. Patienten fühlen sich in diesen Situationen machtlos, schämen sich. Scham ist ebenfalls ein Phänomen von Hilflosigkeit (Zeller-Forster 2009).

Auch das Pflegephänomen der situativen Hilflosigkeit bedarf einer pflegerischen Intervention: Aufmerksame Begleitung, aktives Zuhören, eine emphatische Haltung und respektvolles Verhalten und Einfühlungsvermögen sind bei der Begleitung der Patient*innen in dieser Phase besonders wichtig. Um die erlebte Hilflosigkeit in dieser Situation nicht noch zu verstärken, sollte darauf geachtet werden, dass der*die Patient*in selbst Entscheidungen treffen kann (beispielsweise wann die Körperpflege erfolgen soll).

8.4 Epilepsiechirurgische Eingriffe

Konnte nach erfolgter präoperativer Diagnostik das epileptogene Hirnareal abgegrenzt werden und sind die Risiken des Eingriffs für den Betroffenen definiert, so kann ein epilepsiechirurgischer Eingriff geplant werden. Die Patient*innen werden über mögliche Risiken und Abläufe eines operativen Eingriffs ärztlicherseits aufgeklärt. Daraus ergeben sich auch pflegerische Gesichtspunkte, die im Rahmen eines pflegerischen OP-Vorbereitungsgespräches besprochen werden sollten. Inhaltlich wird das allgemeine präoperative Procedere erläutert. Ein wichtiger Punkt in dieser Aufklärung ist der Umgang mit postoperativen Schmerzen. Nicht selten haben Patient*innen Angst vor postoperativen Wundschmerzen oder lagerungsbedingten Muskelschmerzen. Pflegende beraten die Patient*innen ausführlich über die Einschätzung von Schmerzen und die postoperative Schmerzbehandlung. Die Erläuterung der medikamentösen Schmerzbehandlung im Rahmen eines präoperativen Vorbereitungsgespräches gibt Sicherheit. Zur Schmerzeinschätzung können individuelle Assessment-Instrumente eingesetzt werden, so z. B. die Faces-Pain-Skala, die numerische Rangskala oder die KUSS-Skala. Der Umgang mit diesem Assessment-Instrument wird erläutert. Allgemein gilt, dass die Patient*innen nach einem festgelegten Schema Schmerzmittel erhalten. Sollten diese nicht ausreichen, so werden weitere Schmerzmittel verabreicht. Alle Schmerzmittelgaben werden dokumentiert und im Rahmen des Pflegeprozesses evaluiert.

Die Patient*innen können u. a. bei nicht medikamentösen Maßnahmen (beispielweise dem Einsatz von Kühlelementen) die Schmerzbehandlung aktiv mitgestalten.

Auch die postoperative Wundbehandlung sowie die Infusionstherapie und der Umgang mit Drainagen und Kathetern sollte erläutert werden. Die Einbeziehung der begleitenden Angehörigen in die prä- und postoperative Versorgung ist als obligat anzusehen.

Um Stürze und Verletzungen zu vermeiden, sollte die Mobilisation der Betroffenen zuerst nur in pflegerischer Begleitung erfolgen. Dies muss ebenfalls im Rahmen des pflegerische Aufklärungsgespräches erläutert werden.

Pflegende sollten regelmäßig den Schmerzgrad der Patient*innen erfragen. Bei der Einschätzung der Schmerzen sind Schmerzskalen hilfreich. Auf eine regelmäßige Gabe von Schmerzmitteln ist zu achten, ebenso wichtig ist eine regelmäßige Evaluation und Dokumentation des Schmerzerlebens der Betroffenen.

8.5 Organisation der pflegerischen Versorgung

Im Rahmen der präoperativen Diagnostik und Epilepsiechirurgie ist es vorteilhaft, die pflegerische Betreuung und Versorgung in Form eines Bezugspflegesystems zu organisieren. Hierbei ist es wichtig, dass die oben benannten Pflegephänomene von Pflegenden im Blick behalten werden. Um dies gewährleisten zu können, ist der Beziehungsaufbau zwischen Pflegenden und Patient*innen wichtig. Ein Pflegesystem, das besonders den Beziehungsaufbau unterstützt, ist das Primary Nursing. Zwei Pflegende sind vorrangig für den Patienten zuständig. Dieser erhält von ihnen beispielsweise Informationen über den Ablauf der präoperativen Diagnostik oder die prä- und postoperative Begleitung und Versorgung. Der Pflegeprozess wird im Rahmen des Primary Nursings aktiv durch diese zwei Pflegenden gestaltet (Manthey 2005). Pflegefachpersonen übernehmen im Rahmen des Primary-Nursing-Konzeptes Verantwortung, sie sind aktiv in der Betreuung der betroffenen Person eingebunden. Der*die Patient*in und Angehörige erleben dies als unterstützend (Kerksiek 2000).

Fallbeispiel

Im Folgenden wird ein Fallbeispiel aus der pflegerischen Praxis dargestellt:

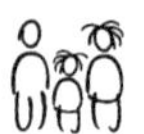

Fallbeispiel Frau A.

Die 25-jährige Frau A. ist gelernte Erzieherin. Sie leidet seit dem Alter von neun Jahren an einer fokalen Epilepsie einhergehend mit nicht bewusst erlebten fokalen Anfällen. Überdies ereignete sich ein prolongierter Fieberkrampf im Rahmen einer Salmonelleninfektion im Alter von einem Jahr sowie ein Status epilepticus im Alter von 19 Jahren. Sie leidet seit längerer Zeit unter vermehrten und immer länger andauernden epileptischen Anfällen und ist seit fast einem Jahr krankgeschrieben.

Frau A. entscheidet sich für eine präoperative Diagnostik, da sie gern wissen möchte, ob sie eine Kandidatin für einen epilepsiechirurgischen Eingriff wäre. Ein weiterer Grund sind bestehende Nebenwirkungen der Antiepileptika (vermehrte Müdigkeit und Schwindel), die sie in ihrem alltäglichen Leben sehr einschränken. Sie wünscht sich außerdem eine Sozialberatung bezüglich ihrer beruflichen Situation. Im Rahmen des jetzigen Aufenthaltes im Epilepsie-Zentrum soll nun zum einen eine umfassende differentialdiagnostische Abklärung ihrer Epilepsie und eine Optimierung der derzeitigen Medikation erfolgen. Andererseits soll die berufliche Situation überprüft werden, insbesondere ob Frau A. in ihren Beruf als Erzieherin weiterarbeiten kann. Am Aufnahmetag wurde Frau A. von der zuständigen Primary Nurse über den Ablauf der Diagnostik aufgeklärt.

Im Intensivmonitoring wurden alle Antiepileptika abgesetzt, nach drei Tagen erlitt Frau A. mehrere nicht bewusst erlebte fokale Anfälle. Die begleitende Primary Nurse versuchte mit Hilfe von Gesprächen, aber auch durch Ablenkung (Ergometer, Sport), die Patientin in dieser Diagnostik zu unterstützen. Nach weiteren Untersuchungen (funktionellem MRT, neuropsychologische Testungen) wurde Frau A. mitgeteilt, dass sie eine Kandidatin für einen epilepsiechirurgischen Eingriff sei. Nach etwas Bedenkzeit willigte sie in die OP ein. Zur pflegerischen Vorbereitung erfolgte ein ausführliches Gespräch, in dessen Rahmen der Ablauf der präoperativen Vorbereitung sowie der postoperativen Begleitung genau erläutert wurden. Frau A. schilderte ihre große Angst vor postoperativen Schmerzen. Die Primary Nurse erläuterte u. a. die Schmerz-Assessment-Instrumente sowie die medikamentöse und nicht medikamentöse Schmerzbehandlung. Nach der Operation klagte Frau A. anfangs noch über Übelkeit und Schmerzen, dies besserte sich jedoch schnell. Am vierten postoperativen Tag war die Patientin mobil im Krankenhaus unterwegs. Anfälle traten nach der OP nicht mehr auf. Frau A. wurde anschließend im Rahmen einer Anschlussheilbehandlung in eine Rehaklinik verlegt. Nach sechs Monaten erschien Frau A. zu einer Nachuntersuchung. Sie ist weiterhin anfallsfrei. Sie beabsichtigt wieder als Erzieherin zu arbeiten.

8.6 Lessons learned

- Aufgabe der Pflegenden vor und nach epilepsiechirurgischen Eingriffen ist die Begleitung und Beratung der Patient*innen unter Einbeziehung ihres persönlichen Umfeldes.
- Auf eine regelmäßige Schmerzerfassung, Evaluation und Dokumentation nach epilepsiechirurgischen Eingriffen ist zu achten.
- Ängste der Patient*innen sollten wahrgenommen werden. Diesen Ängsten muss entsprechend begegnet werden.
- Gespräche bezüglich der Zeit nach der Operation sollten das mögliche Wiederauftreten von Anfällen und den Umgang mit motorischen und kognitiven Einschränkungen thematisieren.
- Das Pflegesystem Primary Nursing kann als pflegerisches Organisationsmodell dazu beitragen, dass die Bedürfnisse der Patient*innen ganzheitlich wahrgenommen werden.

Literatur

Baumgartner C, Pirker S (2013) Präoperative Epilepsiediagnostik und Epilepsiechirurgie, Z. Epileptol., 26, S. 198–210

Baumgartner C, Koren J, Lang C et al. (2020) Temporallappenepilepsien – Ätiologie und elektroklinische Subtypen, Z. Epileptol., 33, S. 6–14

Dorfer C, Czech T, Rössler K (2020) Chirurgie der Temporallappenepilepsie, Z. Epileptol., 33, S. 37–41

Kerksiek K (2000) »Man hätt sich's, glaub' ich, gewünscht, dass er bis zum Schluss dabei gewesen wär«, Eine empirische Untersuchung zum Erleben von Patienten in der prä- und postoperativen Phase bei einem epilepsiechirurgischen Eingriff, Pflege, 5. Jg., Nr. 1, S. 12–29

Krämer G (2005) Kleines Lexikon der Epileptologie. Stuttgart: Thieme

Lüders H (2008) Textbook of Epilepsy Surgery. London: Informa healthcare

Manthey M (2005) Primary Nursing: Ein personenbezogenes Pflegesystem. 2. Aufl. Bern: Hans Huber

Noachtar S, Rémi J (2012) Epilepsiechirurgie, Nervenarzt, 83, S. 209–212

Schulze-Bonhage A (2011) Aspekte der Epilepsiechirurgie, PiD-Psychotherapie im Dialog, 12(4), S. 321–324

Schwarz G, Puttinger G, von Oertzen T (2019) Prächirurgische Epilepsiediagnostik – öfter ein Thema als viele denken, Psychopraxis. Neuropraxis, 22, S. 260–267

Thom M (2014) Review: Hippocampal sclerosis in epilepsy: a neuropathology review, Neuropathology and Applied Neurobiology, 40(5), S. 520–543

Zeller-Forster F (2009) Hilflosigkeit. In: Käppeli S (Hrsg.) Pflegekonzepte. Phänomene im Erleben von Krankheit und Umfeld. Bern: Hans Huber, S. 65–80

9 Pflege in der epileptologischen Rehabilitation

Christina Vollgraf

9.1 Einleitung

Heutzutage können 60–80 % der Menschen, die an Epilepsie erkrankt sind, durch fachgerechte medizinische Behandlung anfallsfrei werden (Schmidt & Schachter 2014). Trotz einer derartig erreichten Anfallsfreiheit oder stabilen Anfallssituationen können psychologische sowie soziale Beeinträchtigungen bei den betroffenen Personen auch weiterhin bestehen bleiben. Soziale Vorurteile und Stigmatisierung, Schwierigkeiten einen an die Erkrankung angepassten Lebensstil einzuhalten, rechtliche Beschränkungen und fehlendes Wissen über die Erkrankung können Auslöser für psychologische und soziale Beeinträchtigungen sein (Hermann & Jacoby 2009). Die epileptologische Rehabilitation kann hier eine Unterstützung für Betroffene bieten, unabhängig davon, ob eine Anfallsfreiheit erreicht wurde oder nicht.

9.2 Einführung in die epileptologische Rehabilitation

»Rehabilitation« (von lat. rehabilatio, »Wiederherstellung«) bezeichnet alle Maßnahmen, die einerseits die Intention haben, den Einfluss von Bedingungen, die zu Einschränkungen führen, abzuschwächen. Andererseits werden die benachteiligten Personen mittels dieser Maßnahmen zum Erreichen einer sozialen und beruflichen Integration befähigt (Gutenbrunner 2007). Das Ziel von Rehabilitation besteht darin, die Anforderungen an das Alltagsleben so gut wie möglich zu bewältigen und die Lebensqualität trotz Epilepsie zu erhalten. Die Notwendigkeit der Entwicklung einer spezialisierten epileptologischen Rehabilitation ergab sich in der Vergangenheit in der Versorgung von Betroffenen aufgrund der Tatsache, dass eine medikamentöse oder eine epilepsiechirurgische Behandlung oft nicht ausreichten, um die häufigen sozialen und psychischen Auswirkungen des Krankheitsbildes zu bewältigen und einen langfristigen Therapieerfolg zu gewährleisten. Sie fungiert als Bindeglied zwischen der Akutbehandlung und der beruflichen (Wieder-)Eingliederung (Specht et al. 2007). Dadurch gewinnt die

Fachrichtung der epileptologischen Rehabilitation stetig an Relevanz für die Betroffenen, die behandelnden Ärzt*innen sowie die Sozialversicherungsträger.

Folgende Indikationen können Gründe für eine epileptologische Rehabilitationsmaßnahme darstellen:

- Schwierigkeiten einen an die Epilepsie angepassten Lebensstil zu führen (Beispiel: Medikamenteneinnahme, Vermeidung und Umgang mit Anfallsauslösern)
- Krankheitsbedingte psychische Störungen
- Unzureichende psycho-physische Belastbarkeit
- Bewältigungsprobleme in Bezug auf die Erkrankung
- Reduzierter Wissensstand in Bezug auf die eigene Epilepsie (► Kap. 9.4)
- Eingeschränkte berufliche Belastbarkeit und Effizienz
- Behandlungsabhängige epilepsie-assoziierte neuropsychologische und motorische Defizite
- Zustand nach einem epilepsiechirurgischen Eingriff

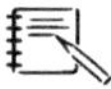

Rehabilitationsantrag

Ein Antrag auf Rehabilitation kann über die deutsche Rentenversicherung (DRV) digital oder analog bei Beratungsstellen, Krankenkassen oder anderen Servicestellen angefragt werden. Der Antrag sollte mit einem behandelnden Arzt sowie der Krankenkasse besprochen werden. Weitere Informationen sind online unter: www.deutsche-rentenversicherung.de einzuholen.

Wichtig: Sollte ein Rehabilitationsantrag abgelehnt oder eine Rehabilitationseinrichtung ausgewählt werden, die nicht dem Anliegen des*der Patienten*in entspricht, so kann ein schriftlicher Wiederspruch von Seiten des Erkrankten bei der deutschen Rentenversicherung eingereicht werden.

Die Kosten einer Rehabilitationsmaßnahme werden in Abhängigkeit von der gewählten Rehabilitationsform in der Regel entweder von der Rentenversicherung oder von der Krankenversicherung übernommen. So zahlt die Rentenversicherung lediglich die Kosten für Maßnahmen zur Wiedereingliederung in das Erwerbsleben. Dabei ist der Leitspruch »Reha vor Rente« maßgeblich. Das Hauptziel speziell dieser Maßnahmen besteht darin, die Arbeitsfähigkeit zu prüfen, wiederherzustellen und eine Erwerbsminderung zu vermeiden. Die Krankenversicherung übernimmt die Kosten einer Rehabilitationsmaßnahme, wenn die Abnahme der Beschwerden einer Erkrankung oder die Verhütung einer Verschlimmerung angestrebt wird. Dies gilt allerdings nur, insofern die Erwerbsfähigkeit nicht relevant beeinträchtigt ist. Zur Einholung konkreter Informationen bezüglich der Kostenübernahme für den Einzelfall ist der Versicherungsträger des Patienten zu kontaktieren.

Eine Rehabilitationsmaßnahme kann stationär sowie ambulant erfolgen. Letzteres bietet insbesondere für ortsansässige Patient*innen Vorteile, da diese somit auch weiterhin ihren Alltagsverpflichtungen (z. B. die Versorgung der Kinder) nachkommen können.

Die Dauer der Rehabilitationsmaßnahme ist sowohl von dem Bedarf des*der Patienten*in als auch der Kostenzusage des Trägers abhängig. In der Regel dauern die Rehabilitationsmaßnahmen zwischen drei und sechs Wochen.

9.3 Bedeutung der Pflege in der epileptologischen Rehabilitation

Die Pflege in der epileptologischen Rehabilitation unterscheidet sich von der Krankenpflege in der Akutversorgung. Behandelt werden meist mobile Patient*innen, die nur bedingte bis keine pflegerischen Unterstützungsmaßnahmen in den basalen Aktivitäten des täglichen Lebens benötigen. Jedoch handelt es sich ebenfalls um Patient*innen, die vielfältige Beeinträchtigung bezüglich Aktivitäten, Funktionen sowie der Teilhabe am gesellschaftlichen Leben aufweisen können. Das besondere Anforderungsprofil der Pflege in der Rehabilitation ist ausgerichtet an ganzheitliche, teilhabeorientierte Pflegeerfordernisse. Die Wiedererlangung von Alltagskompetenzen, sozialer Teilhabe und damit die Stärkung der Handlungsautonomie der Patient*innen spielen in der rehabilitativen Pflege eine zentrale Rolle. Die Pflegekräfte orientieren sich an einem per se sozial integrierenden Behandlungsansatz. Gesundheitsprävention und Gesundheitsförderung gewinnen durch aktuelle gesellschaftliche Veränderung (demographischer Wandel, Zunahme degenerativer Erkrankungen) immer mehr an Bedeutsamkeit und werten damit die traditionellen sozialintegrativen, edukativen und kooperativen Aspekte der Pflege in der Rehabilitation auf. Didaktische Kenntnisse, Fähigkeiten zur Patient*innenedukation (z. B. im Rahmen der Epilepsieberatung) sowie Angehörigenberatung sind verstärkt elementare pflegerelevante Themen. Diese orientieren sich stets an den Konzepten zur Selbstmanagementfähigkeit von Patient*innen und an den Konzepten zur Krankheitsverarbeitung (DEGEMED Positionspapier »Pflege in der Rehabilitation« 2008).

Pflegende arbeiten im Bereich der epileptologischen Rehabilitation in einem interdisziplinären Team, bestehend aus Ärzt*innen, Psycholog*innen und Neuropsycholog*innen, Sozialarbeiter*innen, Ergo-, Sport-, Kunst- und Physiotherapeut*innen sowie Logopäd*innen. Durch eine kontinuierliche Informationsweitergabe sind alle beteiligten Pflegenden über den gesamten Behandlungsverlauf der Patient*innen informiert. Zu den Aufgaben der Pflegenden gehören u. a.:

- Beobachtung, Betreuung und Dokumentation der auftretenden Anfälle: Dieser Aufgabenbereich hat eine zentrale Bedeutung in der epileptologischen Rehabiltation. Zum einen bilden die Anfallsbeschreibungen die Grundlage für die berufliche Gefährdungseinschätzung und weitere Empfehlungen (z. B.

Umschulung). Zum anderen wird mit der Optimierung der Medikation und dem Einnahmeverhalten der Patient*innen eine Reduktion der Anfälle beabsichtigt. Mit einer Anfallsreduktion ist oft ein Gewinn an Lebensqualität verbunden, was beinhaltet, dass Patient*innen in der Lage sind, wieder aktiver ihr Leben zu gestalten.

- Medikamenten-Einnahme-Training (▶ Kap. 9.5.1)
- Die Beobachtung und Beurteilung sozialer Fähigkeiten: Für die Selbstständigkeit der Patient*innen und für die berufliche Förderung ist es für die Pflegefachkräfte der epileptologischen Rehabilitation entscheidend, sich ein Bild über die Alltagsfähigkeit der Patient*innen zu verschaffen. Die Patient*innen sind im Rehabilitationsalltag mit Aufgaben wie beispielsweise Haushaltsführung und Wäsche waschen konfrontiert. Des Weiteren wird die Einhaltung der Therapieangebote von den Pflegekräften dokumentiert. Zu beurteilen sind außerdem die sozialen Fähigkeiten und Auswirkungen eventuell vorliegender psychischer Umstände auf den Umgang mit anderen Menschen. Alle Beobachtungen, beispielsweise das Verhalten innerhalb einer Patient*innengruppe, werden von den Pflegefachkräften dokumentiert und in interdisziplinären Teamsitzungen ausgewertet (Bökenkamp et al. 2004).
- Ermittlung des persönlichen Beratungsbedarfes und Epilepsieberatung
- Schulung der Patient*innen mit Hilfe von modularen Schulungsprogrammen (▶ Kap. 9.5)
- Gestaltung einer therapeutischen Atmosphäre, beispielsweise durch die Förderung von sozialen Interaktionen

9.4 Pflegephänomen: Wissen beeinträchtigt

Verschiedene Studien zeigen, dass Menschen mit Epilepsie erhebliche Informationsdefizite und Fehinformationen in Bezug auf die eigene Erkrankung aufweisen (Jarvie 2001). Die Patient*innen haben oft einen reduzierten Kenntnisstand in Bezug auf das eigene Krankheitsmanagement. In der epileptologischen Rehabilitation gewinnt das Pflegephänomen »Wissen beeinträchtigt« somit immer mehr an Bedeutung. Die Definition des Pflegephänomens lautet wie folgt:

Wissen beeinträchtigt

»Ein Pflegephänomen, bei dem ein Mensch über keine, beziehungsweise mangelhafte Informationen zur Erhaltung, Wiederherstellung und Förderung der Gesundheit verfügt« (Stefan et al. 2013, S. 687).

Hauptursachen für den mangelnden Informationsstand können fehlende Krankheitsakzeptanz sowie Verdrängung der Erkrankung sein. Aber auch Faktoren wie mangelnde Unterstützung durch das soziale Umfeld, mangelnder Zugang zu Bildungsprogrammen und Informationen können Ursachen für ein Wissensdefizit darstellen. Auswirkungen aus der Sicht der Patient*innen sind Unsicherheit, Überforderung, Verdrängung sowie Unverständnis und Fehlinterpretation. Aus der Sicht der Pflegeperson kommt es zu gesundheitsbeeinträchtigendem Verhalten. Das kann sich einerseits in dem Einhalten unnötiger Einschränkungen äußern. Andererseits kann sich ein mangelnder Informationsstand auf das Risikoverhalten der Patient*innen auswirken und im schlimmsten Fall kommt es zu einem Unfall oder einer Verletzung des Betroffenen. Ziel des Pflegeprozesses in der epileptologischen Rehabilitation ist es, dass die Patient*innen ein Ausmaß an Wissen und Verständnis zu der eigenen Epilepsie entwickeln, was die Erreichung von Gesundheitszielen ermöglicht.

Ziele der Wissensverbesserung im Pflegeprozess sind außerdem:

- Anfallsdokumentation verbessern
- Krankheitsmanagement verbessern
- Kontrollierte Medikamenteneinnahme mit einem Regulativ
- Verbesserter Kenntnisstand über Medikamente und Einnahmeverhalten
- Vermeidung von Anfällen durch Non-Adhärenz
- Zugang zu vertrauenswürdigen Informationsquellen ermöglichen

Die Maßnahmen, um die genannten Ziele zu erreichen, werden mit den Patient*innen individuell vereinbart (▶ Kap. 9.2).

9.5 Epilepsieberatung

Eine epileptologisch-pflegerische Fachexpertise sowie methodische Beratungskompetenzen sind für die Gestaltung des Beratungsprozesseses erforderlich. Pflegende können durch externe und interne Fortbildungen sowie Beratungen durch bereits geschulte Kolleg*innen dahingehend qualifiziert werden. Im Folgenden werden die wichtigsten epilepsiebezogenen Themen pflegerischer Epilepsieberatung dargestellt. Diese dienen als Leitfaden.

9.5.1 Medikamenteneinnahme und Adhärenz bei Epilepsie

Ein Hauptschwerpunkt der pflegerischen Epilepsieberatung ist die Medikamenteneinnahme. Die Einnahme der antiepileptischen Medikation stellt die Grundvoraussetzung für eine wirksame Behandlung dar. Die Wirksamkeit der Therapie kann sich nur dann vollständig entfalten, wenn der*die Patient*in die verschriebenen Medikamente so einnimmt, wie es dem vereinbarten Behandlungsplan zwischen Arzt*Ärtzin und Patient*in entspricht. Zu dieser Therapietreue (»Adhärenz«) gehören die Berücksichtigung der richtigen Dosis und des genauen zeitlichen Einnahmeschemas.

Aus der Publikation von Malek et al. (2017) geht hervor, dass ca. 30–50 % aller Menschen mit Epilepsie es nicht schaffen, die Medikation in einer Art und Weise einzunehmen, die einen optimalen und wirksamen Anfallsschutz bieten. Die Gründe für diese eingeschränkte Medikamenten-Adhärenz sind mannigfaltig. So können unbemerktes Vergessen resultierend aus einer inadäquaten Einnahmetechnik, kognitive Einschränkungen, Ängste vor möglichen Nebenwirkungen oder mangelndes Vertrauen der Patient*innen in die Wirksamkeit der Therapie zu einer fehlerhaften Medikamenteneinnahme und damit wiederum zur Anfallsgefahr führen (Wolf et al. 2003, S. 319 f.). Aus der Pflege- und Beratungspraxis konnten eine Reihe an Personengruppen ermittelt werden, die als Risikogruppen einzustufen sind. Maßgeblich für die Zuordnung eines*einer Patienten*in als Teil einer dieser Risikogruppen ist das mangelnde Vermögen, die ärztlichen Vorgaben einzuhalten. (► Kap. 10.7.4).

Zur Verbesserung der Medikamenteneinnahme-Adhärenz durchlaufen Patient*innen in der epileptologischen Rehabilitation ein individuelles Einnahmetraining (»Dispenser-Training«) mit Hilfe eines Wochendispensers. In der ersten Phase dieses Trainings wird die Einnahme der Medikation durch die Pflegenden kontrolliert, wobei die Patient*innen ggf. an die Einnahme erinnert werden. Diese Einnahmekontrolle wird im Verlauf der Rehabilitationsmaßnahme im Pflegeprozess stetig gelockert, bis gänzlich darauf verzichtet werden kann. Dadurch wird die häusliche, selbstständige Einnahmesituation simuliert (Bökenkamp et al. 2004). Parallel zu dem Einnahmetraining erfolgt eine individuelle Beratung im Rahmen einer Pflegevisite. Bereits bei der Pflegeanamnese kann die Bezugspflegekraft eruieren, ob der*die Patient*in eine bestimmte Einnahmetechnik nutzt oder ein Wissensdefizit in Bezug auf die Medikamenteneinnahme besteht.

Verhalten bei vergessener Medikamenteneinnahme

Vergessen ist menschlich, so auch das Vergessen der antiepileptischen Medikation bei Epilepsiepatient*innen. Allerdings ist die Therapietreue für den Erfolg der Epilepsie-Therapie enorm wichtig ist. Gründe für das Auslassen einer Medikamentendosis sind in einem gemeinsamen Gespräch mit dem*der Patienten*in zu thematisieren.

Folgende Empfehlungen sind als Hilfestellung für die konsequente Einnahme der antiepileptischen Medikation zu verstehen:

- Um ein Gleichgewicht des Medikamentenspiegels im Serum zu sichern, sollte darauf geachtet werden, feste Zeiten für die Medikation im Alltag zu etablieren (z. B. zweimal am Tag um 08:00 Uhr und 20:00 Uhr). Das unregelmäßige

Einnehmen von Antiepileptika kann zu einer stark schwankenden Serumkonzentration und damit zu einer eingeschränkten Anfallskontrolle führen (Krämer 2000). Einnahmedosen und Zeiten sollten stets in Rücksprache mit dem*-der behandelnden Arzt*Ärztin eruiert werden.

- Die Verwendung eines Tages- oder Wochendispensers für die Medikamente bietet den Patient*innen eine Möglichkeit der Selbstüberprüfung bezüglich der individuellen Medikation.
- Das Platzieren des Medikamentenbehälters an einem Ort im Wohnbereich, der häufig gesichtet wird (z. B. auf dem Nachttisch, dem Waschbecken oder auf dem Frühstücks- und Abendessenstisch), minimiert das Vergessen der Einnahme. Gleiches gilt für die Verknüpfung der Medikamenteneinnahme an gängige Handlungen im Alltag (Einnahme zu den Mahlzeiten).
- Das Nutzen von Alarm- und Erinnerungsfunktionen auf dem Mobiltelefon oder auf einer Uhr sowie die Dokumentation der Medikamenteneinnahme in einem (Anfalls-)Kalender können zusätzlich an die Medikamenteneinnahme erinnern.
- Eine spezialisierte Epilepsie-App auf dem Smartphone kann ebenfalls helfen, die Erkrankung besser in den Alltag und die Freizeit zu integrieren. Die meisten Apps bieten einen Medikamentenübersichtsplan, eine integrierte Tagebuchfunktion, hinterlegte gesundheitsbezogene Daten und auch eine Erinnerungsfunktion zur Medikamenteneinnahme.

Sollte der*die Patient*in bemerken, dass die Medikamenteneinnahme vergessen wurde, so kann diese unabhängig davon, wie weit die vorgesehene Einnahmezeit in der Vergangenheit liegt, nachgeholt werden. Damit wird ein Abfall der Serumkonzentration verhindert und der Anfallsschutz wieder auf den erforderlichen Stand gebracht. Oft äußern Patient*innen dabei zunächst Ängste vor Überdosierungen oder Nebenwirkungen, diese sind zumeist jedoch unbegründet. Bei Unsicherheiten sollte mit dem*der behandelnden Arzt*Ärztin Rücksprache gehalten werden (Specht & May 2005).

Fehlende Adhärenz kann bei Epilepsiepatient*innen gravierende Folgen haben. Besteht schon länger eine Anfallsfreiheit und es kommt aufgrund von Non-Adhärenz zu einem Anfall (»breakthrough seizure«) kann dies erneut alle Lebensbereiche des*der Patienten*in negativ beeinflussen. Um das Einnahmeverhalten zu optimieren, ist eine gezielte Beratung indiziert (ebd. 2005).

9.5.2 Hilfsmittel und Sicherheitsvorkehrungen im Alltag

Ein weiterer Schwerpunkt der Epilepsieberatung sind Hilfen und Sicherheitsvorkehrungen in der Wohnsituation. Abhängig von der Häufigkeit, Art und Schwere der Anfälle sind Sicherheitsvorkehrungen im Haushalt erforderlich. Bei Anfallsfreiheit oder bei gelegentlich auftretenden Absencen sind bei den Patient*innen kaum Sicherheitsvorkehrungen zu beachten – im Gegensatz zu Patient*innen, die mehrmals die Woche unter Anfallsgeschehen mit einhergehender Bewusstlosigkeit leiden. Der Einsatz von Hilfsmitteln oder die Umsetzung von Sicherheitsvorkehrungen im Alltag hängt auch damit zusammen, ob die Menschen alleine wohnen oder andere gesundheitliche Einschränkungen aufweisen. In der Eingangsanamnese kann die Bezugspflegekraft bereits die Wohnumstände und das Risikoverhalten des*der Patienten*in im gemeinsamen Gespräch eruieren. Je nach Anfallsform kann nun erachtet werden, ob folgende Vorsichtsmaßnahmen im Alltag sinnvoll sind:

- Das Badezimmer: Beim Baden in einer Badewanne droht Ertrinkungsgefahr im Fall eines auftretenden Anfalls. Aus diesem Grund ist die Nutzung der Dusche empfohlen. Kann der*die Patient*in auf das Baden nicht verzichten, so sollte die Tür unverschlossen bleiben und eine zweite Person zur Aufsicht in der Wohnung anwesend sein.
- Weitere Empfehlungen: ein fest installierter Haarföhn, eine Thermostatsperre, das Nutzen eines Duschstuhls
- Die Küche: Elektrische Haushaltsgeräte, wie z. B. ein Wasserkocher, können im Anfall mit großen Gefahren wie Verbrühungen verbunden sein. Anstatt Gas- oder Elektroherde zu nutzen, empfiehlt sich ein Induktionskochfeld oder eine Mikrowelle. Es sollte auf den hinteren Herdplatten gekocht werden.
- Weitere Empfehlungen: ein Herdschutz, eine Isolierkanne mit Knopfdruck, ein Überhitzungsschutz, das Sitzen bei Küchenarbeiten
- Allgemeiner Wohnbereich: Falls möglich, sollten Patient*innen das Fensterputzen in Höhen vermeiden. Das Bügeln sollte unter Anwesenheit Zweiter erfolgen. Gefahrenquellen wie wackelige Geländer, standunsichere Möbel, Teppichläufer und ungesicherte Kabel können zur Sturzgefahr werden.
- Weitere Empfehlungen: keine scharfkantigen oder spitzen Möbel, kein offenes Feuer oder Kaminnutzung ohne Beaufsichtigung, ein Heizkörper mit Schutzgitter

Weitere Hilfsmittel im Alltag:

- Der Notfallausweis: Ein Notfallausweis enthält wichtige Informationen für Ersthelfer*innen, Rettungspersonal und Ärzt*innen. Er enthält Angaben wie im Notfall anzurufende Telefonnummern, die Kontaktdaten des*der behandelnden Arztes*Ärztin, die aktuelle Medikation sowie Hinweise zu Maßnahmen für nicht medizinisches Personal, die bei einem epileptischen Anfall mit einhergehender Bewusstlosigkeit hilfreich sein können. Der Notfallausweis kann im Rahmen einer Pflegevisite dem*der Patienten*in ausgehändigt werden. Exemplare zum Ausdrucken gibt es außerdem kostenlos bei vielen Epilepsiestiftungen.
- Die Anfallswarnsysteme: Ein »Bettalarm« kann durch einen Sensor, der epilepsietypische Bewegungen im Schlaf erfasst, in der Anfallssituation einen Alarm an Pflegende aussenden. Der Sensor wird im Bett unter der Matratze installiert. Die Einstellungen werden individuell an den*die Patienten*in angepasst.

Der Alarm kann über ein Telefon, einen Pieper oder eine Lichtanlage weitergeleitet werden. Das Alarmsystem kann auch im häuslichen Umfeld für Betroffene Sicherheit bieten.

- Ein anderes Anfallswarnsystem stellt eine mobile Anfallserfassung in Form eines Armbandes dar. Es wird von den Patient*innen am Handgelenk getragen und kann während eines generalisiert tonisch-klonischen Anfalls eine Nachricht an eine angegebene Notfallnummer schicken. Mit dem Armband können GPS-Daten ausgesendet werden, um im Bedarfsfall den Aufenthaltsort des Betroffenen zu lokalisieren.

Die Übernahme von Kosten für Hilfsmittel kann unter bestimmten Voraussetzungen teilweise oder ganz durch die Kranken- oder Pflegekassen erfolgen. Unter der Internetseite www.rehadat-hilfsmittel.de ist eine Übersicht über Hilfsmittel bei Epilepsie sowie weiterer damit verbundener Informationen vorhanden.

Auch bei dem Thema Sicherheitsvorkehrungen sollte in der Epilepsieberatung versucht werden, eine Balance zwischen notwendigen Einschränkungen zur Sicherheit und Freiheit und Autonomie der Patient*innen zu finden.

9.5.3 Sport bei Epilepsie

Ein weiterer Schwerpunkt der interdisziplinären Beratung in der epileptologischen Rehabilitation ist die körperliche Fitness. Sportliche Betätigung trägt zum physischen und psychischen Wohlbefinden bei. Verschiedene Untersuchungen zeigen, dass auch Menschen mit Epilepsie sich durch Sport bzw. durch körperliche Betätigung besser und leistungsfähiger fühlen. Sportliche Aktivitäten in Gruppen oder alleine sind auch bei Epilepsiepatient*innen erwünscht (Dröge et al. 2017). Bei der Wahl der Sportart sollten dennoch bestimmte Risiken abgeschätzt werden. So gibt es Sportarten mit erhöhter Verletzungsgefahr für Epilepsiepatient*innen, z. B. wenn Ertrinkungs- oder Absturzgefahr besteht, über die die Pflegenden, Sporttherapeut*innen oder behandelnde Ärzt*innen informiert werden sollten. Eine Vielzahl weiterer Sportarten sind als unbedenklich einzustufen. Auch in diesem Fall sind die Form, Häufigkeit und Schwere der Anfälle zu beachten.

Im Folgenden wird eine grobe Einschätzung von Gefährdungen der verschiedenen Sportarten aufgezeigt. Dies dient in der pflegerischen Beratung zur Freizeitgestaltung als Hilfestellung.

Tab. 9.1: Gefährdungen bei Sportarten (nach Dröge et al. 2017)

In der Regel geeignet	Bedingt geeignet	Generell ungeeignet
Angeln (in Begleitung), Badminton, Basketball, Bodenturnen, Bowling, Gymnastik, Handball, Joggen, Leichtathletik, Nordic Walking, Schwimmen (in Begleitung oder mit entsprechenden Sicherheitsvorkehrungen, siehe unten), Ski-Langlauf, Tanzen, Tennis, Walken, Wandern, Volleyball	Bogenschießen, Eissport, Fechten, Fußball, Geräteturnen, Gewichtheben, Hockey, Inlineskating, Radfahren, Reiten, Ringen, Segeln (in Begleitung), Skateboard fahren, Skilaufen, Wasserski	Boxen, Bungeespingen, Diskuswerfen, Fallschirmspringen, Flugsport, Gebirgsklettern, Motorsport, Schießen, unbeaufsichtigtes Schwimmen oder Schnorcheln, Skispringen, Skydiving, Stabhochsprung, Surfen, Tiefseetauchen

Des Weiteren müssen folgende Hinweise bei der sportlichen Betätigung von Menschen mit Epilepsie beachtet werden:

- Es erweist sich als förderlich, wenn Patient*innen andere Teilnehmer*innen und Sportkamerad*innen über die Epilepsie informieren, damit diese bei einem Anfall entsprechend regieren können. Gerade bei sportlicher Betätigung im Wasser, wie dem Schwimmen, sollte der*die anwesende Rettungsschwimmer*in informiert werden. Das Schwimmen ohne allgemeine Rettungsaufsicht sollte vermieden werden.
- Die Gefahr, einen tödlichen Schwimmunfall zu erleiden, ist bei Menschen mit Epilepsie gegenüber der Allgemeinbevölkerung erhöht. Bei einem erhöhten Aufkommen von Anfällen empfiehlt sich bei Patient*innen das Tragen von einem Schwimmkragen oder einer Rettungsweste während des Schwimmens.
- Wenn die Anfälle an eine bestimmte Tageszeit gebunden sind, sind diese Zeitfenster für die sportliche Aktivität zu meiden.
- Bei Sportarten, die Schutzkleidung erfordern, sollten diese auch unbedingt getragen werden! Der Helm beim Fahrradfahren, eine Schwimmweste beim Wasserski oder Schoner beim Skateboarden sind unbedingt anzulegen, um das Verletzungsrisiko zu minimieren.
- Nach einem epilepsiechirurgischen Eingriff bestehen in der Regel keine Bedenken gegen sportliche Aktivitäten, insofern diese mit einer mäßigen körperlichen Belastung verbunden sind. Fußball, Handball sowie andere Sportarten mit erhöhter Verletzungsgefahr des Kopfes sollten mindestens drei Monate nach der Operation vermieden werden.

Bei der Wahl der Sportart sollten die Patient*innen zunächst ihren persönlichen Präferenzen folgen. Die Abwägung von Risiken und Schutzmaßnahmen kann im Anschluss daran zusammen mit der Bezugspflegeperson oder mit Sporttherapeut*innen erfolgen.

9.5.4 Reisen mit Epilepsie

Das Reisen gehört für viele Menschen zur Lebensqualität. So auch für Epilepsiepatient*innen. In dem ganzheitlichen Beratungsprozess ist dieses Thema mit dem*der Patienten*in zu erarbeiten. Folgende Aspekte sollten thematisiert werden, um die Anfallskotrolle auf Reisen zu gewährleisten:

1. Patient*innen sind nicht verpflichtet, der Fluggesellschaft oder dem Reisebüro von der Erkrankung zu berichten. Oft kann es aber sinnvoll sein, während des Fluges ein ärztliches Attest bei sich zu tragen, in dem die Anfallsform, einzunehmende Medikamente und Notfallmaßnahmen aufgeführt sind (Schmitz 2008).
2. Ob eine Reise auch allein angetreten werden kann, hängt von der Art und Schwere der Epilepsie ab. Für viele Menschen mit Epilepsie ist das Reisen allein möglich. Für andere ist eine Begleitperson während des Urlaubs unabdingbare Voraussetzung. Unabhängig davon sollte eine Reise möglichst langfristig geplant werden, um sich mit den Vorbereitungsmaßnahmen auseinanderzusetzen (Krämer 2009).
3. Während der Urlaubsreise sollte darauf geachtet werden, dass der reguläre Schlafrhythmus soweit wie möglich eingehalten wird. Wenn der Schlaf-Wach-Rhythmus, z. B. bei Fernreisen, unweigerlich umgestellt werden muss, sollte dies möglichst über eine längere Umstellungsphase geschehen (Schmitz 2008).
4. In Notfallsituationen kann ein internationaler Notfallausweis auf Reisen hilfreich sein. Dieser Ausweis ist in der Regel vielsprachig und enthält wichtige Informationen für Ersthelfer*innen und Versorger*innen im Ausland. Er kann während des Beratungsgespräches direkt an den*die Patienten*in ausgehändigt oder über verschiedene Epilepsiestiftungen kostenlos bestellt werden.
5. Vor Reiseantritt sollten sich die Patient*innen über das Behandlungsspektrum ihrer Krankenversicherung informieren. Je nach Versicherung und Reiseland kann der Abschluss einer Zusatzversicherung erforderlich sein, um enorme Kosten im Bedarfsfall zu vermeiden.
6. Auch die regelmäßige Medikamenteneinnahme kann bei Fernreisen eine Schwierigkeit für Patient*innen darstellen. Durch einen Zeitgewinn (Reisetag verlängert sich) oder Zeitverlust (Reisetag verkürzt sich) kann die sonst an Uhrzeiten gebundene Medikamenteneinnahme gestört werden. Eine Erhöhung oder Reduktion der Einnahmedosis kann je nach Zeitverschiebung notwendig sein. Hierbei kann den Patient*innen folgende Formel nahegelegt werden:

Anzahl des Zeitgewinns in Stunden / 24 x Tagesdosis = zusätzlich benötigte Dosis

24 minus Anzahl des Zeitverlustes in Stunden / 24 x Tagesdosis = verringerte Tagesdosis
(Krämer 2009)

7. Bei kürzeren Reisen kann alternativ die Medikamenteneinnahme auch wie gewohnt nach Heimatzeit eingenommen werden. Eine zusätzliche Uhr mit Alarmfunktion, die nach vertrauter Zeitzone läuft, kann dabei als Unterstützung dienen.
   Des Weiteren sollte immer ein ausreichender Vorrat an Antiepileptika mitgeführt werden, um im Ausland ggf. eine mögliche Verwechslung beim Erwerb des Medikamentes zu vermeiden. Die Aufbewahrung sollte im Handgepäck erfolgen, falls das aufgegebene Gepäck verloren gehen sollte.
   Bei schwer ausgeprägten Epilepsien kann mit dem*der behandelnden Arzt*Ärztin besprochen werden, ob eine vorübergehende Abdeckung mit einem Benzodiazepin (z. B. mit Clobazam) sinnvoll ist, um einen Anfall während der Anreisezeit zu verhindern (Krämer 2009).
8. Die Patient*innen sollten sich vor Abreise außerdem über notwendige Impfungen informieren und diese mit dem*der behandelnden Arzt*Ärztin besprechen. Die gängigen Impfungen (Keuchhusten, Diphtherie, Tetanus, Hepatits B, Polio, Influenza Typ B, Masern, Mumps, Röteln sowie inaktivierte Vakzine) sind nach der Ständigen Impfkommission des Robert Koch Institutes (STIKO) unbedenklich (Wolf et al. 2003, S. 296).

9.6 Anschlussrehabilitation und Pflege nach einem epilepsiechirurgischen Eingriff

Patient*innen, die sich nach einem epilepsiechirurgischen Eingriff in eine Rehabilitationseinrichtung begeben, unterziehen sich einer besonderen Form der medizinischen Rehabilitation, einer so genannten Anschlussrehabilitation. Die Behandlung erfolgt unmittelbar nach dem Aufenthalt im Akutkrankenhaus. Ziel dieser Rehabilitationsform ist es, die Genesungsphase nach der Operation zu begleiten, Funktionen, Fähigkeiten und Belastbarkeit wiederherzustellen und die betroffenen Menschen möglichst zeitnah beruflich und sozial wieder einzugliedern. Epilepsiechirurgische Operationen heben sich von akuten Operationen durch eine sorgfältig geplante Diagnostik, Planung und Vorsorge ab. Der Wunsch von Anfallsfreiheit, Verbesserung der Mobilität durch (Wieder-)Erlangung des Führerscheins und eine Verbesserung der Erwerbssituation sind bei den operierten Patient*innen nach Epilepsiechirurgie allgegenwärtig (Specht & Coban 2018). Eine Anschlussrehabilitation kann dabei helfen, die Betroffenen auf diese Ziele vorzubereiten und diesen die nötigen Informationen im interdisziplinären Setting anzubieten. Folgende Aspekte können eine Indikation für eine Anschlussrehabilitation darstellen:

- Wiedereinstig in Beruf und Alltag
- Wiederaufbau der physischen und psychischen Belastbarkeit
- Medizinische Behandlung und Prognose
- Emotionales Befinden regulieren

Weitere Informationen zur pflegerischen Situation während der präoperativen Diagnostik sowie vor und nach dem epilepsiechirurgischen Eingriff finden Sie unter dem Kapitel »Pflege in der Epilepsiechirurgie« (▶ Kap. 8).

Da Patient*innen sich nach einem epilepsiechirurgischen Eingriff in einem besonderen psycho-physischen Zustand befinden, ist eine individuelle Wundversorgung sowie pflegerische Beratung indiziert. Die Rehabilitationsziele des Pflegeprozesses sind dabei u. a. die Vermeidung einer Sekundärinfektion, Erhaltung/Wiedererlangung größtmöglicher Mobilität und die Wissensverbesserung im Umgang mit dem Wundgebiet und der besonderen Situation nach einem epilepsiechirurgischen Eingriff. Die pflegerischen Maßnahmen werden individuell mit dem*der Patienten*in vereinbart. Je nach Wundgegebenheiten führt die Bezugspflegekraft einmal täglich bis mehrmals wöchentlich eine Reinigung und Desinfektion des Wundgebietes durch. Hierbei erfolgt die Begutachtung und Dokumentation der Wundverhältnisse. Besonders fundamental ist die Beratung zu der postoperativen Situation. Die Patient*innen sollten beispielsweise über mögliche Infektionszeichen und die Wichtigkeit der selbstständigen Beobachtung des Wundgebietes informiert werden. Folgende Themen sind weitere Empfehlungen im pflegerischen Beratungsprozess: Maßnahmen nach einem Anfallsrezidiv, schmerzlindernde Maßnahmen, fiebersenkende Maßnahmen, Aufklärung über die Narbenversorgung sowie Umgang mit körperlicher Belastung und Sportaktivitäten.

9.7 Informationen zur sozialen Teilhabe bei Epilepsie

Ein wichtiges Ziel der epileptologischen Rehabilitation ist die Teilhabe am gesellschaftlichen Leben. Beruf und Ausbildung bilden einen Hauptschwerpunkt. Die Ausübung und Wahl eines Berufes sowie die Beurteilung der Fahreignung bei Epilepsie sind komplexe Themenbereiche, die sozialrechtliche Fachkenntnisse erfordern. Im Verlauf dieses Kapitels soll eine Orientierungshilfe für Pflegende dargelegt werden.

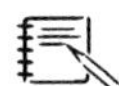

Für weitere Informationen zum Thema »Soziale Teilhabe bei Epilepsie« sind Sozialdienste an spezialisierten Einrichtungen (berufliche Rehabilitationseinrichtungen sowie Epilepsiezentren) zuständig und können kontaktiert werden. Die Beurteilung der Fahrerlaubnis sowie die sozialmedizinische Beurteilung der beruflichen Eignung (Einstufung von Gefährdungskategorien zur beruflichen Eignung) sind ärztliche Aufgaben. Eine Beratung zur Mobilität oder sozialrechtlichen Hilfen im Beruf/Ausbildung erfolgt durch die Sozialarbeit.

9.7.1 Berufswahl und Ausbildung

Zunächst ist zu beachten, dass die meisten Berufe grundsätzlich für Menschen mit Epilepsie zugänglich sind und sie nicht unbegründet ausgeschlossen werden dürfen. Es hängt von der jeweiligen Epilepsieform sowie von der Schwere und Häufigkeit der Anfälle ab, ob die Epilepsie Einfluss auf die Berufswahl hat. Beispielsweise sind Berufe, die mit Nacht- und Schichtarbeit (wie Wachdienst, Bäcker*in) oder mit einer Absturzgefahr (wie Schornsteinfeger*in, Dachdecker*in) einhergehen für Jugendliche und Erwachsene, die unter einer Epilepsie mit generalisiert tonisch-klonischen Anfällen leiden, nicht zu empfehlen. Bei einer nicht bestehenden Anfallsfreiheit gilt dasselbe für Berufe, die zur Ausübung unbedingt eine Fahrerlaubnis benötigen (DGUV 2015). Die meisten Menschen mit Epilepsie sind jedoch in ihrer beruflichen Eignung und Leistungsfähigkeit nicht beeinträchtigt – besonders dann nicht, wenn durch eine entsprechende Therapie eine dauerhafte Anfallsfreiheit erreicht wurde. Die Ausgangspunkte für die Wahl eines Berufes sollten immer die persönlichen Fähigkeiten und die beruflichen Interessen darstellen. Erst an zweiter Stelle sollte die Überlegung stehen, ob die Epilepsie einen Einfluss auf den ausgewählten Beruf haben kann. Im besten Fall gelingt es, die beruflichen Wünsche mit der persönlichen Leistungsfähigkeit, der gesundheitlichen Eignung und den späteren Vermittlungschancen in Einklang zu bringen.

Sollte sich die gewünschte Berufswahl oder eine Ausbildung aufgrund der Epilepsie als problematisch herausstellen, kann im Rahmen der Rehabilitation eine Beratung und Unterstützung zur Teilhabe am Arbeitsplatz durch die Sozialarbeit oder den behandelnden Arzt erfolgen. Weitere Informationen zur Berufsfindung, Studium oder zu speziellen Fort- und Weiterbildungsprogrammen erhalten Betroffene auch bei der Bundesagentur für Arbeit oder der Rentenversicherung.

Zur detaillierten Beurteilung der beruflichen Eignung von Menschen mit Epilepsie hat die Deutsche Gesetzliche Unfallversicherung die Schrift »Berufliche Beurteilung bei Epilepsie und nach erstem epileptischen Anfall« (DGUV-I-250-001) veröffentlicht, die beschreibt, wie genau bei der Prüfung der Eignung für einen bestimmten Beruf oder eine bestimmte Tätigkeit vorgegangen werden sollte. Die Schrift kann auf der Webseite der Deutschen Gesetzlichen Unfallversicherung gesichtet werden (www.dguv.de/publikationen).

Anfallsmerkmale, die für die Gefährdungseinschätzung relevant sind (Ausschuss »Arbeitsmedizin« des Hauptverbandes der gewerblichen Berufsgenossenschaften 2007), sind hier aufgelistet:

- Bewusstseinsstörungen
- Verlust der Haltungskontrolle
- Verlust der Kontrolle der Willkürmotorik
- Verlust der Handlungskontrolle

Detailliertere Beschreibungen zur Einstufung in die Gefährdungskategorien lassen sich dem Kapitel »Epilepsieberatung« (► Kap. 9.5) entnehmen.

9.7.2 Am Arbeitsplatz

Viele Patient*innen mit Epilepsie üben zum Zeitpunkt des erstmaligen Auftretens eines epileptischen Anfalls bereits einen Beruf aus. In diesen Fällen stellen sich folgende Leitfragen: Ist der ausgeübte Beruf noch geeignet? Ist eine Neuorientierung erforderlich? Auch bei diesen Fragestellungen ist die Schrift »Berufliche Beurteilung bei Epilepsie und nach erstem epileptischem Anfall« für die Beurteilung maßgeblich.

Wenn ein erster Anfall als epileptisch diagnostiziert wurde, sollte zunächst überprüft werden, ob dieser im Zusammenhang mit Provokationsfaktoren (z. B. Schlafentzug, Fieber oder prokonvulsive Medikation) steht oder ob der Anfall der Hinweis auf eine beginnende Epilepsie ist. Da die epileptologische Diagnostik über die weitere berufliche Laufbahn entscheiden kann, sollte diese unbedingt von Fachärzt*innen durchgeführt werden. Dies kann z. B. an einem Epilepsiezentrum oder auch in der Rehabilitation erfolgen. Ob nun eine Einschränkung der beruflichen Teilhabe durch den Anfall entsteht, hängt von dem möglichen Verletzungsrisiko und anderen Faktoren bei einem Rezidivanfall ab.

Jede Epilepsie ist anders. Die Auswirkungen der Epilepsie auf die Berufswahl und das Berufsleben sind individuell. Die berufliche Eignung sollte sich immer auf den Einzelfall unter Berücksichtigung der Gefährdungskategorien beziehen.

9.7.3 Epilepsie und Führerschein

Grundsätzlich dürfen Menschen mit Epilepsie unter bestimmten Voraussetzungen den Führerschein erwerben und Kraftfahrzeuge führen. Die Fahrerlaubnis-Verordnung (FeV) sowie die Begutachtungsleitlinien zur Kraftfahreignung der Bundesanstalt für Straßenwesen sind Entscheidungsgrundlage für die Beurteilung der Fahreignung bei Patient*innen mit Epilepsie. Laut Straßenverkehrsgesetz § 2 (4) darf dann ein Kraftfahrzeug geführt werden, wenn die notwendigen körperlichen und geistigen Anforderungen erfüllt sind. Wenn Menschen mit Epilepsie einen Anfall erleiden, kommt es zumeist zu einem eingeschränkten Reaktionsvermögen oder einer eingeschränkten Handlungsfähigkeit, je nach Anfalls- und Epilepsieform.

Bei der Begutachtung wird zwischen zwei Fahrerlaubnisklassen unterschieden: der Gruppe 1 (Führen von Fahrzeugen der Klassen A, A1, B, BE, M, L und T) und der Gruppe 2 (Führen von Fahrzeugen der Klassen C, C1, CE, C1E, D, D1, DE, D1E und Fahrerlaubnis zur Fahrgastbeförderung). Eine weitere Differenzierung bildet die zu beurteilende Situation des*der Patienten*in. Bei einer mindestens einjährigen Anfallsfreiheit und wenn keine weiteren Bedingungen die Fahrtauglichkeit beeinträchtigen (z. B. starke Nebenwirkungen durch die antiepileptische Medikation oder Aufmerksamkeitsdefizite) kann Epilepsiepatient*innen eine Fahrerlaubnis bei Gruppe 1 erteilt werden. Bei Führerscheinen der Gruppe 2 benötigt es zur Erteilung der Fahrerlaubnis beispielsweise eine fünfjährige Anfallsfreiheit ohne antiepileptische Medikation. Auch Menschen mit Epilepsie, die nicht anfallsfrei sind, haben die Chance auf eine Fahrerlaubnis. Beispielsweise wenn Anfälle ausschließlich aus dem Schlaf heraus auftreten, kann nach einer dreijährigen Beobachtungszeit eine Fahrerlaubnis erteilt werden. Das ist ebenso bei einem Auftreten bewusst erlebter Anfälle ohne Bewusstseinsstörung oder sonstige Symptomatik, die für das Führen eines Fahrzeuges relevant wäre, möglich. Kommt es zu einem ersten epileptischen Anfall muss zunächst geklärt werden, ob es sich um einen unprovozierten oder provozierten Anfall mit zukünftig vermeidbaren Provokationsfaktoren gehandelt hat. Je nach Ergebnis der diagnostischen Maßnahmen kann die Fahrerlaubnis nach drei Monaten bzw. nach sechs Monaten bei Gruppe 1 wieder erteilt werden.

Die Begutachtungsleitlinien zur Kraftfahreignung sind unter www.bast.de einzusehen. Die Beurteilung erfolgt durch ein qualifiziertes, ärztliches Gutachten.

Wenn ein Führerschein neu erworben werden möchte, sollte dies zunächst mit dem*der behandelnden Arzt*Ärztin besprochen werden. Bei dem Neuerwerb des Führerscheins müssen Patient*innen bei der Straßenverkehrsbehörde die Frage nach einer chronischen Erkrankung oder anderen gesundheitlichen Einschränkungen wahrheitsgemäß mit »Ja« beantworten. Die Fahrerlaubnisbehörde kann anschließend ein ärztliches Attest oder ein verkehrsmedizinisches Gutachten einfordern.

9.7.4 Epilepsie und Nachteilsausgleiche

Da Epilepsien den chronischen Erkrankungen zugehörig sind, liegt eine Voraussetzung für die Beantragung eines Grades der Schädigungsfolgen und somit für einen Schwerbehindertenausweis vor. Der Schwerbehindertenausweis ist etwa eine Zugangsberechtigung für verschiedene Nachteilsausgleiche, die einer Benachteiligung im Alltag oder im Berufsleben von Menschen mit Epilepsie entgegenwirken sollen. Ein Schwerbehindertenausweis wird unter Berücksichtigung des »GdS« (Grad der Schädigung) bzw. unter Berücksichtigung des »GdB« (Grad der Behinderung) ausgestellt. Bei Epilepsie erfolgt die Zuordnung zum jeweiligen GdS/GdB auf Grundlage von Art, Schwere, Häufigkeit und tageszeitlicher Verteilung der epileptischen Anfälle. Erst wenn ein GdS von mindestens 50 besteht, kann ein Schwerbehindertenausweis ausgestellt werden. Der Schwerbehindertenausweis und die Erfassung des GdS können beim örtlichen Versorgungsamt auf Grundlage ärztlicher Befundberichte erfolgen.

Der Schwerbehindertenausweis bietet Menschen mit Epilepsie ab einem GdS von 50 verschiedene Nachteilausgleiche, z. B.:

- Steuerfreibeträge
- Erhöhter Kündigungsschutz am Arbeitsplatz (§§ 85 ff. SGB IX; nur mit der Zustimmung des Integrationsamtes kann schwerbehinderten Menschen gekündigt werden)
- Begleitende Hilfe im Arbeitsleben (§§ 33 SGB IX) sowie Hilfe zur Erhaltung bzw. Erlangung eines behindertengerechten Arbeitsplatzes
- Vergünstigungen bei der Benutzung öffentlicher Verkehrsmittel, Bäder, Museen und anderen öffentlichen Einrichtungen
- Vorgezogene Altersrente (§ 37 SGB VI)
- Fünf zusätzliche Urlaubstage pro Kalenderjahr (§ 125 SGB IX)
- Freistellung von Mehrarbeit (§ 124 SGB IX)
- Je nach GdB oder GdS Freibeträge beim Wohngeld
- Vorzeitige Altersrente unter Berücksichtigung verschiedener Voraussetzungen

Neben dem GdS/GdB kann der Schwerbehindertenausweis noch eine Reihe von Merkzeichen erhalten, wenn bei dem Erkrankten verschiedene Faktoren zutreffen. Die verschiedenen Merkzeichen berechtigen zur Nutzung weiterer Nachteilsausgleiche. Bei weiteren individuellen Fragen zum Thema Nachteilsausgleiche und Beantragung eines Schwerbehindertenausweises bei Epilepsie kann ein spezialisierter Sozialdienst (z. B. in einem Epilepsiezentrum) kontaktiert werden.

9.7.5 Pflegephänomen: Machtlosigkeit

Epilepsiepatient*innen, die sich in ihrer beruflichen Perspektive oder im Hinblick auf Führerscheinabgabe oder -erlangung beeinträchtigt fühlen, erleben oft das Gefühl von Machtlosigkeit. Aufgrund der Häufigkeit und Schwere der auftretenden Anfälle ist es vielen Epilepsiepatient*innen beispielsweise nicht mehr möglich, den präferierten Beruf weiterhin auszuführen. So kann bei Betroffenen das Gefühl entstehen, keinen Einfluss auf die Gestaltung und Kontrolle der beruflichen Situation zu haben. Wesentlich dabei ist der wahrgenommene Kontrollverlust. Dabei können mangelndes Selbstvertrauen, mangelndes Wissen über sozialrechtliche Gegebenheiten sowie fehlende (realistische) berufliche Ziele das Gefühl von Machtlosigkeit manifestieren. Anzeichen, die auf das Gefühl der

Machtlosigkeit hindeuten, können aus Sicht der Betroffenen Gleichgültigkeit, Frustration, Interessenlosigkeit sowie innere Unruhe und Wut sein. Oft reagieren Betroffene auch mit primär passivem Verhalten (Teilnahmslosigkeit, Rückzug, Resignation). Ziel im Pflegeprozess ist es hierbei, dem*der Patienten*in das Gefühl zu vermitteln, weiterhin die Kontrolle über die eigenen beruflichen (und privaten) Gegebenheiten trotz epilepsiebezogener rechtlicher Restriktion zu haben. Die Ausübung folgender Pflegemaßnahmen gewinnt hier an großer Bedeutung:

- Besprechen der verfügbaren persönlichen Ressourcen
- Besprechen möglicher Entwicklungspotenziale aus der Sicht des Erkrankten
- Einplanen von Zeit für Gespräche und das Vermitteln von Wertschätzung
- Respektieren von Entscheidungen und Wünschen sowie das Akzeptieren von Äußerungen der Wut und/oder Hoffnungslosigkeit
- Besprechen, was kontrolliert werden kann und was nicht
- Verstärken von positiven Verhaltensweisen und Aktivitäten
- Anerkennen von erfolgreich umgesetzten Maßnahmen sowie das Aufzeigen bereits erreichter Ziele
- Dabei unterstützen, realistische Ziele/Erwartungen im beruflichen Kontext zu setzen
- Informieren über verfügbare Unterstützungsmöglichkeiten (z. B. Führerscheinberatung durch den Sozialdienst)
  (Stefan et al. 2013)

9.8 Fallbeispiel

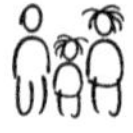

Stefan H. ist zum Zeitpunkt der Aufnahme in der epileptologischen Rehabilitation 49 Jahre alt. Er ist verheiratet und hat keine Kinder. Seit 20 Jahren arbeitete er als Berufskraftfahrer für ein großes Baustoffunternehmen. Ein halbes Jahr vor der stationären Aufnahme in die Rehabilitationsklinik erlitt Stefan einen ersten generalisiert tonisch-klonischen Anfall aus dem Schlaf heraus. Bis zu diesem Zeitpunkt wies Stefan keine weiteren gesundheitlichen Einschränkungen auf und nahm keine Medikamente ein. Als der Anfall sich in der Nacht ereignete, rief seine Ehefrau, die den Anfall bemerkte, den Rettungsdienst an. Nach einer eingehenden postiktalen Diagnostik im Akutkrankenhaus wurde festgestellt, dass Stefan im MRT eine kortikale Dysplasie im Bereich des Frontallappens aufweist. Bis zu dieser ersten Bildgebung blieb diese fokale Entwicklungsstörung der Großhirnrinde unentdeckt. Aufgrund der auffälligen Bildgebung (MRT sowie EEG) wird Stefan ein hohes Anfallsrezidivrisiko prognostiziert. Er wird erstmalig mit einem Antiepileptikum behandelt, das er zweimal täglich oral einnimmt. Nach Besserung der akuten Symptome wird Stefan aus dem Krankenhaus entlassen. Für die folgenden sechs Monate wurde er von seinem Hausarzt arbeitsunfähig geschrieben, da er nach den Empfehlungen der DGUV-I-250-001 keine zeitnahe Berechtigung erhalten wird, seinen Beruf weiter ausführen zu dürfen. Um eine längere Erwerbsunfähigkeit zu vermeiden, empfiehlt die deutsche Rentenversicherung eine medizinisch-berufliche Rehabilitationsmaßnahme. In der pflegerischen Erstanamnese wird deutlich, dass der Anfall Stefans Leben schlagartig veränderte. Durch den befürchteten Verlust seines Arbeitsplatzes hat Stefan starke finanzielle Existenzängste. Er ist frustriert, gestresst, unsicher und verängstigt, wenn er an seine Zukunft denkt. Seine Ehefrau ist nicht berufstätig und Stefan hat bis auf die Ausbildung als Berufskraftfahrer keine weiteren Ausbildungen absolviert. Da Stefan aktuell nicht berechtigt ist, ein Auto zu fahren, berichtet er ebenfalls eine eingeschränkte Mobilität. Stefans Bezugspflegekraft eruiert im Aufnahmegespräch mögliche Risikofaktoren in seiner Lebensführung. Stefan sagt, dass er gerne Schwimmen geht und leidenschaftlich gerne kocht. Jedoch befürchtet er, dass dies nun nicht mehr möglich sei. Er las im Internet, dass mit der Erkrankung viele pauschale Verbote einhergehen. Die Medikamenteneinnahme fällt Stefan sehr schwer. Oft bemerkt er, dass er die Tabletten vergessen hat und sie dann weglässt, da er Angst vor Nebenwirkungen hat. Über Epilepsie weiß Stefan nur, dass diese Erkrankung sein Leben auf den Kopf gestellt hat. Seine Anfallsform oder mögliche Provokationsfaktoren in Bezug auf seine eigene Epilepsie kann Stefan nicht benennen.

Für den 4-wöchigen Rehabilitationsaufenthalt setzt er sich folgende Ziele:

- Beratung zur beruflichen Perspektive und Mobilität erhalten
- Verbesserung der Krankheitsakzeptanz
- Epilepsiebezogenes Wissen erweitern
- Krankheitsmanagement verbessern

In der ersten pflegerischen Beratung ermittelt die Bezugspflegekraft von Stefan mit Hilfe von verschiedenen Pflegediagnosen Maßnahmen zu Verbesserung des Krankheitsmanagements. Er durchläuft ein Medikamenten-Einnahme-Training sowie eine Beratung zur richtigen Einnahme von Antiepileptika. Über den 4-wöchigen Aufenthalt wird Stefan immer sicherer und zuverlässiger in der Einnahme. Außerdem berät seine Bezugspflegekraft ihn zu geeigneten, individuellen Sicherheitsvorkehrungen im Alltag und in der Freizeit. Stefan weiß nun, dass er weiterhin seinen Lieblingsaktivitäten, wie z. B. das Kochen, nachgehen kann, wenn er die empfohlenen Sicherheitsvorkehrungen beachtet. Durch ein mehrteiliges modulares Schulungsprogramm, das Stefan während seines Aufenthaltes besucht, weiß er nun, welche seine individuellen Anfallsauslöser sind und wie er diese vermeiden kann, ohne sich in seiner Lebensqualität einzuschränken. In einem Angehörigengespräch wird seiner Ehefrau erläutert, wie sie während eines Anfallsgeschehens adäquat reagieren kann. Seine epilepsiebezogenen Ängste vermindern sich im Laufe des Aufenthaltes. Stefan erhält psychotherapeutische Beratung, um seine Krankheitsakzeptanz zu verbessern. Sozialarbeiter*innen nehmen Kontakt zu seinem Arbeitgeber auf. Es besteht die Möglichkeit einer betriebsinternen Umsetzung in dem Baustoffunternehmen, in dem Stefan nun bald wieder arbeiten kann. Er erhält außerdem eine individuelle Beratung zur Mobilität. In einer medizinischen Beratung wird Stefan erläutert, dass er mindestens fünf Jahre ohne Medikamente anfallsfrei sein muss, um die Berechtigung zum Führen eins Fahrzeugs der Klasse B wiederzuerhalten.

Im pflegerischen Entlassungsgespräch wird der Aufenthalt rekapituliert. Stefan konnte seine gesetzten Ziele erreichen. Er weiß, dass er sich in der Zukunft noch vielen Herausforderungen, psychischer und beruflicher Art, stellen muss. Durch die Behandlung in der Rehabilitationseinrichtung ist Stefan jedoch bewusst, dass seine Lebensqualität nicht durch die Erkrankung eingeschränkt sein muss. Er hat eine Balance zwischen Einschränkungen und Möglichkeiten im Umgang mit der Erkrankung gefunden.

9.9 Lessons learned

- Die spezialisierte Form der epileptologischen Rehabilitation fungiert als Bindeglied zwischen der Akutbehandlung und der beruflichen (Wieder-) Eingliederung.
- Eine spezifische Herausforderung in der Rehabilitation von Epilepsiepatient*innen ist es, eine Balance zwischen geeigneten Maßnahmen zur Minimierung anfallsbedingter Gefährdung und größtmöglicher Unabhängigkeit, Autonomie und Teilhabe der Patient*innen zu erarbeiten.
- Interdisziplinäre Zusammenarbeit, Abstimmung und vernetztes Arbeiten bilden die Basis für eine erfolgreiche, an den Bedürfnissen der Patient*innen orientierte, rehabilitative Arbeit.
- Pflegefachkräfte verfolgen im Pflegeprozess stets einen ganzheitlichen, ressourcenorientierten Ansatz.
- In pflegerischen Einzelgesprächen erhalten Patient*innen eine individuelle Beratung zu alltäglichen Sicherheitsvorkehrungen und Möglichkeiten.
- Verschiedene Studien zeigen, dass Menschen mit Epilepsie erhebliche Informationsdefizite und Fehinformationen in Bezug auf die eigene Erkrankung aufweisen. Pflegerische Epilepsieberatung kann hier Betroffene in ihrem Krankheitsmanagement unterstützen.
- Pflegefachkräfte benötigen in der epileptologischen Rehabilitation ein Hintergrundwissen zu aktuellen Aspekten der sozialen Teilhabe bei Epilepsie. Somit können durch rechtliche Restriktionen hervorgerufene Reaktionen (beispielweise Machtlosigkeit) der Patient*innen eher nachvollzogen und diesen im Pflegeprozess entgegengewirkt werden.

Literatur

Bökenkamp A (2004) Rehabilitation. Mehr als bloße Anfallskontrolle, Die Schwester | Der Pfleger, 2/04(43), S. 92–96

DEGEMED Arbeitskreis »Reha und Pflege«: Positionspapier »Pflege in der Rehabilitation«, Berlin, den 30. Januar 2008

DGUV Information 250-001 (2015) Berufliche Beurteilung bei Epilepsie und nach erstem epileptischem Anfall. Deutsche Gesetzliche Unfallversicherung e. V. (Hrsg.)

Dröge C, Thorbecke R, Brandt C (2017) Sport bei Epilepsie. Bonn: Stiftung Michael

Gutenbrunner C, Glaesener JJ (2007) Rehabilitation, Physikalische Medizin und Naturheilverfahren. Berlin, Heidelberg: Springer Medizin Verlag Heidelberg (Springer-Lehrbuch) (http://site.ebrary.com/lib/alltitles/docDetail.action?docID=10151514)

Hermann B, Jacoby A (2009) The psychosocial impact of epilepsy in adults, Epilepsy & Behavior, 15, S. 11–16

Jarvie S (2001) Epilepsy knowledge, beliefs and education. In: Pfäfflin M, Fraser RT, Thorbecke R et al. (Hrsg.) Comprehensive care for people with epilepsy. London: John Libbey & Company Ltd. S. 23–34

Krämer G (2000) Epilepsie: Antworten auf die häufigsten Fragen. Hilfreiche Informationen für Betroffene und Angehörige. Stuttgart: TRIAS

Krämer G (2009) Urlaubsreisen und Impfungen bei Epilepsie. Auch Menschen mit Epilepsie können und sollen in Urlaub fahren!, Einfälle, 28(112), S. 11–14

Malek N, Heath CA, Greene J (2017) A review of medication adherence in people with epilepsy, Acta Neurol Scand., 135(5), S. 507–515 (DOI: 10.1111/ane.12703. Epub 2016 Oct 26. PMID: 27781263)

Schmidt D, Schachter SC (2014) Drug treatment of epilepsy in adults, BMJ (Clinical research ed.) 348, g254 (DOI: 10.1136/bmj.g254)

Schmitz B (2008) Reden über Epilepsie. Mut zur Offenheit, wen Sie informieren sollten, selbstbewusst den Alltag leben. 2., überarb. Aufl. Stuttgart: TRIAS

Specht U, May TW (2005) (Un-)regelmässige Medikamenteneinnahme, epiKurier, 01/2005 (https://www.epikurier.de/archiv/ausgabe-12015/un-regelmaessige-medikamenteneinnahme/)

Specht U, Thorbecke R, May TW (2007) Medizinische und medizinisch-berufliche Rehabilitation bei Epilepsie. In: Schönle PW (Hrsg.) Integrierte medizinisch-berufliche Rehabilitation: Grundlagen, Praxis, Perspektiven. Bad Honnef: Hippocampus, S. 251–259

Specht U, Coban I (2018) Rehabilitation nach Epilepsiechirurgie, Neurologie & Rehabilitation, 03/2018, S. 237–240

Stefan H, Allmer F, Schalek K et al. (2013) POP – PraxisOrientierte Pflegediagnostik. Pflegediagnosen – Ziele – Maßnahmen. 2. Aufl. Vienna: Springer (http://dx.doi.org/10.1007/978-3-7091-1284-7)

van Kampen N, Elsner H, Göcke K (2002) Epilepsie & Arbeit. Berlin: Verlag einfälle

Wolf P, Mayer T, Specht U et al. (Hrsg.) (2003) Praxisbuch Epilepsien. Diagnostik – Behandlung – Rehabilitation. Stuttgart: Kohlhammer

10 Epilepsieberatung in der Pflege

Hedwig Sudbrock

10.1 Einleitung

Epilepsien gehen je nach Verlauf mit einem mehr oder weniger hohen Bedarf an epilepsiebezogener Aufklärung, Information, Beratung und Schulung einher. Anfälle und die dauerhafte Einnahme von Antiepileptika haben Einfluss auf Menschen mit Epilepsie und ihr direktes familiäres und weiteres soziales und berufliches Umfeld. Obwohl viele Epilepsiesyndrome gut behandelbar sind, kann eine mögliche Bedrohung durch weitere Anfälle oder die Angst davor die Menschen mit Epilepsie und ihr Umfeld belasten. Es bedeutet, dass nicht nur Menschen mit Epilepsien, sondern auch ihre Familien an der Krankheitsbewältigung beteiligt sind (Steffen 2015).

In diesem Beitrag werden die spezifischen Beratungslagen von Menschen mit Epilepsie und ihren Familien in ihren unterschiedlichen Facetten und Dimensionen dargestellt. Es wird ein Konzept für Epilepsieberatung vorgestellt, das spezifisch-epileptologische und beratungsmethodische Inhalte verknüpft mit dem Ziel, die pflegerische Epilepsieberatung weiter zu etablieren und zu professionalisieren.

Aufgrund ihrer Fachlichkeit, ihrer Nähe zu Patient*innen in der Pflege und ihrer Präsenz während einer klinischen Behandlung sind Pflegefachpersonen besonders befähigt, auf Fragen und Anliegen von Menschen mit Epilepsie und ihrer Familien zu reagieren und Beratungsanliegen zeitnah aufzugreifen.

Ansätze, Ziele, Inhalte und Kontextbedingungen von Patient*innenberatung in der Pflege werden vor dem Hintergrund einer Epilepsieerkrankung genauer dargestellt. Konkrete Hinweise für die Vorbereitung auf Epilepsie-Beratungsgespräche werden gegeben. Die Unterscheidung von Information, Aufklärung und Beratung ist notwendig, da sie sich in ihren Zielen und Wirkungen unterscheiden.

Für die pflegerische Epilepsieberatung werden inhaltliche Zielsetzungen und Anforderungen an die Beratungskompetenzen formuliert. Zum aktuellen Stand der pflegerischen Epilepsieberatung werden Ergebnisse zum Einsatz von Epilepsy Specialist Nurses (ESN) in Großbritannien dargelegt. Erste wissenschaftliche Ergebnisse zum Einsatz von speziell geschulten Epilepsie-Fachassistent*innen (EFA) in Deutschland liegen vor und die Erfahrungen in und mit diesem berufsgruppenübergreifenden Weiterbildungs-Curriculum werden beschrieben.

Ein wesentlicher Aspekt pflegerischer Epilepsieberatung ist ein Verständnis für Krankheitsbewältigungsprozesse, die anhand des Modells von Corbin &

Strauss (2010) auf Epilepsie-Patient*innen übertragen werden. Die Angehörigen und das Umfeld sind oft unmittelbar an Krankheitsverarbeitungsprozessen beteiligt. Von ihnen hängt es auch ab, inwieweit es Patient*innen gelingt, ihre Erkrankung zu bewältigen und zu akzeptieren.

In der Epilepsieberatung ist es von entscheidender Bedeutung, die Anfallssituationen (Epilepsiesyndrome) differenziert /individuell zu erheben und zu betrachten, um individuelle Lösungen zu erarbeiten, die eine Teilhabe am gesellschaftlichen Leben in allen Bereichen ermöglichen. Im Unterschied zu den vorherigen Kapiteln wird auf zielgruppenübergreifende epilepsiespezifische Themen eingegangen, die mit beraterisch-methodischen Überlegungen verbunden werden. Darüber hinaus werden themenspezifische Literaturhinweise zur vertiefenden Information gegeben. Abschließend werden die in Deutschland existierenden Epilepsie-Schulungsprogramme vorgestellt.

10.2 Psychosoziale und sozialrechtliche Epilepsieberatung

In der klinischen Sozialarbeit hat Epilepsieberatung eine längere Tradition. Bereits eine Veröffentlichung von Ried & Schüler (1997) weist auf den psychosozialen Beratungsbedarf von Epilepsiepatient*innen und ihren Familien hin. Im Mittelpunkt stehen sozialrechtliche und psychosoziale Themen. Empfehlungen/ Standards der DGfE (Deutsche Gesellschaft für Epileptologie) zur epileptologischen Versorgung fordern die Sozialberatung für spezialisierte Angebote, darunter Epilepsiezentren (dgfe.de 2010), Epilepsie-Schwerpunktpraxen und Epilepsieambulanzen (www.sozialarbeit-bei-epilepsie.de).

In einem Überblick zum Forschungsstand zur Lebensqualität bei Epilepsie stellt Endermann (2019, S. 216) fest, dass die Lebensqualität von Menschen mit aktiver Epilepsie gegenüber gesunden Personen regelhaft verringert ist. Bei anfallsfreien Epilepsiepatient*innen sind dagegen keine bzw. nur sehr geringe Unterschiede zu gesunden Personen festzustellen.

Eine bundesweite Studie von May und Pfäfflin zeigt, wie stark Epilepsien sich auf die einzelnen Lebensbereiche auswirken. Personen mit Epilepsie fühlten sich mehr oder weniger stark eingeschränkt in den unterschiedlichen gesundheitlichen Lebensbereichen: 61,3 % im seelischen Wohlbefinden, 55 % in der allgemeinen Gesundheit, 48,5 % bei Berufstätigkeit/Ausbildung, 46,5 % in der körperlichen Leistungsfähigkeit, 43,5 % im Bereich Auto-/Motorradfahren, 42,4 % bei Hobby/Sport/Freizeitaktivitäten, 35 % in Bezug auf die Partnerschaft, 30,4 % hinsichtlich Kontakten zu Freund*innen. Ein gutes Fünftel fühlte sich wegen der Erkrankung mehr oder weniger stark ausgegrenzt, was darauf verweist, dass Epilepsie noch immer ein Stigma anhaftet (May & Pfäfflin 2013).

Der hohe Beratungsbedarf führte dazu, dass ab 2006 psychosoziale Epilepsieberatungsstellen vor allen in Bayern eingerichtet und weiter ausgebaut wurden.

Sie sind als regionale Einrichtungen für Menschen mit Epilepsie und deren Angehörige sowie für Personen/Organisationen konzipiert und können kostenlos in Anspruch genommen werden. Eine Beobachtungsstudie im Zeitraum von 2008–2012 zeigt (Schulz et al. 2013): Epilepsiediagnose, Beschäftigung bzw. Kindergarten und Schulbesuch, Familiensituation und soziale und medizinische Hilfsmittel waren die häufigsten Beratungsanliegen. Mehr als die Hälfte der angesprochenen Fragen betrafen die Information über soziale Hilfen und medizinische Hilfsmittel und Unterstützung bei deren Beantragung.

Seit 2013 sind Standards psychosozialer Epilepsieberatungsstellen von der DGfE festgelegt (Sozialarbeit bei Epilepsie e. V. 2014). Leider gibt es bisher nur in einigen Bundesländern eine Versorgung durch Epilepsieberatungsstellen.

Epilepsie wirkt sich auf alle Teilbereiche der Lebensqualität aus. Psychosoziale und sozialrechtliche Beratung sind notwendige Angebote in der ambulanten und stationären Versorgung.

10.3 Patient*innenberatung in der Pflege

Gespräche mit Pflegenden sind für Patient*innen wichtig, da sie Ängste nehmen, unterstützen, informieren, aufklären und ermutigen. Kommunikation und Beratung gehören zu den Kernaufgaben von Pflegefachpersonen (Kocks & Segmüller 2017). Pflegende befinden sich jedoch häufig in Situationen, in denen sie auf ihre persönlichen Erfahrungen zurückgreifen müssen und sich nicht systematisch auf Beratungssituationen vorbereitet fühlen. Nicht selten bleibt es dem Zufall (oft aus Zeitgründen) überlassen, ob es zu guten Gesprächen und Beratungen kommt (Knelage & Schieron 2000, S. 7).

Infolge der Zunahme an chronischen Krankheiten hat sich Beratung als pflegerische Aufgabe in den letzten 20 Jahren zunehmend professionalisiert und etabliert, wie bspw. Pflegeberatung bei Pflegebedürftigkeit nach § 37 SGB XI, onkologische Pflege oder Diabetesberatung.

Beratung als pflegerische Aufgabe gewinnt an Bedeutung.

Epilepsien gehen nicht selten mit einem hohen Bedarf an krankheitsbezogener Information und Unterstützung einher, was dazu führen kann, dass professionell Pflegende mit epilepsiespezifischen Fragen und Anliegen konfrontiert werden, für die sie oft nicht hinreichend qualifiziert sind (z. B. durch Weiterbildung Epilepsie-Fachassistenz, Teilnahme an epilepsiespezifischen Fortbildungen oder regelmäßige Supervision).

Beratung in der Pflege hat zwei wichtige Schwerpunkte: Sie besteht aus dem *arbeitsfeldbezogenen* Wissen und dem *arbeitsfeldunspezifischen* Wissen über Kommunikation. Berater*innen benötigen demzufolge sowohl eine handlungsspezifische Wissensbasis als auch feldunspezifische Beratungskompetenzen. Erst wenn beides zusammenwirkt, kann man von professioneller Pflegeberatung sprechen (Engel & Sickendiek 2005, S. 164). In der pflegerischen Epilepsieberatung werden zum einen fachspezifische pflegerische Kompetenzen und eine Aktualität des epileptologischen Fachwissens erwartet. Zum anderen geht es darum, über feldunspezifische didaktische und methodische Beratungskompetenz zu verfügen.

Beratung ist ein sehr komplexes Geschehen, das über Information hinausgeht. Beratung versteht sich als »Hilfe zur Selbsthilfe«. Sie setzt bei persönlichen wie sozialen Ressourcen der Ratsuchenden an und findet in unterschiedlichen Kontexten statt. Es werden verschiedene Methoden eingesetzt und die Beratung ist in unterschiedliche Theoriedebatten eingebunden (ebd. 2005, S. 165).

Beratung als Hilfe zur Selbsthilfe 

Zentral in der pflegerischen Beratung ist das Modell der Salutogenese (1997) (vgl. Engel & Sickendiek 2005, S. 165; Segmüller 2015a, S. 67 ff.; Hüper & Hellige 2009, S. 76 ff.). Das ressourcenorientierte Vorgehen des salutogenetischen Ansatzes ist für die Beratung in der Epileptologie hilfreich, da zwischen Ressourcen und Defiziten unterschieden wird und jeweils zu entscheiden ist, ob Probleme oder Ressourcen im Mittelpunkt stehen.

Entscheidend für die Patient*innenberatung ist die lebensweltliche Orientierung der Berater*innen. Unter dem Begriff der Lebenswelt wird die subjektiv wahrgenommene Welt eines Menschen verstanden. Mit Lebenslage sind dessen »tatsächliche« Lebensbedingungen gemeint. Wenn eine Beratung außerhalb der Lebenswelt, z. B. im Krankenhaus, stattfindet, müssen sich Bewältigungs- und Lösungsversuche als alltagstauglich und in die Lebenswelt (eigene Werte) integrierbar erweisen (vgl. Engel et al. 2012, S. 31 ff.).

Beratung muss alltagstaugliche Lösungen bereitstellen. 

10.3.1 Beratungsprozesse gestalten und Gespräche strukturieren

Zur Wahrnehmung von professionellen Beratungsaufgaben gehört es, einen Beratungsprozess zu gestalten. Die Beziehungsaufnahme und ihre Gestaltung ist eine wichtige Eintrittspforte in einen Beratungsprozess, wenn z. B. mehrere Gesprächstermine mit der Bezugspflegeperson vereinbart werden.

Die Fähigkeit, aktiv auf Patient*innen und ihre Familien zuzugehen und Zugang zu ihnen zu finden, gehört zu den Schlüsselkompetenzen von pflegerischer Beratung.

Die Rollen und gegenseitigen Erwartungen von beratenden Pflegepersonen und Ratsuchenden (Patient*innen) sind durch die Institution geprägt. Das gibt zum einen Handlungssicherheit, zum anderen kann es zu Konflikten führen, wenn Patient*innen sich in der Institution Krankenhaus nicht verstanden fühlen. Für die Ratsuchenden ist wichtig zu wissen, mit wem sie es zu tun haben. In der Komplexität des Krankenhauses mit seinen unübersichtlich vielen Berufsgruppen und deren unterschiedlichen Funktionen ist es für Patient*innen und Angehörige nicht einfach zu verstehen, was sie von jemandem erwarten dürfen und wie die Pflegeperson, der sie gegenübersitzen, die jeweilige Aufgabe auffasst.

Damit ein pflegerisches Beratungsgespräch gelingen kann, sollte ein angemessener Zeitrahmen geplant und eine entsprechende ungestörte Umgebung vorbereitet werden. Günstig ist, wenn die Pflegefachperson sich vorab über die aktuelle Krankheitssituation (z. B. Krankenakte) der Patient*innen informiert.

Suchen Sie sich eine ungestörte Umgebung, einen separaten Raum! Vereinbaren Sie vorher einen Termin für das Gespräch und ggf. mehrere Gespräche über einen längeren Zeitraum.

Um Problemlagen zu beraten, ist es hilfreich, einen Problemlösungsansatz zu benutzen und das Beratungsgespräch dementsprechend zu strukturieren. Folgendes Vorgehen hat sich in der Praxis bewährt:

1. Kontakt, Begrüßung

Am Beginn eines Beratungsprozesses und -gesprächs ist es ratsam, den Kontakt zu den Betroffenen herzustellen. Eine wichtige Rolle spielt dabei, die Aufmerksamkeit auf die eigene Körpersprache, Tonlage und Sprechgeschwindigkeit zu legen. Diese Fokussierung wird auch »pacen« genannt. Mit ihr kann es gelingen, sich auf das Tempo des Gegenübers einzustellen. Hilfreich ist es, Formen des Zuhörens einzusetzen (siehe unten).

2. Anliegen, Wünsche, Erwartungen, Auftrag

In dieser Phase der Beratung steht im Mittelpunkt, eine Übersicht über die epilepsiebezogenen Probleme der Patient*innen und über ihre aktuelle Situation zu bekommen. Bei Kindern und Jugendlichen muss entschieden werden, ob die Gespräche mit den Eltern mit oder ohne die Kinder geführt werden. Im Mittelpunkt steht, die epilepsiespezifischen Problemstellungen zu erkennen. Es kann sich herausstellen, dass Beratende mehr Informationen benötigen, um die Situation zu erfassen, z. B. zum Anfallsablauf, zur Anfallshäufigkeit, zur Epilepsiediagnose, zur Medikation oder zur familiären Situation bzw. zum weiteren sozialen Umfeld, wie Schule oder Beruf. Voraussetzung dafür sind epileptologische Kenntnisse der Beratenden, nur diese ermöglichen es, differenziert nachzufragen.

3. Thema bearbeiten/Intervention

In dieser Phase wird zunächst geordnet, herausgefiltert und entschieden, welches Thema/welche Themen bearbeitet werden sollen. Es können Ansatzpunkte für Veränderungen gesucht und familiäre Ressourcen ermittelt werden. Anschauungsmaterial kann eingesetzt werden (für Kinder beispielsweise Material des Bundeselternverbandes Epilepsie: www.epilepsie-elternverband.de).

So ist es ein Unterschied, ob der Diagnoseprozess bereits beendet ist und das Epilepsiesyndrom erläutert werden muss oder ob deutlich gemacht werden muss, dass die weitere Diagnostik abzuwarten ist. Oft müssen Ratsuchende ermutigt werden, Geduld zu haben und abzuwarten, ob weitere Anfälle auftreten (z. B. nach dem ersten epileptischen Anfall). Auch Fieberkrämpfe beunruhigen Eltern und sie benötigen das Gespräch mit den Ärzt*innen und Pflegefachpersonen. Es kann überlegt werden, wie Patient*innen und ihre Familien mit längerer diagnostischer Unklarheit umgehen können. Es kann sich herausstellen, dass eine spezifische Fragestellung bearbeitet werden muss, z. B. ob eine Sportart oder ein Beruf weiter ausgeübt werden können oder dass es Unsicherheiten mit der antiepileptischen Medikation gibt. In der pflegerischen Epilepsieberatung kann es darüber hinaus nicht selten um Fragen gehen, wie es zuhause weitergehen kann. Wie kann die Medikamenteneinnahme sichergestellt, wie können die Anfälle begleitet werden? Wann und wie kann die Notfallmedikation eingesetzt werden? Wie wird über die Epilepsie informiert, z. B. im Kindergarten, in der Schule oder auch im Hinblick auf die Großeltern bei Kindern mit Epilepsie?

4. Abschluss, Kontrakt, Perspektive

Die Abschlussphase dient dazu, zusammenzufassen, was besprochen bzw. verabredet wurde und wie es weitergeht. Es kann ein weiteres Gespräch vereinbart oder Familienangehörige einbezogen werden. Informationsmaterial kann mitgegeben werden. Dazu gehören Epilepsiebroschüren, Internetadressen, Adressen für weitere Hilfsangebote wie Epilepsieberatungsstellen, Angebote für Epilepsie-Schulungsprogramme, Epilepsie-Selbsthilfe, heil- und sonderpädagogische Angebote usw.

Nicht selten kommt es vor, dass Ratsuchende am Ende des Gespräches zu ihrem eigentlichen Anliegen kommen. Ein »Ach, übrigens« des Ratsuchenden zeigt, dass ein Thema nicht abschließend besprochen wurde oder etwas offengeblieben ist. Manche Themen werden beiläufig beim Hinausgehen angesprochen, obwohl sie äußerst wichtig sind – vielleicht aus Unsicherheit und Scham oder um ihnen das »Gewicht« zu nehmen. Auf eine solche Situation müssen sich Beratende ggf. einstellen und spontan reagieren.

Da es sich bei Epilepsien um höchst unterschiedliche Krankheitsbilder handelt und die Anfallsformen vielfältig sind, ist in der Epilepsieberatung entsprechendes Fachwissen erforderlich, um differenziert auf Beratungsanliegen eingehen zu können. Voraussetzung sind die Fachkenntnisse der Beratenden über Erkrankung, Diagnostik und Therapie sowie über Auswirkungen auf den Alltag.

Ratsuchende mit Epilepsie wenden sich dann an Pflegefachpersonen, wenn sie präzise Rückmeldungen oder Informationen benötigen, die sich auf ihre konkrete Situation beziehen.

Beratungsfertigkeiten

Um Patient*innen und ihre Angehörigen zu beraten, sind unterschiedliche kommunikative Fähigkeiten erforderlich. Zu den wichtigen Beratungsfertigkeiten gehören (Ertelt & Schulz 2015, S. 35):

- Aufmerksames Verhalten
- Formen des Zuhörens
- Fertigkeiten, die zum Handeln anleiten
- Eine Gesprächsstruktur

Aufmerksames Verhalten

Indem sich Beratende den Ratsuchenden zuwenden, teilen sie ihnen mit, dass sie daran interessiert sind, was Ratsuchende sagen und ausdrücken. Aufmerksames Verhalten wird über den Blickkontakt, Stimme, Zuhören und Körpersprache vermittelt (ebd. S. 39).

Über den Blickkontakt wird zudem der Sprecherwechsel (»Du bist dran«) organisiert oder es werden die Kommunikationsteilnehmer gezielt angesprochen. Die Blickrichtung signalisiert die Gesprächsoffenheit, das Ende eines Gespräches oder ob ein Gesprächsinhalt peinlich oder unangenehm ist. Die Blickrichtung gibt Gesprächspartner*innen auch Informationen darüber, ob überhaupt noch zugehört wird, ob Gedanken abschweifen oder ob jemand gedanklich intensiv beschäftigt ist (Weisbach & Sonne-Neubacher 2008, S. 59 ff.).

Auch paraverbale Formen haben Einfluss auf die Kommunikation. Die Modulation der Stimme, undeutliche oder deutliche Artikulation, Akzentuierungen oder die Bewegung der Stimme entscheiden mit, ob die Aufmerksamkeit erhöht und es zum gegenseitigen Verständnis kommt. Förderlich ist, wenn Tonfall und Sprechgeschwindigkeit der Beratenden anzeigen, dass sie sich für das Gesagte interessieren und während des Gespräches die Worte der Ratsuchenden aufmerksam verfolgen. Oft wird die Bedeutung des Schweigens unterschätzt. Patient*innen und Angehörige brauchen Zeit, um in Ruhe nachdenken zu können (Ertelt & Schulz 2015, S. 39).

Dabei erfahren die Beratenden, wie die Patient*innen reagieren und können ihr Aufmerksamkeitsverhalten den jeweiligen persönlichen und lebensweltlichen Unterschieden anpassen.

Formen des Zuhörens

Das Zuhören hat in der Beratung einen hohen Stellenwert. Zu den zentralen Fertigkeiten des Zuhörens zählen Fragen. Fragen helfen, ein Gespräch zu beginnen und zum Gespräch zu ermuntern (»Können Sie mehr darüber erzählen?«). Die sogenannten offenen W-Fragen führen zu weiteren Fakten (»Was ist passiert?«) oder zu Gedanken oder Gefühlen (»Wie denken Sie darüber?«, »Warum ist das Ihrer Meinung nach passiert?«) (ebd. S. 41).

Offene Gesten, Kopfnicken oder ein freundlicher Gesichtsausdruck ermuntern Ratsuchende weiterzureden. Mit Paraphrasieren ist gemeint, die Gesprächsinhalte zu erfassen und wiederzugeben. So wird vermittelt, ob und wie Beratende die Problemlagen verstanden haben. Hilfreich ist es, die Probleme klar zu definieren und so Ziele zu finden.

Ein weiteres Element des Zuhörens ist die Fertigkeit, die Gefühle und Emotionen der Patient*innen sowie der Angehörigen wahrzunehmen und zu benennen (»Sie sind noch immer sehr verärgert«). Sie vermitteln den Ratsuchenden, dass Beratende die damit verbundenen Gefühle verstehen und nachvollziehen können. Gerade im Hinblick auf eine Neuerkrankung von Epilepsie erleben z. B. Eltern Gefühle von Trauer und Enttäuschung (vgl. ebd. S. 45).

Fertigkeiten, die zum Handeln anleiten

Zu den Beratungskompetenzen gehört darüber hinaus, Ratsuchende zum Handeln anzuleiten. Eine Möglichkeit besteht darin, sie herauszufordern, indem sie mit Ungereimtheiten oder widersprüchlichem Verhalten konfrontiert werden (»Ich sehe, dass Sie unter Ihren häufigen Anfällen leiden, ich sehe aber nicht, dass Sie einen Anfallskalender führen«). Zum anderen kann sich in der Beratung auf ein Thema fokussiert werden. So kann im Gespräch auf die Ratsuchenden selbst, auf ihr Umfeld oder auf das Krankheitsbild eingegangen werden. Es kann sinnvoll sein, Ratsuchende zu ermutigen, die positiven und negativen Folgen von Alternativen zu untersuchen oder ihnen Informationen zu den positiven oder negativen Folgen von Handlungsmöglichkeiten zu geben (ebd. S. 50 f.).

Im Hinblick auf die Erarbeitung von Handlungsmöglichkeiten ist der Ansatz der lösungsorientierten Beratung für die Epilepsieberatung sehr interessant. Demnach müssen Beratende das Problem nicht detailliert kennen, um Ratsuchenden zu helfen, sondern die Beratungszeit soll genutzt werden, um über Lösungen zu sprechen. Wenn Klienten ihre Ziele selbst setzen, werden sie sich ihres Einflusses eher bewusst. Das Repertoire an lösungsorientierten Fragetechniken ist sehr umfangreich (vgl. Ertelt & Schulz 2015).

Fragetechniken

Fragen zu eigenen Zielen und Erfolgen:

- Was möchten Sie in Ihrem Leben gern so bewahren, wie es ist?
- Was gefällt Ihnen an sich selbst?
- Worauf sind Sie stolz, was ist Ihnen z. B. in Bezug auf die Epilepsie gut gelungen?

Fragen nach Unterstützung:

- Mit wem verbringen Sie gerne Ihre Zeit?
- Wer hilft Ihnen in schwierigen Situationen?
- Wenn Sie Unterstützung brauchen, an wen wenden Sie sich?

Tab. 10.1: Weitere systemische Fragetechniken (vgl. von Schlippe & Schweitzer 2016)

Skalierungsfragen	Wunderfrage	Ressourcenfragen
Auf einer Skala von 1 bis 10: Wie motiviert fühlen Sie sich? Wie beurteilen Sie das angesprochene Problem auf einer Skala von 1 bis 10? Wie ist es Ihnen gelungen, auf eine 6 zu kommen? Was müsste passieren, damit Sie sich von einer 6 auf eine 8 steigern? Woran würden andere merken, dass Sie von 4 nach 5 gelangt sind, woran Sie selbst?	Was wäre, wenn das Problem von heute auf morgen einfach verschwunden wäre? Wie stellen Sie sich den darauffolgenden Tag vor, ganz ohne das Problem? Woran würden Sie als Erstes merken, dass das Problem nicht mehr vorhanden ist? Wie würde sich das Verhältnis zu Ihrem*Ihrer Partner*in/Ihren Eltern ändern?	Wann läuft es gut und Sie haben diese Sorgen und Probleme nicht? Was ist dann anders als wenn es schlecht läuft? Wie vermeiden Sie, dass das Problem in dieser guten Phase auftritt? Was muss passieren, damit diese gute Phase häufiger vorherrscht? Wer könnte Ihnen dabei helfen?

10.3.2 Beratung, Aufklärung, Information

Information, Aufklärung und Beratung in Pflegeberufen gewinnt zunehmend an Bedeutung. Vor dem Hintergrund der Modelle der *partizipativen Entscheidungsfindung* und des *informierten Einverständnisses* sollen Patient*innen an einem gemeinsamen Entscheidungsprozess bei pflegerischen Interventionen beteiligt werden. Im ethischen Kodex des internationalen Council of Nurses (2005) heißt es, dass Patient*innen »umfassende Informationen als Basis für das Einverständnis in pflegerische und therapeutische Maßnahmen erhalten, die Information informierte Entscheidungen erlauben und die Informationen das Recht der Patienten beinhalten, Maßnahmen zu wählen und abzulehnen« (Köpke & Meyer 2010, S. 13).

Mit den neuen Medien tun sich für Patient*innen unübersichtliche Informationsquellen auf, die leicht und einfach per Tastendruck zugänglich sind. Demnach können Internet-Informationen sogar zu sehr riskanten Informationen werden, weil ohne Kontext nicht einschätzbar ist, ob sie richtig sind, ob sie in Teilen zutreffen und wie sie zu verwenden sind (Engel & Sickendiek 2005, S. 165; Engel et al. 2012, S. 54). So kann davon ausgegangen werden, dass mit den neuen Medien Beratungsanliegen bearbeitet werden und gleichzeitig neue Themenstellungen entstehen.

Nach Schaeffer & Dewe handelt es sich bei Information, Beratung, Aufklärung und Therapie um eine kommunikative Intervention, die nach »sozial eingespielten Regeln auf Austausch von Wissen, Information, Erfahrung, Gedanken und emotionalen Inhalten beruht und über Sprache, Mimik, Gestik, Körpersprache vermittelt wird« (Schaeffer & Dewe 2012, S. 61). Folgende Unterscheidung wird vorgenommen:

1. *Information:* Im Verständnis dieser Intervention steht das verfügbare Wissen im Vordergrund und weniger der Empfänger, der unterrichtet wird. So bleibt offen, ob die Information ankommt, ob und wie sie verstanden wird und welche Wirkung sie zeigt (ebd. S. 64). Ist vermitteltes Wissen jedoch nicht anschlussfähig, d. h. an *vorhandene Wissensstrukturen* und *eigene Relevanzsysteme* anknüpfbar, prallen die Informationen ab. Das ist insofern wichtig, weil im Bereich der Gesundheitsberatung die Weitergabe aktueller wissenschaftlicher Erkenntnisse einen hohen Stellenwert hat.
   Ratsuchende kommen selten aus reiner Informationsabsicht, sondern sie suchen Hinweise und Unterstützung bei einer für sie unlösbaren Problemsituation. Darüber hinaus stehen den Ratsuchenden durch digitale Möglichkeiten vielfältige Informationen zur Verfügung, was es schwierig macht, die gesuchten und passenden Informationen zu finden (ebd. S. 67).
2. *Aufklärung* richtet sich an Einzelpersonen oder an definierte Zielgruppen (Mütter, Migranten, Jugendliche). Aufklärung geht demnach über Information hinaus, da es sich um eine auf bestimmte Zielgruppen und *Adressaten zugeschnittene Aufbereitung von Wissens- und Informationsinhalten* handelt (ebd. S. 67). Daher beschäftigen sich Aufklärungsstrategien mit didaktischen Methoden und zielgruppen- und milieuspezifischen Konzepten. Sie setzen dabei auf die Wirkung, dass Wissen das Handeln beeinflusst.
   Die Wirksamkeit ist jedoch ebenfalls begrenzt, da auch hier die Aneignungsaspekte der Ratsuchenden wenig beachtet werden. Informations- und Aufklärungsstrategien werden zusammenfassend eher von Ratsuchenden aus der Mittelschicht genutzt (ebd. S. 69).
   Der Begriff »Beratung« lässt sich nur schwer von den Begriffen »Aufklärung« und »Information« abgrenzen, und die drei Begriffe werden oft zusammen genannt. Unter dem Begriff der pflegebezogenen Patienten- und Familienedu-

kation fassen Zegelin (2013) und Kocks & Segmüller (2017) Beratung, Information, Schulung (und Moderation) zusammen.
3. *Beratung* geht über Information und Aufklärung hinaus, dennoch gehört die Weitergabe von Informationen, die adressatengerecht vermittelt werden, zu einem wichtigen Element von Beratung (ebd. S. 70).

Beratung geht über Information hinaus.

Eine Fokussierung auf Informations- und Aufklärungsstrategien, wie es bspw. bei Compliance (im Sinne eines Befolgens ärztlicher Anordnung) üblich ist, erreicht ihre Ziele oft nicht und ist zu kurz gedacht. Auch aktuelle Konzepte wie Adhärenz sind nur dann wirksam, wenn die Beratenden die Lebenswirklichkeit der Ratsuchenden kennen und sich auf Vorschläge der Betroffenen einlassen können.

In diesem Beitrag wird der Begriff Epilepsieberatung oder pflegerischer Epilepsieberatung benutzt. Dabei wird berücksichtigt, dass Information, Aufklärung und Beratung sich in ihrem Charakter und ihrer Zielsetzung unterscheiden.

Im Zusammenhang von Information, Aufklärung und Beratung identifizieren Schaeffer & Dewe (2012, S. 65) unterschiedliche Rollen, die auch für die Epilepsieberatung interessant sind:

a) Beim Perspektivenwechsel steht die Rolle als Beobachter*in im Mittelpunkt sowie die Möglichkeiten des Spiegelns und Zusammenfassens von wahrgenommenen Probleminhalten.
b) Bei der Wissensvermittlung geht es vor allem um die Rolle des*der Experten*in für relevante epilepsiebezogene Themen.
c) Während bei der Kompetenzförderung die unterstützende und pädagogische Rolle im Mittelpunkt steht, ist es bei der anwaltschaftlichen Unterstützung die parteiliche Interessenvertretung.

Für die Gestaltung des Beratungsprozesses ist somit entscheidend, welche Rolle der*die Beratende in der jeweiligen Beratungssituation auswählt und einnimmt.

10.4 Epilepsieberatung

10.4.1 Inhaltliche Zielsetzung von Epilepsieberatung in der Pflege

Zielsetzung einer pflegerischen Epilepsieberatung ist es, die Kompetenzen der Patient*innen und ihrer Angehörigen im Umgang mit der Epilepsie zu fördern und sie in ihrer Krankheitsbewältigung zu unterstützen. Sie soll während eines Krankenhausaufenthaltes das krankheitsbezogene Wissen über die Diagnose und die Behandlungsmöglichkeiten verbessern. In folgenden Pflegeszenarien können Beratungsbedarf und -anliegen deutlich werden (vgl. Segmüller 2015b):

1. *Pflegeinterventionen*: Anfälle begleiten, antiepileptische Medikation verteilen, verabreichen oder unterstützen, Notfallmedikation verabreichen, ketogene Diät begleiten
2. *Pflegesituationen managen*: Sturzprophylaxe, epileptologische Notfälle begleiten, psychogene nichtepileptische Anfälle (PNEA) begleiten, Förderung von Adhärenz, Hilfsmittel
3. *Krankheitslagen zuhause bewältigen*: eigene Epilepsie-Diagnose verstehen, Umfeld informieren, Gefährdungen durch Anfälle erkennen und minimieren, regelmäßige Medikamenteneinnahme, Anfälle dokumentieren, regelmäßige Kontrollen

Epileptologische Beratungslagen und -anliegen erkennen und identifizieren

Ziel pflegerischer Epilepsieberatung ist es, spezialisierte Pflegefachpersonen einzusetzen, die in der Lage sind, den individuellen Informations- und Beratungsbedarf von Epilepsiepatient*innen zu identifizieren und zu berücksichtigen. Pflegerische Epilepsieberatung ist besonders wichtig bei der Pflege von Betroffenen, die einen hohen Beratungsbedarf haben. Zu diesen Patient*innengruppen gehören:

- Patient*innen, die neu erkrankt sind
- Patient*innen, die kognitive Einschränkungen haben oder bei denen eine komplexe Behinderung vorliegt
- Patient*innen mit schwer behandelbaren Epilepsien und hohen psychosozialen Belastungen
- Familien mit anfallskranken Kindern
- Jugendliche bzw. junge Erwachsene mit Epilepsien
- Patient*innen, die vor Veränderungen der Lebenssituation (z. B. Übergang Schule und Beruf/Studium, Kinderwunsch und Schwangerschaft, Geburt eines Kindes) stehen

Beratungsbedarfe erkennen

Ziel ist es, diese Patient*innengruppen (▶ Kap. 3; ▶ Kap. 4.4; ▶ Kap. 5; ▶ Kap. 9.5) durch ein spezielles pflegerisches Epilepsieberatungsangebot zu unterstützen, um so zu einer verbesserten Gesundheitsversorgung beizutragen.

Krankheitslagen zuhause bewältigen

Mit pflegerischer Epilepsieberatung sollen Patient*innen und ihre Angehörigen individuell unterstützt, angeleitet und beraten werden, so dass sie zuhause die krankheitsbezogenen und psychosozialen Anforderungen besser bewältigen können. Eine stationäre oder ambulante Behandlung bietet dazu die notwendigen Voraussetzungen und Möglichkeiten, da behandelnde Ärzt*innen und epileptologisch geschultes Pflegefachpersonal an der Behandlung beteiligt sind. Zu den häufigen epileptologischen Themen gehören das Krankheitsbild Epilepsie, Anfallsarten und -beobachtung, Erste Hilfe, Medikamenteneinnahme, Risikoeinschätzung in unterschiedlichen Lebensbereichen, Umgang mit Auslösern von Anfällen und das Sprechen über Epilepsie.

Krankheitsbewältigung von Patient*innen und Familien unterstützen

Weiterhin ist es Ziel von pflegerischer Epilepsieberatung, häufig auftretende Pflegephänomene wie epilepsiespezifische Angst, Autonomiekonflikte oder Wissensdefizite zu beachten und im Pflegeprozess unterstützend zu begleiten (▶ Kap. 4.2.1; ▶ Kap. 6.5; ▶ Kap. 8; ▶ Kap. 9.7.5). Epilepsieerkrankungen dauern nicht selten ein Leben lang an. Krankheitsverläufe, die Patient*innen fordern und zeitweise überfordern, wirken sich auf ihr soziales Umfeld aus. Epilepsieberatung soll ihre Krankheitsverarbeitung unterstützen, indem sie auf Krankheitsphasen eingeht und sich auf die Ratsuchenden einlässt. Prozesse der Krankheitsbewältigung sind vor allem vor dem Hintergrund der jeweiligen Lebenswelt und -lage verstehbar. Insofern kann epileptologische Pflegeberatung nur in Kooperation mit anderen Berufsgruppen und Diensten gelingen (z. B. Sozialarbeiter*innen, Psycholog*innen).

Epileptologische Pflegeberatung fördern

Ziel ist es, Patient*innen und ihren Angehörigen vorbereitete, strukturierte und fachlich aktuelle Epilepsieberatung in angemessenen Rahmenbedingungen (z. B. ungestörte Räumlichkeiten und zeitliche Ressourcen) anzubieten.

10.4.2 Erfahrungen und Ergebnisse – Epilepsy Specialist Nurse

Zum Umfang und zu Ergebnissen von pflegerischer Epilepsieberatung liegen in Deutschland kaum fundierte Ergebnisse vor. Die umfangreichsten und längsten

Erfahrungen zur spezialisierten Pflege bei Epilepsien gibt es in Großbritannien und Irland. Im Jahr 1988 wurde die Epilepsy Specialist Nurse (ESN) eingeführt, um die medizinische Gesundheitsversorgung von Menschen mit Epilepsie durch gemeindenahe ESN-Dienste zu ergänzen (Epilepsy Specialist Nurse Association (ESNA) 2020).

Es gibt Hinweise, die durchweg zeigen, wie hoch die Zufriedenheit der Patient*innen mit Zugang zur ESN ist (vgl. Campbell et al. 2019, S. 45; M. Goodwin et al. 2004, S. 87–94). Allerdings gab es zu wenig Daten für eine fundierte Aussage aufgrund fehlender Studien (Bradley & Lindsay 2016). Dennoch gibt es interessante Ergebnisse.

Eine ESN-Intervention war am effektivsten, wenn Patient*innen am anfälligsten waren, z. B. wenn die Epilepsie neu diagnostiziert wurde oder wenn sich Änderungen im Krankheitsverlauf oder im Lebensstil ergaben, z. B. eine Schwangerschaft (Mills et al. 2002). Auch Familienmitglieder nahmen nach ESN-Interventionen die Verbesserung des allgemeinen Gesundheitszustands und des Wohlbefindens der Patient*innen wahr (Higgins et al. 2017, S. 8). Patient*innen mit schwer einstellbaren Epilepsien, bei denen es überdurchschnittlich häufig zu Notfalleinweisungen und Krankenhausaufenthalten kam, profitierten vom ESN-Dienst (Ridsdale et al. 2013; Hopkins & Irvine 2002). Eine 2010 veröffentlichte Umfrage über die Auswirkungen der Einführung einer pädiatrischen ESN ergab, dass der Beginn der Tätigkeit der Epilepsie-Fachkrankenschwester mit einer deutlichen Verringerung der epilepsiebedingten Einweisungsraten verbunden war (Johnson et al. 2010; Campbell 2019). Menschen mit Epilepsie und Intelligenzminderung (▶ Kap. 6) haben oft ein schlechteres Behandlungsergebnis als andere Personen mit Epilepsie. Diese Tatsche führte dazu, dass sich mehrere Autoren damit auseinandersetzten, wie ESNs Menschen mit Epilepsie und Intelligenzminderung unterstützen und ihren Zugang zur Gesundheitsversorgung verbessern können (Ring et al. 2018; Wagner et al. 2017).

10.4.3 Epilepsie-Fachassistenz (EFA)/Epilepsie-Fachberatung

Seit zwölf Jahren gibt es eine modifizierte Weiterbildung zur Epilepsie-Fachassistenz (EFA)/Epilepsieberatung für Pflegefachkräfte und andere Fachkräfte aus epileptologisch relevanten Gesundheits- und Sozialberufen im deutschsprachigen Raum (Deutschland, Österreich, Schweiz).

Unter der Schirmherrschaft der Deutschen Gesellschaft für Epileptologie (DGfE) wurde eine Qualifizierung für Fachkräfte (nicht ärztlich) im Gesundheitswesen entwickelt. In der ein- bzw. zweijährigen Weiterbildung wird ein interdisziplinärer Ansatz verfolgt: Pflegefachpersonen, Sozialarbeiter*innen, Medizinische Fachangestellte (MFA), Medizinisch-technische Assistent*innen (MTA), Heilerziehungspfleger*innen (HEP), Mitarbeitende in therapeutischen Diensten, Psycholog*innen in Kliniken, Praxen und Ambulanzen mit Epilepsieschwerpunkt und Wohnheimen/Werkstätten lernen gemeinsam. Das interdisziplinäre Lernen (Präsenzphasen, E-Learning, Lernaufgaben, Hospitation) und die Fallberatung in der Weiterbildungsgruppe soll sie befähigen, die Kompetenzen anderer

Berufsgruppen in der Patient*innenberatung wahrzunehmen, sich gegenseitig zu Rate zu ziehen und miteinander zu kooperieren.

Ziel ist es, das Wissen über Epilepsie und die Kompetenzen in der Beratung von Patient*innen zu erweitern und den interdisziplinären Ansatz in den beruflichen Alltag zu übertragen. Die Weiterbildung wird von einer staatlich anerkannten Einrichtung der Erwachsenenbildung der v. Bodelschwinghschen Stiftungen Bethel (www.bildung-beratung-bethel.de) angeboten und ist die einzige Fachweiterbildung über Epilepsie für nicht ärztliche Fachkräfte.

In einer Studie von Pfäfflin et al. (2016) wurden die Effekte der EFA-Weiterbildung untersucht. Die von EFAs beratenen Patient*innen erhöhten u. a. ihr Wissen über Epilepsie und waren signifikant zufriedener mit der Organisation und Behandlung sowie der epilepsiespezifischen Beratung über ein breites Spektrum von Themen im Vergleich zu Patient*innen in der Routineversorgung.

Epileptologisch geschultes Fachpersonal stärkt die Zufriedenheit der Patient*innen.

Insbesondere Patient*innen mit höherem Beratungsbedarf erhielten ihrem Bedarf entsprechend mehr Beratung und steigerten ihre Zufriedenheit stärker als die Gruppe mit dem geringeren Informationsbedürfnis. Demnach trägt die Einbeziehung von epileptologisch geschultem Fachpersonal in die klinische Epilepsieberatung zur Qualitätsverbesserung bei (ebd.).

Patient*innen mit höherem Beratungsbedarf profitieren besonders von pflegerischer Epilepsieberatung.

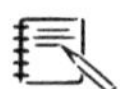

Bei einer Befragung, etwa zwei Jahre nach Abschluss der Weiterbildung, äußerten die Absolvent*innen:

- Die meisten von ihnen berichteten, dass sie die Patient*innen besser verstehen würden und auf Ängste und Sorgen eingehen könnten. (Weniger Angst vor den Fragen der Patient*innen?)
- Die Absolvent*innen waren motiviert, ihre erworbenen EFA-Kompetenzen einzubringen, die meisten beschrieben allerdings Zeitmangel in der Umsetzung.
- Sie beschrieben, dass sich ihre Tätigkeit, die sie vor der Weiterbildung durchführten, nicht oder nur wenig verändert hatte, aber dass sie danach Wissen einbringen konnten und sich ihre Tätigkeitsbereiche erweiterten.
- Viele Absolvent*innen intensivierten fachlichen und patient*innenbezogenen Austausch mit den Ärzt*innen, sie wurden nach ihrer Meinung gefragt.

- Vom intensivierten Austausch profitierten auch die Patient*innen/Angehörigen.
- Die Frustration der Absolvent*innen war dann hoch, wenn das erworbene Wissen nicht abgefragt wurde.
- Die Eigeninitiative der Absolvent*innen war ein wichtiger Erfolgsfaktor.
- Ob und wie Epilepsie-Beratung in einer Klinik angeboten wird, hängt von der ärztlichen Klinikleitung ab.

Besonders der berufsgruppenübergreifende Ansatz wurde von den Absolvent*innen geschätzt. Medizinische, pflegerische und sozialarbeiterische Fachkräfte betrachten und bearbeiten epilepsiebezogene Fragestellungen aus unterschiedlichen professionellen Blickwinkeln. Sozialarbeit verfügt über psychosoziale und sozialrechtliche Kompetenzen. Pflegefachpersonen, MTAs (neurophysiologische Fachkräfte) und MFAs haben oft epileptologische Vorkenntnisse sowie häufigen und, was besonders wichtig ist, kontinuierlichen Kontakt mit Menschen mit Epilepsie.

Etwa 60–70 % der Absolvent*innen sind Pflegefachpersonen, die meisten der Absolvent*innen arbeiten im Krankenhaus, die anderen in Facharztpraxen, in Einrichtungen der Behindertenhilfe, Epilepsieberatungsstellen oder professionell in der Epilepsie-Selbsthilfe.

Ein Teil der Epilepsie-Fachassistent*innen hat sich im Rahmen der Aufbau-Weiterbildung zur Epilepsie-Fachberatung zu Trainern für ein Epilepsie-Schulungsprogramm ausbilden lassen. Andere Absolvent*innen führten bereits vor der Weiterbildung Epilepsieschulungen (▶ Kap. 10.9) durch:

- MOSES, ein modulare Schulungsprogramm für erwachsene Menschen mit Epilepsie
- Für Eltern und ihre anfallskranken Kinder FAMOSES und Flip & Flap
- Für epilepsiekranke Menschen mit zusätzlicher Lern- oder geistiger Behinderung PEPE

Von der Verbindung beider Qualifizierungen profitierten die Absolvent*innen, da sie ihre Kenntnisse und ihr methodisches Repertoire erweitern konnten. Auch für Betroffene sind positive Effekte zu erwarten. Ein Tätigkeitsfeld für epileptologische Fachkräfte ist die Epilepsie-Behandlungskoordination, das Case-Management-Aufgaben sowie Informations- und Beratungsaufgaben umfasst (Ott-Ordelheide et al. 2016).

Epilepsie-Fachassistent*innen sind in der »Definition Epilepsiezentren« (Deutsche Gesellschaft für Epileptologie 2010) vorgesehen. Auch finden sie in der DGN-Leitlinie (Elger & Berkenfeld et al. 2017) »Erster epileptischer Anfall und Epilepsien im Erwachsenenalter« ihre Berücksichtigung.

10.5 Beratungslagen und -anliegen bei Epilepsie

10.5.1 Das Modell der Krankheitsbewältigung nach Corbin & Strauss (2010)

Krankheitsbewältigung bei einer chronischen Epilepsie ist ein komplexes Geschehen. Corbin & Strauss gehen davon aus, dass sich jede chronische Krankheit in verschiedene Phasen aufteilen lässt, die anhand vom Trajektmodell verdeutlicht werden können (Krankheitsverlaufskurve). Demnach verlaufen chronische Krankheiten phasenhaft. Bei jedem Wechsel der Krankheitsphasen sind verschiedene medizinische und psychosoziale Probleme zu bewältigen (2010, S. 171 ff.). Die Betroffenen müssen dabei in drei verschiedenen Bereichen Bewältigungsarbeit leisten:

- Krankheitsbezogener Bereich, z. B. regelmäßige Medikamenteneinnahme
- Alltagsbezogener Bereich (Beruf, familiäre Aufgaben)
- Biographiebezogener Bereich (Selbstkonzeption, Biographie, Körper)

Die Krankheitsbewältigung ist in insgesamt neun Phasen einer Pflege- und Krankheitsverlaufskurve eingeteilt (Hüper & Hellige 2009, S. 60). Diese Phaseneinteilung ist gerade zu Beginn der Krankheit sehr wichtig, denn in diesen Phasen müssen sich die Patient*innen und Angehörigen mit den Gedanken beschäftigen, dass die Krankheit ein Leben lang andauern und wie sie sich in den Alltag integrieren lassen kann (ebd. S. 62).

Stadien eines chronischen Krankheitsverlaufes in Anlehnung an Corbin & Strauss (2010)

- Als erstes Stadium eines chronischen Krankheitsverlaufes wird die Vorphase definiert: vor dem Auftreten von Symptomen und bevor eine offizielle Diagnose erstellt worden ist.
- Sobald Anzeichen oder Symptome für eine Erkrankung auftreten, beginnt die Krankheit, z. B. eine akute Phase, die aktive Interventionen und oft einen Klinikaufenthalt mit Diagnostik erfordert.
- In der Normalisierungshase versuchen Betroffene und Angehörige zu einem funktionierenden Leben zurückzukehren.
- In der Folge kann es in der Krankheitsverlaufskurve zur stabilen Phase kommen.
- Eine instabile Phase ist dadurch gekennzeichnet, dass Symptome (wie Anfallshäufung) nicht kontrollierbar sind, es kann zu erneuten Krankenhauseinweisungen kommen.
- Akute Phasen beinhalten Komplikationen oder eine Zunahme der Symptomatik. Dazu gehören auch kritische und lebensbedrohliche Situationen, wie epileptologische Notfälle.

Beratungsansätze nach dem Pflegemodell von Corbin & Strauss basieren darauf, dass Krankheitsbewältigung überwiegend in der häuslichen Umgebung stattfindet. Besondere Bedeutung hat der Beratungs- und Kommunikationsprozess, in dem Patient* innen und Angehörige als aktive Partner* innen gesehen werden (vgl. Hüper & Hellige 2009, S. 74), die sich mit Professionellen je nach Phase und Stadium in einem fortwährenden Aushandlungsprozess befinden. Unter dieser Prämisse bekommt die Epilepsieberatung einen hohen Stellenwert, indem sich Pflegefachpersonen im Krankheitsverlauf als Gesprächspartner*innen zur Verfügung stellen.

Pflegefachpersonen sollten ihre eigenen Vorstellungen zum Krankheitsverlauf reflektieren, um eigene subjektive Wertungen zu überprüfen und ggf. zu korrigieren.

10.5.2 Vom ersten epileptischen Anfall zur Diagnose Epilepsie

Nach Corbin & Strauss (2010, S. 37 f.) entstehen chronische Erkrankungen selten über Nacht. Nicht alle Patient*innen oder ihre Angehörigen gehen sofort zum Arzt, oft erst wenn sich die Symptome nicht mehr leugnen lassen. Auch im Fall von epileptischen Anfällen werden diese erst von Angehörigen, Arbeitskolleg*innen, Freund*innen oder anderen bemerkt, insbesondere wenn sie mit Bewusstseinsstörungen und motorischen Phänomenen einhergehen.

Der erste epileptische Anfall stellt für die Betroffenen und ihre Familien ein verunsicherndes Ereignis dar. Steht fest, dass es sich um einen ersten epileptischen Anfall gehandelt hat, ist oft noch nicht klar, ob und wie sich eine Epilepsie entwickelt.

Die medizinischen Handlungen in dieser sog. prädiagnostischen Phase zielen darauf, die Ursache der Symptome (epileptische Anfälle) herauszufinden. In dieser Phase recherchieren Betroffene im Internet. Patient*innen und ihre Angehörigen sind gefordert, möglichst präzise ihre Symptome und die Umstände, z. B. Auslöser, des Auftretens von Anfällen zu beschreiben. Es ist eine Phase, die von den diagnostischen Untersuchungen, oft der Medikation zur Anfallskontrolle und der emotionalen Bewältigung (Milderung von Angst und Schrecken) geprägt ist (vgl. Corbin & Strauss 2010, S. 29, 41).

Im Laufe der diagnostischen Phase kann es vorkommen, dass Ärzt*innen oder Pflegepersonen Bemerkungen über potentielle Epilepsie-Diagnosen fallen lassen, die Patient*innen/Angehörige veranlassen, Fragen zu stellen. Insbesondere bei in der Kindheit beginnenden Epilepsien stehen nicht selten Fragen zur weiteren kognitiven Entwicklung des Kindes im Raum. Manchmal werden Patient*innen/Angehörigen Informationen vorenthalten, bis alle Ergebnisse vorliegen. Manchmal ist von Anfang an klar, um welches Epilepsiesyndrom es sich handelt. Corbin & Strauss bezeichnen diese Situation als *Diagnostischen Schwebezustand.* Wie belastend Patient*innen diesen Zustand empfinden, hängt wesentlich davon ab, wie häufig und wie unangenehm die epileptischen Anfälle sind. So kann es sein, dass mit der Diagnose eine gewisse Erleichterung eintritt, weil damit der Schwebezustand beendet wird und die Behandlungsstrategien und Perspektiven weitergehen (ebd. S. 42).

10.5.3 Von der Diagnose zur Behandlung

Erst wenn die Diagnose gesichert ist, können Voraussagen über einen potentiellen Verlauf, den die Erkrankung nehmen könnte, und Entscheidungen über die besten Behandlungsmöglichkeiten getroffen werden (Corbin & Strauss 2010, S. 49). Nach diesem Prozess einer ersten Prognose müssen sich behandelnde Ärzt*innen in enger Kooperation mit den Patient*innen bzw. Angehörigen für einen Behandlungsplan entscheiden. Verschiedene Überlegungen spielen dabei eine Rolle, z. B. ob die Krankheit lebensbedrohlich ist (z. B. bei einem Status epilepticus), ob wenige oder viele Anfälle auftreten, ob die Erkrankung in der Kindheit, im Jugendalter oder im mittleren oder fortgeschrittenen Lebensalter aufgetreten ist und in welcher Lebens- und Berufssituation sich ein*e Patient*in befindet.

Die meisten Kinder mit Epilepsie entwickeln sich normal. Dennoch weisen chronisch kranke Kinder häufiger Entwicklungsstörungen auf als gesunde Kinder, besonders wenn die Krankheit das Gehirn betrifft (Fischbach & v. Ondraza 2018, S. 58; ▸ Kap. 4). Die aufgetretenen epileptischen Anfälle können erste Anzeichen einer komplexeren Hirnschädigung oder Hirnentwicklungsstörung sein.

Chronische Krankheiten greifen unverhältnismäßig stark in das Familienleben der Patient*innen ein (Corbin & Strauss 2010, 50 ff.). So müssen z. B. bei Epilepsie, die in der Kindheit beginnt, soziale Hilfen wie z. B. ein Antrag auf Schwerbehinderung oder unterschiedliche Hilfsdienste wie familienentlastende Dienste, häusliche Krankenpflege, sozialpädiatrische Zentren, heilpädagogische Maßnahmen, Logopädie oder Krankengymnastik in Anspruch genommen werden. Im Erwachsenenalter stehen Mobilitätshilfen, arbeitsmedizinische Auswirkungen oder Fragen von Schwerbehinderung im Mittelpunkt (Coban & Hauser 2011; Coban & Thorbecke 2016; Thorbecke & Francois 2017).

Epilepsien wirken sich auf das familiäre Umfeld aus.

Pflegende und Patient*innen haben aufgrund ihrer unterschiedlichen Perspektive verschiedene Ideen darüber, wie der Verlauf einer Epilepsie sein könnte. Betroffene und Angehörige entwickeln ihre eigenen Vorstellungen zur Eindeutigkeit von Diagnosen, zu vermeidbaren und unvermeidbaren Komplikationen, über Heilungschancen und über den Einfluss der Erkrankung. Für die Integration der Erkrankung in die eigene Identität und Lebensgestaltung der Patient*innen sind diese Vorstellungen von großer Bedeutung. Wie viele Informationen von Ärzt*innen gegeben werden, hängt im Wesentlichen von der Beurteilung ab, ob der*die Betroffene die Informationen aushält. Der Handlungsentwurf kann von Professionellen explizit oder nur punktuell dargelegt werden, er kann Betroffenen/Angehörigen gemeinsam mitgeteilt oder getrennt dargelegt werden. Dabei wissen Ärzt*innen und Pflegefachpersonen oft viel über den Charakter einer Erkrankung, aber zunächst wenig über die Bewältigungsressourcen einer Familie (vgl. Corbin & Strauss 2010, S. 53).

Zu Beginn einer chronischen Erkrankung ist die Unsicherheit im Umgang mit Informationen oft am höchsten. Nicht selten sind die Betroffenen so aufgeregt und vergessen schnell wieder, was ihnen in der Visite zum potenziellen Krankheitsverlauf, zur Einnahme der Medikamente oder zum Vorbeugen einer instabilen Phase gesagt wurde (Hüper & Hellige 2009, S. 59). Oft berücksichtigen die Professionellen nicht systematisch, an welchem Punkt der Krankheitsbewältigung die Betroffenen stehen.

Zu Beginn der Erkrankung herrscht bei Patient*innen und Angehörigen große Unsicherheit.

Unabhängig davon hat jeder epileptische Anfall unmittelbare Folgen für den Alltag. Oft muss nach dem ersten aufgetretenen Anfall eine Entscheidung getroffen werden, die u. U. einen Beratungsbedarf nach sich zieht. In Absprache mit Patient*innen kann eine Überleitung in die sozialmedizinische oder sozialrechtliche Beratung angezeigt sein. Ggf. muss eine Fahrpause eingelegt werden, weil die Fahreignung vorübergehend nicht gegeben ist. Fahrverbote haben je nach Bedeutung des Fahrens für die tägliche Bewältigung beruflicher und familiärer Aufgaben weitreichende Konsequenzen, so dass die Sorge darum auch oft in der Pflegesituationen deutlich wird.

Auch bei Kindern stellen sich nach dem ersten Anfall Fragen mit weitreichenden Konsequenzen, z. B. im Hinblick auf den Schulweg, die Teilnahme am Sportunterricht, an Klassenfahrten und Hobbys. So stellt sich die Frage: Kann das 14-jährige Mädchen weiterhin eigenständig ihr Pferd reiten oder kann der 8-jährige Junge das Schwimmtraining absolvieren? Auch wenn nicht klar ist, ob es zu weiteren Anfällen kommt, sind es oft die begleitenden Pflegefachpersonen, denen auffällt, dass Patient*innen sich zurückgezogen haben, bedrückt oder unruhig sind.

Dabei müssen sich die Pflegefachpersonen im Kommunikationsgefüge von behandelnden Ärzt*innen, diagnostischem Personal und den Betroffenen verorten. Was haben behandelnde Ärzt*innen schon mitgeteilt? Über welche Erfahrungen verfügen die Epilepsiepatient*innen, bzw. bei Kindern ihre Angehörigen, bereits?

Es kann zudem genauer erfragt werden, welche Lernbedürfnisse Patient*innen und deren Angehörige in der derzeitigen aktuellen Situation haben: worüber sich Patient*innen/Angehörige am meisten sorgen, wie sie ihren Gesundheitszustand/ihre Epilepsie sehen oder was sie als Erstes tun können. Auch im Lernstil gibt es individuelle Unterschiede. Wie lernen sie am besten: wenn sie lesen, hören, nachdenken oder selbst etwas tun? Haben Patient*innen in Bezug auf die

Epilepsie schon das Internet genutzt? Brauchen sie eine Übersicht zum Thema oder soll mit einem bestimmten Punkt begonnen werden?

Pflegende sollten beim Wissen und den Lernbedürfnissen der Patient*innen und ihrer Familien ansetzen.

Die Betroffenen sind bei der Kommunikation über Diagnose- und Behandlungsmöglichkeiten meistens mit einer Vielzahl epileptologischer Fachbegriffe konfrontiert. Die Erläuterung der medizinischen Diagnose ist eine wichtige Voraussetzung für Patient*innen und Angehörige, um das weitere Vorgehen zu verstehen. Oft wird ein Beratungsbedarf erst deutlich, wenn die Betroffenen gezielt danach gefragt werden. Nach Arztgesprächen kann sich zeigen, ob die Aufklärung trotz aller Bemühungen im Fachjargon stattgefunden hat, und ob zu viele Informationen auf Betroffene und Angehörige eingeströmt sind, die erstmal verarbeitet werden müssen.

Mit dem ersten Anfall stellt sich die Frage der Notwendigkeit der medikamentösen Behandlung. Ein Teil der Patient*innen bekommt oder will zunächst keine Medikation und es wird abgewartet, ob weitere Anfälle auftreten. Patient*innen mit einem ersten epileptischen Anfall kennen noch keine Wirkungen und Nebenwirkungen, sie müssen darüber informiert werden.

10.6 Lessons learned

- Zu Beginn der Krankheit müssen sich die Patient*innen und Angehörigen mit den Gedanken beschäftigen, dass die Krankheit ein Leben lang andauern und wie sie sich in den Alltag integrieren lassen kann.
- Krankheitsbewältigung findet überwiegend in der häuslichen Umgebung statt, Bewältigungsressourcen einer Familie haben eine entscheidende Bedeutung.
- Wie stark Patient*innen zu Beginn der Erkrankung verunsichert sind, hängt wesentlich davon ab, wie häufig und wie unangenehm die epileptischen Anfälle sind bzw. empfunden werden und wie das familiäre Umfeld mit der Situation umgeht.
- Oft muss nach dem ersten aufgetretenen Anfall eine Entscheidung getroffen werden, die u. U. einen Beratungsbedarf nach sich zieht.
- In der Pflegeberatung sollten Vorwissen und Lernbedürfnisse der Patient*innen und ihrer Angehörigen berücksichtigt werden.
- Beratende Pflegende sollten ihre eigenen Vorstellungen zur Krankheitsbewältigung reflektieren, um eigene subjektive Wertungen zu überprüfen und ggf. zu korrigieren.

10.7 Wichtige Themen in der pflegerischen Epilepsieberatung

10.7.1 Das Krankheitsbild

Im Mittelpunkt der Epilepsien stehen die epileptischen Anfälle, die höchst unterschiedlich aussehen können. Epilepsien sind nur bedingt miteinander vergleichbar, denn »die« Epilepsie gibt es nicht. Diese Spezifität von Epilepsien und der epileptischen Anfälle ist in der Epilepsieberatung bedeutsam, weil es nicht nur darum geht, den Betroffenen zu erklären, welches Epilepsiesyndrom sie haben, sondern vorab muss oft klargestellt werden, dass es unterschiedlichste Epilepsien gibt. Einige haben bereits vorher Menschen mit Epilepsie kennen gelernt und haben sich Wissen angeeignet. Dieses Wissen kann jedoch überholt und missverständlich sein, so dass es nicht nur darum geht, Wissen zu vermitteln, sondern auch Wissen zu aktualisieren und richtigzustellen.

Um weiteres Vorgehen und Behandlungspläne zu verstehen und umzusetzen, ist die Aufklärung der Patient*innen und ihrer Familien entscheidend. Voraussetzung dafür sind grundlegende Kenntnisse der Berater*innen über Ursachen und Entstehung von epileptischen Anfällen sowie Einteilung in zwei Klassifikationssysteme: zum einen die Klassifikation der Epilepsien und zum anderen die Klassifikation der epileptischen Anfälle in der Epilepsie. Darüber hinaus ist ein Verständnis für Epilepsiediagnostik und Behandlungsgrundsätze erforderlich (► Kap. 1; ► Kap. 2).

10.7.2 Der Anfallsablauf

Oft wird übersehen, dass sich die Wahrnehmung von epileptischen Anfällen durch die Betroffenen und die Umgebung unterscheidet. Anfälle mit Bewusstseinsstörung bleiben dem bewussten Erleben der Betroffenen vollkommen oder teilweise verschlossen. Das ist besonders ausgeprägt, wenn Anfälle mit einem abrupten Verlust des Bewusstseins ohne Vorzeichen einhergehen. Die Betroffenen sind nicht selten dem eigenen Anfallserleben gegenüber sprachlos. Sie können keine Auskünfte über Anfallsverläufe geben. Demgegenüber steht das Erleben von Beobachter*innen, z. B. Partner*innen, Eltern, Familienangehörigen oder Freund*innen, Arbeitskolleg*innen, aber auch Fremden, die zufällig einen Anfall mitbekommen. So erleben sich die Betroffenen im Spiegel der Beobachter*innen und Anwesenden.

Ein wichtiger Ansatzpunkt für die pflegerische Beratung ist es, aufmerksam zu sein und hinzuhören, ob und wie Patient*innen ihre Anfälle schildern. Bei der Frage nach dem Anfallsablauf kann sich herausstellen, dass bisher vernachlässigt wurde, mit dem* der Patienten*in zu besprechen, ob er*sie selbst dazu mehr erfahren möchte. Obwohl Patient*innen oft aus Schamgefühlen vermeiden, sich mit ihren Anfällen zu konfrontieren, sind sie dennoch oft bereit, sich ihre Anfälle genauer schildern zu lassen oder im Videomitschnitt anzusehen. In der Beratung gilt es, mit den Patient*innen zu klären, wie sie sich eine Aufklärung wünschen und ob und wie sie von der Pflegefachperson begleitet werden möchten (▶ Kap. 4.4.2).

Betroffene erleben ihre Anfälle anders als die Beobachter*innen.

Für Beratungsgespräche zum Umgang mit epileptischen Anfällen ist entscheidend, wie der Anfall verläuft (▶ Kap. 2). Erst mit dieser Information ist eine individuelle Beratung möglich.

10.7.3 Anfallshäufigkeit und Anfallsfreiheit

Um zu beurteilen und zu bewerten, ob eine Therapie wirksam ist, ist es entscheidend zu wissen, ob und wie oft die Anfälle auftreten. Die Anfallsfrequenz ist zudem ein wichtiges Kriterium für eine realistische Gefährdungsbeurteilung. Häufig wird das Risiko für das Auftreten von Anfällen fehleingeschätzt (Thorbecke et al. 2010). Liegt bei Betroffenen eine Bewusstseinsstörung vor, nehmen sie ihre Anfälle oft nicht oder nur teilweise wahr und können sie nicht entsprechend dokumentieren (z. B. im Anfallskalender). Dies trifft besonders dann zu, wenn Anfälle von Betroffenen/Partner*innen unbemerkt nachts verlaufen (▶ Kap. 2). In der Beratung ist es wichtig, mit Betroffenen und Angehörigen Möglichkeiten zu suchen, ihre Anfälle zu detektieren, um Auskunft über die Anfallsfrequenz zu geben.

Im Hinblick auf die berufliche Beurteilung bei Epilepsie und nach erstem epileptischem Anfall unterscheidet die deutsche gesetzliche Unfallversicherung (DGUV Information 250-001 2015, S. 6–8) zwischen:

1. Langfristige Anfallsfreiheit, wenn eine Person mindestens fünf Jahre ohne antiepileptische Therapie anfallsfrei ist
2. Mittelfristige Anfallsfreiheit, wenn eine Person mindestens ein Jahr anfallsfrei ist: Anfälle nur aus dem Schlaf nach einer Beobachtungszeit von mindestens drei Jahren, Anfälle mit erhaltenem Bewusstsein, ohne Sturz oder Haltungsverlust, und bei erhaltener Willkürmotorik für mindestens ein Jahr
3. »Anfälle ≤ 2/Jahr« meint, dass eine Person weniger als drei Anfälle pro Jahr bekommt
4. »Anfälle ≥ 3/ Jahr« beinhaltet, dass eine Person mindestens drei Anfälle pro Jahr erleidet

Wann und wie oft treten Anfälle auf?

Um die Häufigkeit der Anfälle zu dokumentieren, gibt es verschiedene Dokumentationshilfen. Es muss mitbedacht werden, dass Anfälle, z. B. nachts, unbemerkt vom Betroffenen auftreten können.

10.7.4 Behandlungsstand und Prognose

Die Prognose (Behandelbarkeit) hängt im Wesentlichen vom Epilepsiesyndrom und der an modernen Standards orientierten Diagnose und Therapie ab (▸ Kap. 1). Der Behandlungsstand sagt aus, ob es sich um eine beginnende Epilepsie handelt und ob der Gesundheitszustand stabil oder instabil ist. Epilepsien können in jedem Alter auftreten und die Prognose der Epilepsiesyndrome ist unterschiedlich. Aus diesen Gründen bildet der aktuelle Behandlungsstand eine entscheidende Grundlage für eine pflegerische Epilepsieberatung. Im Einzelnen ist zu erkunden (z. B. durch Krankenakte, Arztbriefe, Visiten, Gespräch mit Patient*innen, Angehörigen):

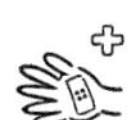

Grundlage für Pflegeberatung:

- Welche Anfallsform(en) sind bekannt und beschrieben?
- Welches Epilepsiesyndrom liegt vor oder wird vermutet?
- Stand des Krankheitsverlaufes: beginnende, manifeste oder rezidive Epilepsie?
- Stand der Diagnostik: Erstdiagnose, Verlaufskontrolle, Präzisierung oder Revision der Diagnose?
- Stand der Behandlung: Ersteinstellung mit antiepileptischer Medikation (AED), Umstellung auf andere AEDs, chirurgische Therapie, ketogene Diät?

Darüber hinaus ist es in der Beratungssituation wichtig, sich zu vergegenwärtigen, was der Anlass bzw. der Grund für den Krankenhausaufenthalt oder den Arztbesuch ist und in den Unterlagen nachzusehen oder zu erfragen, welche Empfehlungen zur weiteren medizinischen Behandlung oder Diagnostik, zur Lebensführung, zu Beruf, Schule, Freizeit, Fahrtauglichkeit usw. bereits gegeben worden sind.

10.7.5 Risikoberatung

Für die Teilhabe am gesellschaftlichen Leben und die soziale Inklusion ist die Risikoberatung von entscheidender Bedeutung. Nicht selten ist die Angst, dass Patient*innen sich verletzen können, ein Grund dafür, dass sie selbst Situationen meiden oder ihnen der Zugang zum Arbeitsleben, zur Schule, zum Beruf oder zu Freizeitaktivitäten erschwert wird. Es muss dabei berücksichtigt werden, dass Anfälle mal mit mehr, weniger oder keinen Verletzungsrisiken einhergehen können. Oft führt die Diagnose Epilepsie dazu, dass Patient*innen oder ihr Umfeld ängstlich und übervorsichtig reagieren, so dass Patient*innen sich selbst oder ihr Umfeld sie von sozialen Aktivitäten ausschließen. Um Risiken in der pflegerischen Epilepsieberatung realistisch einschätzen zu können, sind differenzierte Analysekriterien notwendig (▸ Kap. 9.7).

Realistische Risikoeinschätzungen sind für soziale Inklusion förderlich. Für eine Risikobeurteilung kommen infrage:

- Haushalt, Küche, Bad, Leitern, Treppen
- Sport und Sportarten
- Arbeit: Berufe, Arbeitsplätze, Tätigkeiten
- Verkehr: Radfahrer, Autofahrer (Begutachtungsleitlinien)
- Schule: Sport, Ausflüge, Klassenfahrten
- Freizeit, Reisen, Garten
- Andere individuelle Lebensgewohnheiten

Um Risiken individuell und situationsbezogen einzuschätzen, hat der Arbeitskreis zur Verbesserung der Eingliederungschancen von Personen mit Epilepsie (1984) *Empfehlungen zur Beurteilung der beruflichen Möglichkeiten von Personen mit Epilepsie* (S. 76–80) erstellt und Beurteilungskriterien erarbeitet. Damit wurden Grundlagen für die Gefährdungseinschätzung geschaffen, die sich auch auf Aktivitäten des täglichen Lebens übertragen lassen. Inzwischen gibt es eine überarbeitete Auflage, die auch die Beurteilung nach einem ersten epileptischen Anfall mit einbezieht (DGUV Information 250-001 2015). Es lassen sich drei Dimensionen unterscheiden:

1. Gefährdungspotentiale der Anfälle (Gefährdungskategorie, Behandlungsstand, Anfallsfrequenz, Prognose)
2. Gefährdungspotentiale der Umgebung
3. Individuelles Risikoverhalten

Kriterien für die Risikoeinschätzung

Für die Erfassung der gesundheitlichen Risiken bzw. der Gefährdungspotentiale ist die Anfallsart auschlaggebend. Dabei sind folgende Kriterien entscheidend:

- Bewusstsein: erhalten/nicht erhalten?
- Willkürmotorik (Versteifen, Zuckungen, Erschlaffen): erhalten/nicht erhalten?
- Sturz: ja/nein?
- Unangemessene Handlungen (Automatismen, Bewegungsabläufe): ja/nein?

Zudem ist wichtig, wie häufig die Anfälle auftreten. Voraussetzung für eine Gefährdungsbeurteilung ist eine detaillierte Anfallsbeschreibung (▸ Kap. 2.2.7).

Gefährdungskategorien

Je nach Anfallsart lassen sich nach DGUV-I 250-001 folgende Gefährdungskategorien bilden:

- 0 = ausschließlich Aura ohne Beeinträchtigung der Motorik, der Wahrnehmung oder der Reaktionsfähigkeit
- A = Anfälle mit Zucken, Versteifen oder Erschlaffen einzelner Muskelgruppen ohne Sturz und ohne Bewusstseinsstörung, z. B. bewusst erlebte fokale Anfälle mit motorischem Beginn
- B = Bewusstseinsstörung (Handlungsunterbrechung) ohne Sturz oder unangemessene Handlungen, z. B. Absence
- C = Sturz ohne Schutzreflex, langsames In-sich-Zusammensinken, Taumeln und Sturz mit Abstützen (Handlungsunfähigkeit) mit/ohne Bewusstseinsstörung bei Verlust der Haltungskontrolle, z. B. bilateral tonisch-klonischer Anfall
- D = unangemessene Handlungen (auch nach Sturz) bei Bewusstseinsstörung: unkontrollierte komplexe Handlungen oder Bewegungen, meist ohne Situationsbezug, z. B. Automatismen

Die Anfallsbezeichnung allein reicht nicht für eine Gefährdungsbeurteilung, z. B. können Absencen mit automatischer Fortführung der Tätigkeit ein höheres Gefährdungspotential haben als Absencen nur mit Innehalten. Fokale Anfälle mit Bewusstseinsstörungen haben meistens ein höheres Gefährdungsrisiko. Das Risiko verringert sich aber, wenn sie mit einer Aura beginnen.

Epileptische Anfallsabläufe müssen genau beschrieben werden.

Im Fall von Bewusstseinsstörungen ist eine Beschreibung von Beobachter*innen/Anwesenden oder ein Videomonitoring notwendig. Wenn Auren zuverlässig und durch Fremdbeobachtung gesichert auftreten und Betroffene *geeignete Schutzmaßnahmen ergreifen,* kann die Gefährdungskategorie verändert werden. Ebenso gelten schlafgebundene Anfälle, nach mindestens dreijähriger Beobachtungszeit, als protektive Mechanismen, so dass Tätigkeiten, die nicht mit dem tageszeitlichen Auftreten der Anfälle zusammenfallen, ausgeführt werden können (ebd. S. 10).

Gefährdungskategorien geben Orientierung, ersetzen aber keine ausführliche Anfallsbeschreibung.

Selbst- und Fremdgefährdung

Bei der Beurteilung von Gefährdungen lassen sich zunächst zwei Perspektiven beschreiben. Die Unterbrechung einer Tätigkeit kann zu Gefährdungen anderer (Fremdgefährdung) und zur Selbstgefährdung führen.

1. Situationen, die zur *Fremdgefährdung* gehören, sind z. B. Aufsichtspflichten von Schutzbefohlenen bzw. Kindern. Die DGUV hat Empfehlungen für die berufliche Aufsicht von kranken, behinderten Menschen oder minderjährigen Kindern vorgelegt. Fragen zur Beaufsichtigung eigener Kinder werden in verschiedenen Veröffentlichungen der EURAP behandelt (www.eurap.de). Letztlich hängt der Grad der Gefährdung vom Grad der Entwicklung der Schutzbefohlenen sowie vom Grad der Gefährdung in der jeweiligen Situation ab (Epilepsieberatung Niederbayern 2019; Bengern & Schmitz 2013; Coban 2013).
2. *Selbstgefährdung* durch Gefährdungspotentiale der Umgebung
   a) Absturzgefahr aus Höhen über einem Meter: Dies kommt bei vielen Berufen zum Tragen (DGUV Informationen 2015), aber auch im Haushalt wie beim Fensterputzen, Treppensteigen, auf der Rolltreppe oder bei diversen Sportarten, wie beispielsweise beim Reiten, das bei vielen Kindern beliebt ist.
   b) Fahr-, Steuer- und Überwachungstätigkeiten umfassen eine Bandbreite unterschiedlich zu bewertender Tätigkeiten im beruflichen und privaten Bereich. So können z. B. Tätigkeiten im Bereich des Heimwerkens, bei Gartenarbeiten, bei Sport mit Schusswaffen u. a. zur Selbst- und/oder Fremdgefährdung führen. Die DGUV empfiehlt »zur Abschätzung der Einsetzbarkeit einer epilepsiekranken beschäftigten Person [ist] die Berücksichtigung der speziellen Arbeitsplatzsituation, die ggf. vor Ort beurteilt werden muss, unerlässlich« (ebd. S. 14).
   c) Die Gefahr durch Ertrinken ist bei Anfallskranken um das 15-Fache erhöht (Specht & Thorbecke 2010, S. 742) und trägt damit signifikant zur erhöhten Mortalität bei Epilepsie bei. Besonders gefährdet sind demnach Kinder zwischen 5 und 19 Jahren (Wolf et al. 2003, S. 315). Das Ertrinkungsrisiko ist höher, wenn keine Anfallsfreiheit, Non-Adhärenz und unangemessenes Risikoverhalten vorliegen. Es kann verringert werden, wenn für geeigneten Schutz gesorgt wird, wie Aufsichtsmaßnahmen, bei denen die Person mit Epilepsie ständig im Auge behalten wird, Schwimmkragen bei offenen Gewässern sowie eine auffallende Badekappe und Information zum angemessenen Risikoverhalten (▸ Kap. 9.5.3; Wolf et al. 2003, S. 315).

Umgebungssituation einschätzen

   d) Wenn Patient*innen weiterhin Anfälle bekommen, erhöht sich das Verletzungsrisiko durch Verbrennungen. Diese können durch geeignete Schutzmaßnahmen vermieden werden, u. a. durch Verbrühschutz, Herdschutzgitter und durch Vorsicht beim Bügeln (▸ Kap. 9.5.2).
   e) Risiken für mechanische Verletzungen gibt es bei rotierenden, ungeschützten Maschinen- und Geräteteilen (Sport-, Garten- oder Haushaltsgeräte) oder im laufenden Verkehr (Fahrradfahren, Inliner usw.).

Manche Menschen mit Epilepsie befürchten, dass Sport Anfälle auslösen kann oder sie sich dabei verletzten, und vermeiden sportliche Aktivitäten. Körperliche Fitness verbessert das Wohlbefinden und Selbstbewusstsein (▸ Kap. 9.5.3; ▸ Kap. 3.7.2). Insbesondere zu Sport und Epilepsie bei Kindern liegt umfangreiches Aufklärungsmaterial vor (Dröge et al. 2018), ebenso zu Epilepsie in Kindergarten und Schule (Worms & Dröge 2013; Thorbecke & Francois 2017; Epikurier Sonderausgabe 2018; Fischbach & v. Ondraza 2017).

Sport und Epilepsie: aufklären und motivieren

Wie kann eine Risikoberatung durchgeführt werden?

Entscheidend für die Einschätzung und Beratung ist das Gespräch zum persönlichen Risikoverhalten des Betroffenen (übervorsichtig, bagatellisierend, realistisch, umsichtig etc.). Im Beratungsgespräch mit Patient*innen, Angehörigen und Betreuer*innen können so konkrete und individuell angepasste Lösungen erarbeitet werden.

Leitfaden für die Risikoanalyse

1. Wie verläuft der Anfall (Gefährdungskategorie)?
   a) Ist das Bewusstsein erhalten?
   b) Kommt es zu Haltungsverlust/Sturz?
   c) Ist die Willkürmotorik gestört?
   d) Kommt es zu unangemessenen Handlungen?
2. Wie ist der Behandlungsstand, um welches Epilepsiesyndrom handelt es sich, wie ist die Prognose (Behandelbarkeit), Anfallshäufigkeit/-frequenz (wie oft treten die Anfälle auf oder seit wann besteht Anfallsfreiheit)?
3. Gibt es protektive Faktoren: Kann sich der*die Patient*in vor dem Anfall schützen?
   a) Verlässliche Aura
   b) Feste tageszeitliche Bindung
   c) Berechenbare, verlässliche Anfallsauslöser
4. Um welche Situationen geht es, in denen Aufmerksamkeit gefordert ist, wie Teilnahme am Straßenverkehr, Sport, Tätigkeiten in Höhe, Ertrinkungs- und Verbrennungsrisiko, Steuerung von Fahrzeugen, Geräten, Aufsichtstätigkeiten?

Die Herausforderung für Beratende ist es, gefährdende Momente der Anfälle (Risikokategorien) mit der Situation in Beziehung zu setzen. Welche Situationen sind für diese Person mit den beschriebenen Anfällen problematisch, welche Risiken sind zu bedenken? (▸ Kap. 9.5.3)

Im Gespräch sollten individuell angepasste Lösungen gefunden werden.

Eine arbeitsmedizinische Beurteilung sollte von qualifiziertem medizinischem Fachpersonal durchgeführt werden. Geeignete Voraussetzungen gibt es in epileptologischen Rehabilitationskliniken oder bei spezifischen Beratungsangeboten (www.epilepsie-arbeit.de). Eine Beurteilung der Fahrtauglichkeit ist eine ärztliche Aufgabe, Beratungen zu Mobilitätshilfen gehören zur sozialrechtlichen Beratung durch Sozialarbeiter*innen (▶ Kap. 9.7).

10.7.6 Anfallsauslöser und anfallsbegünstigende Umstände

Wenn Menschen mit Epilepsie ihre persönlichen Anfallsprovokationsfaktoren kennen, haben sie Chancen, Einfluss auf das Auftreten von Anfällen zu nehmen. Das erhöht das Gefühl von Selbstwirksamkeit und kann dazu führen, sich weniger hilflos zu fühlen. Wenn bestimmte Faktoren mit hoher Wahrscheinlichkeit einen Anfall auslösen, wird von Anfallsauslösern gesprochen. Anfallsfördernde Faktoren sind weniger ausgeprägt (Ermüdung, Stress), sie erhöhen lediglich die Wahrscheinlichkeit eines Anfalls (Baier et al. 2014, S.131 ff.).

Die Anfallsauslöser lassen sich demnach unterscheiden in:

1. Innere Auslöser (Emotionen und Stress, körperliche Belastung, Fragen zum Schlafverhalten, Menstruation und innere Faktoren)
2. Äußere Auslöser (Alkohol, vergessene Medikamente, spezifische Reize)

Es gibt verschiedene Anfallsformen, bei denen als gesichert angenommen wird, dass eine Störung im Schlaf-Wach-Rhythmus Anfälle auslöst, z. B. Aufwachepilepsie. Obwohl Menschen mit einer langjährigen Epilepsie ihre Auslöser meistens gut kennen, wissen sie oft nicht, wie stark der Zusammenhang ist. Durch genaue Beobachtung können Patient*innen lernen, risikoarme von risikoreichen Situationen zu unterscheiden. Dazu können sie in der Beratung angeleitet werden. Es hat sich bewährt, mit Betroffenen darüber zu sprechen, wie sie mit Anfallsauslösern umgehen. Ein systematisches Vorgehen ist empfehlenswert (ebd.):

- Vorausgegangene Situation
- Körperliches und emotionales Befinden
- Anfallsablauf
- Nachfolgende Situation

Nach einer verabredeten Beobachtungsphase können anfallsfördernde Bedingungen reflektiert und Lösungen gesucht werden: Was haben Patient*innen probiert, um den Auslösern aus dem Weg zu gehen, ließ sich die Wirkung abschwächen und lassen sich Auslöser akzeptieren? Weitere lösungs- und ressourcenorientierte Fragen können eingesetzt werden, um die Erkenntnisse zu berücksichtigen (▶ Kap. 4.4.2).

Anfallsauslöser erkennen und die Erkenntnisse nutzen

Darüber hinaus gibt es Methoden zur Anfalls-Selbstkontrolle für Patient*innen, die eine Aura wahrnehmen. Diese können zur Anfallsunterbrechung erlernt und eingesetzt werden (▶ Kap. 4.4.2).

Viele Patient*innen und Angehörige haben Fragen zu Anfallsauslösern bei Flug- und Fernreisen. Ihre Aufklärung ist wichtig und notwendig (▶ Kap. 9.5.4).

Bei der Vermeidung von Anfallsauslösern stellen Jugendliche und junge Erwachsene eine Risikogruppe dar. (▶ Kap. 4). Werden vermeidbare Anfallsauslöser (Schlafmangel, übermäßiger Alkoholkonsum und/oder unregelmäßige Medikamenteneinnahme) nicht beachtet, kann dies besonders beim Vorliegen von bilateral tonisch-klonischen Anfällen zur Anfallshäufung oder zum lebensbedrohlichen Status epilepticus führen. Jugendliche und junge Erwachsene (insb. männlichen Geschlechts) haben zudem ein höheres Risiko für einen SUDEP (sudden unexpected death in epilepsy) (▶ Kap. 1; ▶ Kap. 2.2.9; ▶ Kap. 3.3.3).

10.7.7 Medikamenteneinnahme und Adhärenz

Manche Menschen haben keine Nebenwirkungen der Medikamente gegen Anfälle oder tolerieren sie ohne weiteres, für andere sind sie unangenehm und belastend, weil sie sich z. B. müde oder unkonzentriert fühlen. Die effektivsten Therapiepläne scheitern, wenn Patient*innen sich nicht an die Verordnung halten, weil sie z. B. nicht an die Therapie glauben (Corbin & Strauss 2010, S. 50 ff.). Menschen mit Epilepsie und ihre Familien müssen eine eigene Haltung zur Medikation entwickeln und die regelmäßige Einnahme in ihren Alltag integrieren.

Nebenwirkungen beeinflussen die Adhärenz.

Gollwitzer et al. (2016) geben an, dass ein Drittel der Patient*innen non-adhärent ist. Patient*innen variieren die Einnahme vor dem Hintergrund ihrer jeweiligen Lebenslage und ihres Alltags. Diese Selbstregulation kann das Aussetzen über zusätzliche Einnahmen bis zum vollständigen Weglassen der Antiepileptika beinhalten. Menschen ändern ihre Medikation, wenn sie die Wirksamkeit bezweifeln oder wenn sie Nebenwirkungen verspüren, die ihre Fähigkeiten zur sozialen Interaktion beeinträchtigen (Steffen 2015, S. 32).

Eine angemessene Medikamenteneinnahme setzt in der Regel ein *differenziertes Krankheits- und Behandlungswissen* voraus.

Patient*innen wissen oft zu wenig über ihre medikamentöse Therapie.

Risikogruppen für unregelmäßige Medikamenteneinnahme sind vor allem (Specht 2008, S. 3):

- Epilepsiepatient*innen mit neu diagnostizierter Epilepsie
- Anfallsfreie Patient*innen, die selbständig ihre Therapie absetzen
- Epilepsiepatient*innen, die ungewollt schwanger geworden sind
- Jugendliche mit Epilepsie

Risikogruppen müssen besonders beachtet werden.

Im pflegerischen Beratungsgespräch kann thematisiert werden, wie die Betroffenen Medikamente einnehmen, welche Einnahmehilfen eingesetzt werden, ob sie Zweifel haben und was ihnen Probleme macht. Patient*innen können ermuntert werden, ihre Zweifel mit behandelnden Ärzt*innen anzusprechen. Es gilt vor allem, aufmerksam zuzuhören und zu verstehen, wie Patient*innen ihre Medikamenteneinnahme regulieren, warum sie z. B. in manchen Situationen ihre Medikation aussetzen. Um Patient*innen dabei zu unterstützen, ihr Verhalten zu ändern, eignen sich besonders lösungs- und ressourcenorientierte Fragen.

Mit gezielten Trainingsmethoden zur Medikamenteneinnahme können z. B. Risikogruppen angesprochen werden (► Kap. 4.4; ► Kap. 5; ► Kap. 9.5.1). Zudem verbessern Patient*innen-Schulungsprogramme systematisch das Wissen über Epilepsie (May & Pfäfflin 2002).

Hilfreiche Beratungshinweise zu antiepileptischer Behandlung bei Kinderwunsch, Sexualität und Verhütung finden sich in ► Kap. 4.4.2 und ► Kap. 5.4.

Mit der gestiegenen Anzahl an Kindertagesstätten und Schulen, die sich der Inklusion von anfallskranken Kindern geöffnet haben, hat sich deren Informationsbedarf erhöht. Eltern sind oft in der Situation, dass sie Kitas oder Schulen auf die Epilepsie, die Medikamentengabe oder das Verhalten während eines Anfalls vorbereiten müssen. Das ist oft schon während eines Krankenhausaufenthaltes notwendig, so dass geschulte Pflegefachpersonen sich darauf eingestellt haben, Eltern mit entsprechenden Informationen und Informationsmaterial zu versorgen. Für die Medikamentengabe im Kindergarten und in der Schule liegen Richtlinien der DGUV und des Schulministeriums z. B. in NRW vor (DGUV Informationen 202-092 2014; Schulministerium NRW 2016; Thorbecke & Francois 2017).

Empfehlungen für die Zusammenarbeit zwischen Eltern und Lehrkräften/Erzieher*innen oder anderen Betreuer*innen/Aufsichtspersonen in Kita und Schule:

- Regelmäßige Gespräche zwischen Eltern und Lehrkräften/Erzieher*innen führen*
- Persönlichen Fragebogen zur Epilepsie, Anfallsform und Medikation des Kindes/des Jugendlichen ausfüllen und regelmäßig (z. B. einmal im Jahr) besprechen und aktualisieren*
- Protokollbogen zum Beobachten und Beschreiben von Anfällen in Kita und Schule führen*
- Erste Hilfe bzw. Notfallplan besprechen, festlegen und unterschreiben*
- Gabe von Notfallmedikamenten durch ärztliches Attest und Einverständniserklärung der Erziehungsberechtigten absichern
- Für besondere Unternehmungen und für den Schwimmunterricht fachärztliches Attest anfordern bzw. vorlegen
- Einverständniserklärung der Eltern für spezielle Aktivitäten (z. B. Klassenfahrten) vereinbaren
- In der Klasse oder Kindergartengruppe arbeitende Kolleg*innen und Personen, die im Vertretungsfall richtig handeln sollen (z. B. Sekretariat, Integrationshelfer*innen, Fachlehrer*innen) informieren
- Jugendliche Mitschüler*innen (z. B. für Notfälle) mit einbinden
- Gespräche dokumentieren

* Entsprechende Vorlagen finden sich im Internet unter: www.epilepsie-lehrerpaket.de. Ähnliche Handreichungen sind bei den Kultusministerien in einzelnen Bundesländern oder in einzelnen Förderzentren oder -schulen erhältlich.
(vgl. Epikurier Sonderausgabe 2018, S. 8)

10.7.8 Wie über die Epilepsie sprechen – Offenbarungsverhalten

Befragungen von Epilepsiepatient*innen ergaben ein hohes Informationsdefizit. Sie haben oft wenig Kenntnisse über den Ablauf und das Erscheinungsbild ihrer Anfälle, über die Funktion der Antiepileptika (40 %), über EEG-Untersuchungsergebnisse (46 %) sowie über die Regeln für die Verkehrsteilnahme und ihren Arbeitsplatz (60–80 %) (Coker et al. 2011; Jarvi 2001).

Bei Epilepsiepatient*innen herrschen hohe Informationsdefizite.

Sind Patient*innen in der Lage, ihre Anfälle genau zu beschreiben und klare Hinweise auf notwendige Hilfe zu geben, hilft das ihrer Umgebung. Kennen sie Behandlungsmöglichkeiten und die wichtigsten Auswirkungen auf ihre Aufmerksamkeit und Bewusstheit, können sie ihre Umgebung informieren. Sind sie bereit, andere zu informieren, können Ängste in Bezug auf den Umgang mit der

Erkrankung genommen oder gemindert werden. Wichtig ist der rechtliche Rahmen, wann Betroffene über ihre Epilepsie informieren müssen (Arbeitsrecht) (Pfäfflin et al. 2015).

In einer Untersuchung von Thorbecke et al. (2010) wurden 2.135 Personen zu ihren Einstellungen gegenüber Epilepsie befragt. 11 % brachten Epilepsie mit »Geisteskrankheit« in Verbindung und 44 % – damit zusammenhängend – mit unberechenbarem Verhalten. Im familiären Bereich wünschten sich fast 20 % nicht, dass eine epilepsiekranke Person in die Familie einheiratet und zeigen damit soziale Distanz.

Einstellungen gegenüber Epilepsie können sich verändern.

In der vergleichenden Studie ist über viele Jahre ein Rückgang ablehnender Einstellungen gegenüber Epilepsiekranken zu beobachten. Einige Untersuchungen zeigen, dass es nur selten zu offen diskriminierendem Verhalten kommt. Diese konkret erlebte Diskriminierung (*enacted stigma*) scheint eine geringere Rolle zu spielen als das *felt stigma* (empfundene Stigma). Dabei verhalten Patient*innen sich so, dass es nicht zu offen diskriminierendem Verhalten kommen kann, weil sie bestimmte Situationen meiden oder ihre Epilepsie verschweigen, dadurch aber in der Angst leben, entdeckt zu werden.

Patient*innen wägen ab (Tröster 1997), wen sie für vertrauenswürdig halten und mit wem sie ihre Anfälle besprechen. Sie nutzen Gelegenheiten, um die Erkrankung aus ihrer Sicht darzustellen, da mit dem Offenbaren der Erkrankung auch eine Entlastung verbunden ist, nämlich die Belastung mit anderen zu teilen und somit Ängste und Diskriminierungserfahrungen zu bewältigen. Deshalb ist es wichtig, mit den Betroffenen darüber ins Gespräch zu kommen, dass ablehnende Einstellungen selten sind und sich positiv verändern können, wenn andere Personen epilepsiekranke Menschen persönlich kennenlernen (Thorbecke et al. 2010; Pfäfflin et al. 2015).

Ablehnende Einstellungen sind selten und können sich positiv verändern, wenn andere Personen epilepsiekranke Menschen persönlich kennenlernen.

In der pflegerischen Epilepsieberatung kann mit Patient*innen überlegt werden, wem sie ihre Epilepsie mitteilen wollen. Mithilfe von lösungsorientierten Fragen wird besprochen, in welchen sozialen Situationen sie sich mehr oder weniger wohl fühlen, was oder wer ihnen hilft, Vorhaben oder Ziele zu erreichen bzw. was oder wer dabei hinderlich ist. Oft stehen schon während des Krankenhausaufenthaltes Gespräche an, in denen Patient*innen über die Anfälle oder Epilepsie sprechen müssen. Dabei kann es um viel gehen (z. B. wie reagiert die Arbeitsstelle), so dass Patient*innen vor diesen Gesprächen aufgeregt sind oder Angst haben. Es kann besprochen werden, ob ihre Ängste realistisch sind und was sie tun können, wenn die befürchtete Situation eintritt. Auch in Bezug auf Partnerschaft oder den Freundeskreis können Patient*innen unterstützt werden (vgl. Pfäfflin et al. 2015).

Trotz positiver Auswirkungen von Epilepsieschulungen und Epilepsieberatung auf das Offenbarungsverhalten können diese Interventionen an Grenzen kommen. Das Sprechen über die eigene Epilepsie ist für Patient*innen mit Epilepsie eine *hochdiffizile Aufgabe*, die *ein außerordentliches Maß an Gestaltungssorgfalt* erfordert. Die gefühlte Stigmatisierung kann sich auf die Familie als Gesamtsystem übertragen und ihre Handlungsspielräume einschränken. So werden, z. B. wenn ein Elternteil erkrankt ist, u. U. Besuche von Freund*innen der Kinder vermieden. Den Familien wird dabei viel abverlangt, denn sie müssen fortlaufend beobachten und reflektieren, welche Form und welchen Stand das Informationsmanagement des Betroffenen hat, um sich ihrerseits daran anzupassen (Steffen 2015, S. 254).

10.8 Schwer behandelbare Epilepsien und Komorbidität

Die Anfälle stellen oft nur *die Spitze des Eisbergs* dar. Die mögliche Bedrohung durch weitere Anfälle und die dauerhafte Einnahme von Antiepileptika haben nicht nur Einfluss auf den Betroffenen, sondern auch auf sein direktes familiäres und weiteres soziales und berufliches Umfeld. Besonders in Fällen eines pharmakoresistenten Verlaufes, in dem es nicht gelingt, eine Anfallsfreiheit zu erreichen, sind über die medizinische Behandlung hinausgehende Konzepte erforderlich. Das trifft auch zu, wenn bei Betroffenen, bei denen die psychosozialen und beruflichen Auswirkungen schwerer sind, Krankheitsverarbeitung nicht gleichzeitig Krankheitsakzeptanz bedeutet. Bei Menschen mit Epilepsie und neuropsychologischen, psychischen und somatischen Beeinträchtigungen sind diese zusätzlichen Behinderungen nicht selten das Hauptproblem (Steinhoff 2015, S. 5–6).

Für chronische Erkrankungen werden versorgungspolitisch integrative, umfassende Konzepte gefordert. In Bezug auf Epilepsie wird seit Jahren ein Comprehensive-Care-Ansatz einer umfassenden Epilepsieversorgung empfohlen. Dieses Konzept basiert auf einer exakten Differenzialdiagnostik der Epilepsie und einer darauf aufbauenden, den neuesten wissenschaftlichen Erkenntnissen entsprechenden Therapie. Darüber hinaus sind psycho- und verhaltenstherapeutische Therapieansätze integriert sowie Patient*innenschulungen vorgesehen. Vor allem werden die individuellen psychosozialen und beruflichen Auswirkungen der Erkrankung bei jedem Einzelnen berücksichtigt (ebd.; Pfäfflin et al. 2001).
Eine umfassende Epilepsiebehandlung und -beratung ist nur in einem interdisziplinären Team aus Epileptolog*innen, Neuropsycholog*innen, Psycholog*innen, Sozialarbeiter*innen und Epilepsie-Fachassistent*innen möglich.

Menschen, die an Epilepsie erkrankt sind, haben eine höhere Inzidenz für psychische Störungen (Leyhe 2016). Eine besondere Herausforderung sind die psychogenen nichtepileptischen Anfälle, da es oft schwierig ist, psychogene nichtepileptische Anfälle von epileptischen Anfällen zu unterscheiden. Während Mitarbeitende oft sicher mit epileptischen Anfällen umgehen können, sind sie im Fall von psychogenen nichtepileptischen Anfällen in hohem Maße verunsichert. Somit entsteht zunächst ein Beratungs- und Informationsbedarf bei den Pflegefachpersonen (▶ Kap. 7).

Bei Menschen mit Intelligenzminderung und Epilepsie kommen häufiger Verhaltensprobleme vor. Problematisches Verhalten ist für Mitarbeitende oft belastender als die Epilepsie selbst. Eine Voraussetzung für eine kompetente Begleitung ist es, Zusammenhänge zwischen Intelligenzminderung, Epilepsie und psychischen Störungen zu verstehen. Neben oft komplexen epilepsiebezogenen Behandlungsstrategien stehen pädagogische Handlungsmöglichkeiten und das Verständnis gegenüber Betroffenen im Vordergrund (▶ Kap. 6).

10.9 Epilepsie-Schulungsprogramme

Im Unterschied zur Patient*innenberatung, in der eine individuelle und bedürfnisgerechte Problemlösung vorbereitet wird, werden Patient*innenschulungen in einer Gruppe von Betroffenen und/oder mit Angehörigen durchgeführt. Diese Gruppenprogramme basieren auf einem strukturierten und systematisch aufeinander aufbauenden Prozess, in dem didaktisch aufbereitete Kenntnisse vermittelt und Möglichkeiten zum Erfahrungsaustausch angeboten werden.

Ziel ist es, das krankheitsbezogene Wissen zu verbessern (Diagnose- und Behandlungsmöglichkeiten). Des Weiteren soll Betroffenen geholfen werden, im Alltag besser mit der Erkrankung zurecht zu kommen und die eigenen Ressourcen zielgerichtet und schonend einzusetzen. Um das Selbstmanagement zu verbessern, werden Themen wie Medikamenteneinnahme, Anfallsprotokolle, Arztbesuche, informierte Entscheidungen treffen zu können usw. angesprochen. Ein wichtiges Anliegen ist es, die Erkrankung und die sozialen Folgen zu bewältigen. Es geht darum zu lernen, Gefühle auszudrücken, über die Erkrankung zu sprechen, Ängste, Stigmata und Schuldgefühle zu reduzieren oder Eltern zu ermutigen, die Selbständigkeit des Kindes zu unterstützen. Für die Durchführung stehen anschauliche Unterrichtsmaterialien zur Verfügung. Wer eine Schulung anbieten möchte, muss eine Trainerqualifikation erwerben und nachweisen.

Seit etwa 20 Jahren stehen Epilepsie-Schulungsprogramme für unterschiedliche Zielgruppen zur Verfügung und sollen in der Folge kurz vorgestellt werden.

1. Für erwachsene Menschen mit Epilepsie (ab 16 Jahre) und deren Angehörige steht das MOSES-Schulungsprogramm zur Verfügung (Modulares Schulungsprogramm Epilepsie). Modular bedeutet, dass es aus einzelnen Bausteinen oder Kapiteln besteht. Sie beinhalten medizinische Grundlagen zu Diagnostik und Therapie der Epilepsie, den Umgang mit Anfällen, das Leben mit Epilep-

sie und soziale Hilfen. Mithilfe der eingeplanten Moderationsmethoden wird der Austausch untereinander gefördert.
Die Ergebnisse einer Studie, sechs Monate nach MOSES-Teilnahme, ergaben positive Effekte hinsichtlich der Anfallsfrequenz, die Proband*innen waren zufriedener mit der Therapie (bessere Verträglichkeit der AED, weniger Nebenwirkungen). Darüber hinaus waren die Teilnehmer*innen sehr zufrieden mit dem Programm (May & Pfäfflin 2002).
Bei entsprechender Antragstellung ist eine Erstattung der Kosten nach SGB V § 43 seit 2013 möglich. Nähere Informationen unter: www.moses-schulung.de

2. Erwachsene Menschen mit Epilepsie mit zusätzlicher Lern- und geistiger Behinderung können am Psycho-Edukativen Programm Epilepsie (PEPE) teilnehmen. Das Programm besteht aus acht Kurseinheiten, die Themen wie Wissen über Epilepsie, Diagnostik und Behandlung sowie Themen wie Liebe, Freundschaft, Sexualität oder Sport und Arbeit beinhalten. Es ist in einfacher Sprache formuliert und der gemeinsame Austausch wird mit geeigneten Methoden angeregt. In jeder Kurseinheit sind kurze Filme und Zeichentrickdarstellungen zu verschiedenen Alltagssituationen enthalten. Die Rückmeldungen zeigen, dass die Teilnehmer*innen mit der Schulung sehr zufrieden waren.
   Nähere Informationen zum PEPE-Kursleiterseminar: www.bildung-beratung-bethel.de
3. FAMOSES (Modulares Schulungsprogramm Epilepsie für Familien) ist ein Schulungsangebot für Kinder mit Epilepsie und ihre Eltern/Angehörigen. FAMOSES besteht aus einem Elternprogramm und einem Programm für Kinder von ca. acht bis zwölf Jahren. Die Programme werden parallel, zu unterschiedlichen Zeiten oder nur für Eltern angeboten. Die Vorgehensweise in den Kursen ist interaktiv, d. h. sie baut darauf auf, dass Eltern und Kinder ihr Wissen und ihre Erfahrung einbringen. Der Kinderkurs nimmt die Kinder mit auf eine virtuelle Schiffsreise. Dabei steuern sie verschiedene Inseln an, auf denen sie Fragen zur Epilepsie spielerisch erkunden können, z. B. was bei einem Anfall passiert, warum eine gute Diagnose wichtig ist, wie eine Epilepsie behandelt wird, wie Kinder über Epilepsie sprechen können, was bei Angst und Traurigkeit hilft. Im Elternkurs geht es über diese Themen hinaus um Fragen zur Entwicklung und Förderung, zum Leben mit der Krankheit in der Familie und um persönliche Schritte zur Bewältigung.
   Die Ergebnisse einer Follow-up-Studie nach drei Monaten zeigten, dass den Eltern der FAMOSES-Gruppe die Wissensvermittlung und der interaktive Ansatz helfen, die Epilepsie ihres Kindes zu bewältigen, epilepsiebedingte Ängste abzubauen und die Gespräche mit ihrem Kind über Epilepsie zu verbessern. Nahezu alle Teilnehmer*innen bewerteten das FAMOSES-Elternprogramm mit »sehr gut« oder »gut« (Hagemann et al. 2016).
   Bei entsprechender Antragstellung ist eine Erstattung der Kosten nach SGB V § 43 seit 2020 möglich. Nähere Informationen unter: www.famoses.de
4. Flip & Flap richtet sich an Familien mit Kindern von 6–11 Jahren und an Jugendliche von 12–16 Jahren sowie an deren Eltern/Angehörige. Eltern, Kinder und Jugendliche werden getrennt geschult. Es wird in parallelen Kursen ange-

boten. Flip und Flap sind zwei Gehirnzellen, die über Epilepsie informieren und Hilfestellungen für die Alltagsbewältigung anbieten. Das Programm enthält im Wesentlichen die oben genannten Themen. Eine Evaluierung liegt ebenfalls vor (Jantzen et al. 2009). Nähere Informationen unter: www.epilepsieschulung.de

10.10 Lessons learned

- Epilepsieerkrankungen dauern nicht selten ein Leben lang an und haben Einfluss auf das direkte familiäre und weitere soziale und berufliche Umfeld.
- Anfälle mit Bewusstseinsstörung bleiben dem bewussten Erleben der Betroffenen verschlossen und sie können keine Auskunft über ihre Anfälle geben. Sie benötigen die Informationen aus ihrem Umfeld oder in der Epilepsieberatung.
- Realistische Risikoeinschätzungen über anfallsbedingte Gefährdungen sind für soziale Inklusion förderlich.
- Sind Patient*innen bereit, ihr Umfeld zu informieren, können Ängste in Bezug auf den Umgang mit der Erkrankung genommen oder gemindert werden.
- Wenn Anfallsauslöser erkannt werden, können diese Erkenntnisse zu deren Vermeidung genutzt werden.
- Patient*innen wissen oft zu wenig über ihre medikamentöse Therapie: Beratung und Aufklärung verbessern ihre Adhärenz und somit oft ihre Anfallssituation.
- Positive Effekte von Epilepsie-Schulungsprogrammen auf die Krankheitsbewältigung von Menschen mit Epilepsie konnten nachgewiesen werden.
- Pflegerische Epilepsieberatung beinhaltet ein breites Spektrum an epilepsiespezifischen Themen, davon profitieren insbesondere Patient*innen mit höherem Beratungsbedarf.
- Ratsuchende mit Epilepsie wenden sich dann an Pflegefachpersonen, wenn sie präzise Rückmeldungen oder Informationen benötigen, die sich auf ihre konkrete Situation beziehen.
- Epileptologisch geschulte Pflegefachpersonen können dazu beitragen, das Wissen über Epilepsie zu verbessern und die Zufriedenheit mit der Behandlung und Organisation zu erhöhen.
- Pflegerische Epilepsieberatung kann die Krankheitsverarbeitung unterstützen, indem sie Krankheitsphasen wahrnimmt und Patient*innen als aktive Partner*innen gesehen werden.

- Die Fähigkeit, aktiv auf Patient*innen und ihre Familien zuzugehen und Zugang zu ihnen zu finden, gehört zu den Schlüsselkompetenzen von pflegerischer Beratung.
- Eine ungestörte Umgebung, z. B. ein separater Raum, und Terminvereinbarungen sind wichtige Voraussetzungen für eine gelingende Beratung.

Literatur

Arbeitskreis zur Verbesserung der Eingliederungschancen von Personen mit Epilepsie (Hrsg.) (1984) Empfehlungen zur Beurteilung der beruflichen Möglichkeiten von Personen mit Epilepsie, Rehabilitation (23), S. 76–80

Baier H, Dennig D, Geiger-Riess M et al. (2014) MOSES Erarbeitungsbuch. 3. Aufl. Bielefeld: Bethel-Verlag

Bengner M, Schmitz B (2013) Frauen mit Epilepsie vor und während der Schwangerschaft, Z. Epileptol., (26), S. 154–159 (doi.org/10.1007/s10309-013-0306-6)

Bradley P, Lindsay B (2001) Specialist epilepsy nurses for treating epilepsy, Cochrane Database Syst Rev., (4), CD001907 (DOI: 10.1002/14651858.CD001907)

Bradley P, Lindsay B, Fleeman N (2016) Care delivery and self management strategies for adults with epilepsy, Cochrane Database Syst Rev., (2), CD006244 (DOI: 10.1002/14651858.CD006244.pub3.)

Campbell F, Sworn K, Booth A et al. (2019) Epilepsy Specialist Nurses The Evidence (ESPENTE): a Systematic Mapping Review (https://www.epilepsy.org.uk/sites/epilepsy/files/research/The%20ESPENTE%20Study%208.7.19%20Version%201.pdf, Zugriff am: 23.03.2020)

Coban I, Hauser A (2011) Soziale Hilfen für epilepsiekranke Kinder, Jugendliche und deren Eltern. Stiftung Michael. Bielefeld: Bethel-Verlag

Coban I (2013) Soziale Hilfen für schwangere Frauen und Mütter mit einer Epilepsie. Deutsche Gesellschaft für Epileptologie (Hrsg.) (http://www.dgfe.org/home/showdoc,id,389,aid,1348.html, Zugriff am: 20.02.2020)

Coban I, Thorbecke R (2016) Mobilitätsfragen bei Epilepsie. Stiftung Michael. Bielefeld: Bethel-Verlag

Coker MF, Bhargava S, Fitzgerald M et al. (2011) What do people with epilepsy now about their condition? Evaluation of a subspeciality clinic population, Seizure 20, S. 55–59

Corbin J, Strauss A (2010) Weiterleben lernen. 3. Aufl. Bern: Hans Huber

Deutsche Gesellschaft für Epileptologie (Hrsg.) (2010) Definition Epilepsiezentren (https://www.dgfe.info/cweb2/cgi-bin-noauth/cache/VAL_BLOB/3685/3685/906/definitionepilepsiezentren.pdf, Zugriff am: 20.05.2020)

Deutsche Gesetzliche Unfallversicherung e. V. (Hrsg.) (2014) DGUV Information 202-092. Medikamentengabe im Kindergarten.

Deutsche Gesetzliche Unfallversicherung e. V. (Hrsg.) (2015) DGUV Information 250-001. Berufliche Beurteilung bei Epilepsie und nach erstem epileptischen Anfall

Dröge CH, Thorbecke R, Brandt CH (2017) Sport bei Epilepsie. Stiftung Michael. Bielefeld: Bethel-Verlag

Elger CE, Berkenfeld R (geteilte Erstautorenschaft) et al. (2017) S1-Leitlinie. Erster epileptischer Anfall und Epilepsien im Erwachsenenalter. In: Deutsche Gesellschaft für Neurologie. (Hrsg.) Leitlinien für Diagnostik und Therapie in der Neurologie (https://dgn.org/

wp-content/uploads/2017/04/030041_LL_Erster-epileptischer-Anfall_2017.pdf, Zugriff am: 20.02.2020)

Endermann M (2019) Lebensqualität bei Epilepsie: Ein Überblick zum Forschungsstand – Teil 2: Vergleiche mit Referenzgruppen, Interventionsstudien, Z. Epileptol., (32), S. 215–233

Engel F, Sickendiek U (2005) Beratung – ein eigenständiges Handlungsfeld mit neuen Herausforderungen, Pflege & Gesellschaft, 10(4), S. 163–171 (https://dg-pflegewissenschaft.de/wp-content/uploads/2017/06/PG-4-2005-Engel_Sickendiek.pdf, Zugriff am: 20.02.2020)

Engel F, Nestmann F, Sickendiek U (2012) Theoretische Konzepte der Beratung. In: Schaeffer D, Schmidt-Kähler (Hrsg.) Lehrbuch Patientenorientierung. 2. Aufl. Bern: Hans Huber. S. 25–58

Epilepsie Beratung Niederbayern (Hrsg.) (2019) Maßnahmen um das Unfallrisiko eines neugeborenen Kindes bei epilepsiekranker Mutter zu minimieren (https://www.kinderklinik-passau.de/leistungen/spezielle-angebote/epilepsieberatung/, Zugriff am: 20.02.2020)

Epikurier Sonderausgabe (2018) Informationen zu Epilepsie und Schule. Epilepsie Bundes-Elternverband e. V. (Hrsg.) (https://www.epikurier.de/fileadmin/pdf/archiv/PASS_Sonder_Schule_2018.pdf)

Epilepsy Specialist Nurse Association (ESNA) (Hrsg.) (2020) Epilepsy specialist nurse role (https://www.epilepsy.org.uk/professional/epilepsy-specialist-nurses/esn-role, Zugriff am: 10.03.2020)

Ertelt BJ, Schulz W (2015) Handbuch Beratungskompetenz. 3. Aufl. Wiesbaden: Springer

Gollwitzer S, Kostev K, Hagge M et al. (2016) Nonadherence to Antiepileptic Drugs in Germany: A retrospective, population-based study, Neurology, 87(5), S. 466–472

Goodwin M, Higgins S, Lanfear JH et al. (2004) The role of the clinical nurse specialist in epilepsy. A national survey, Seizure, 13, S. 87–94

Fischbach H, v. Ondraza G (2018) Epilepsie und Familie. Stiftung Michael. Bielefeld: Bethel-Verlag

Hagemann A, Pfäfflin M, Fridtjof W et al. (2016) The efficacy of an educational program for parents of children with epilepsy (FAMOSES): Results of a controlled multicenter evaluation study, Epilepsy & Behavior, 64, S. 143–151 (doi.org/10.1016/j.yebeh.2016.09.027)

Higgins A, Elliott N, Varley J et al. (2017) An evaluation of the role of the Epilepsy Specialist Nurse and the impact on care: SENsE study. Dublin: Epilepsy Ireland

Hüper C, Hellige B (2015) Professionelle Pflegeberatung und Gesundheitsförderung für chronisch Kranke. 3. Aufl. Frankfurt: Mabuse

Jantzen S, Müller-Godeffroy E, Hallfahrt-Krisl T et al. (2009) Flip & Flap – A trainings-programme for children and adolescents with epilepsy, and their parents, Seizure, 18, S. 478–486

Jarvi S (2001) Epilepsy knowledge, beliefs and education. In: Päffflin M, Fraser RT, Thorbecke R et al. (Hrsg.) Comprehensive care for People with Epilepsy. Eastleigh, UK: John Libbey & Co. Ltd. S. 23–35

Johnson K, McGowan T, Dunkley C (2010) A review of epilepsy specialist nurse's clinical activity and impact on paediatric admissions. British Paediatric Neurology Association (http://www.amieonline.org.uk/CEWT/Research_files/ESN%20BPNA%202010.pdf, Zugriff am: 23.03.2020)

Knelage C, Schieron M (2000) Beratung in der Pflege – als Aufgabe erkannt und professionell ausgeübt. Darstellung zweier qualitativer Studien aus stationären Bereichen der psychiatrischen und somatischen Krankenpflege, PfleGe, 5(1), S. 5–11

Koch-Straube U (2001) Beratung in der Pflege. Bern: Hans Huber

Kocks A, Segmüller T (2017) Ein Kernstück der Pflege: Informieren, schulen und beraten von Betroffenen und Angehörigen, JukiP, 2(17), S. 71–75

Köpke S, Meyer G (2010) Evidenzbasierte Patienteninformation und geteilte informierte Entscheidungsfindung – Eine Aufgabe für die Pflege?, Pflegezeitschrift, 63(1), S. 12–15

Leyha T (2016) Psychiatrische Komorbidität bei Epilepsie, Epileptologie, 33, S. 44–49 (https://www.epi.ch/wp-content/uploads/Artikel-Leyhe_E_1_16.pdf, Zugriff am: 20.08.2020)

May TW, Pfäfflin M (2013) Aspekte und Determinanten der Lebensqualität bei Menschen mit Epilepsie in ambulanter neurologischer Behandlung (EPIDEG-Studie II). In: Coban I, Lippold M, Thorbecke R et al. (Hrsg.) Sozialarbeit bei Epilepsie. Vol. 12. Bielefeld: Bethel-Verlag. S. 108–124

May TW, Pfäfflin M (2002) The efficacy of an educational treatment program for patients with epilepsy (MOSES): results of a controlled, randomized study. Modular Service Package Epilepsy, Epilepsia, 43, S. 539–549 (www.ncbi.nlm.nih.gov/pubmed/12027917, Zugriff am: 23.02.2020)

Mills N, Campell R, Bachmann M (2002) What do patients want and get from a primary care epilepsy specialist nurse service?, Seizure, 11, S. 176–183

Ott-Ordelheide P, Lauenroth H, Tacke D (2016) Neue Wege in der Pflege gehen: Epilepsy Nurse / Behandlungskoordination Epilepsie. In: Stemmer H, Remmel-Faßbender R, Schmid M et al. (Hrsg.) Aufgabenverteilung und Versorgungsmanagement im Krankenhaus gestalten. Heidelberg: Medihochzwei-Verlag. S. 351–369

Pfäfflin M, Fraser RT, Thorbecke R et al. (Hrsg.) (2001) Comprehensive care for People with Epilepsy. Eastleigh, UK: John Libbey & Co. Ltd.

Pfäfflin M, Wohlfahrt R, Thorbecke R (2015) Epilepsie ansprechen. Stiftung Michael. Bielefeld: Bethel-Verlag

Pfäfflin M, Schmitz B, May TW (2016) Efficacy of the epilepsy nurse: results of a randomized controlled study, Epilepsia, 57(7), S. 1190–1198

Ridsdale L, McCrone P, Morgan M et al. (2013) Can an epilepsy nurse specialist-led self-management intervention reduce attendance at emergency departments and promote well-being for people with severe epilepsy? A non-randomised trial with a nested qualitative phase, Health Services and Delivery Research, 1(9) (DOI: 10.3310/hsdr01090)

Ried S, Schüler G (1997) Epilepsie – Vom ersten Anfall bis zur Zusammenarbeit. Berlin: Blackwell

Ring H, Howlett J, Pennington M et al. (2018) Training nurses in a competency framework to support adults with epilepsy and intellectual disability: the EpAID cluster RCT, Health Technol Assess., 22(10) (DOI: 10.3310/hta22100)

Schaeffer D, Dewe B (2012) Zur Interventionslogik von Beratung in Differenz zu Information, Aufklärung und Therapie. In: Schaeffer D, Schmidt-Kähler S (Hrsg.) Lehrbuch Patientenorientierung. 2. Aufl. Bern: Hans Huber, S. 59–87

Schulministerium NRW (Hrsg.) (2016) Handreichung zur Medikamentengabe (https://www.schulministerium.nrw.de/docs/Recht/Schulgesundheitsrecht/Chronische-Erkrankungen-und-Diabetes/2016-07-01--Handreichung-zur-Medikamentengabe.pdf, Zugriff am: 02.04.2020)

Schulz J, Beicher A, Mayer G et al. (2013) Counseling and social work for persons with epilepsy: Observational study on demand and issues in Hessen, Germany, Epilepsy & Behavior, 28(3), S. 358–362 (http://dx.doi.org/10.1016/j.yebeh.2013.05.027, Zugriff am: 10.04.2020)

Segmüller T (2015a) Beraten, Informieren und Schulen in der Pflege: Rückblick auf 20 Jahre Entwicklung. Frankfurt: Mabuse

Segmüller T (2015b) Patienten-/Familienedukation. Vortrag (https://www.oegkv.at/fileadmin/user_upload/Veranstaltungen/2015/Laendle_Pflegeforum/Patientenedukation_-__Tanja_Segmueller.pdf, Zugriff am: 12.02.2020)

Sozialarbeit bei Epilepsie e. V. (Hrsg.) (2014) Standards psychosozialer Epilepsieberatungsstellen, Z. Epileptol., 4, S. 293–239

Specht U (2008) Medikamenten-Compliance bei Epilepsie, Der Nervenarzt, 79, S. 662–668 (DOI: 10.1007/s00115-008-2408-3)

Specht U, Thorbecke R (2010) Epilepsien. In: Frommelt P, Lösslein H (Hrsg.) Neurorehabilitation. Ein Praxisbuch für interdisziplinäre Teams. Berlin: Springer. S. 740–756

Steinhoff B (2015) Comprehensive care, Z. Epileptol., 28(1), S. 5–6

Steffen H (2015) Epilepsie und Familie – Familialer Umgang mit chronischer Krankheit und Krankenrolle. Universität Bielefeld, Fakultät für Gesundheitswissenschaften (https://pub.uni-bielefeld.de/download/2732812/2732814/Publikation-27.04.2015.pdf, Zugriff am: 20.02.2020)

Thorbecke R, Pfäfflin M, Balsmeier D et al. (2010) Einstellungen zu Epilepsie in Deutschland 1967 – 2008, Z. Epileptol., (23), S. 82–97

Thorbecke R, Francois R (2017) Rechtsfragen bei Epilepsie. Kindergarten und Schulausbildung Ausbildung und Beruf. Stiftung Michael. Bielefeld: Bethel-Verlag

Tröster H (1997) Ansprechen oder Verschweigen? Zur Informationskontrolle bei Menschen mit Epilepsie, Epilepsie-Blätter, (10), S. 8–15

Von Schlippe A, Schweitzer J (2016) Lehrbuch der systemischen Beratung und Therapie I: Das Grundlagenwissen. 3. Aufl. Göttingen: Vandenhoeck & Ruprecht

Wagner A, Croudace T, Bateman N et al. (2017) Clinical services for adults with an intellectual disability and epilepsy: A comparison of management alternatives, PLoS One, 12(7) (https://doi.org/10.1371/journal.pone.0180266, Zugriff am: 10.04.2020)

Weisbach CR, Sonne-Neubacher P (2008) Professionelle Gesprächsführung. 7. Aufl. München: DTV

Wolf P, Mayer T, Specht U et al. (Hrsg.) (2003) Praxisbuch Epilepsien. Diagnostik – Behandlung – Rehabilitation. Stuttgart: Kohlhammer

Worms L, Dröge CH (2013) Kinder und Jugendliche mit Epilepsie im Schul- und Vereinssport. Deutsche Gesellschaft für Epileptologie (Hrsg.) (http://www.dgfe.org/home/showdoc,id,441,aid,737.html, Zugriff am: 20.02.20202)

Zegelin A (2013) Pflege ist Kommunikation, Die Schwester | Der Pfleger, (52), S. 7–13

Adressen und Informationsquellen

Unter folgenden Anschriften finden sich Adressen von Epilepsie-Fachgesellschaften, Vereinen und Stiftungen zur Förderung von Epilepsieforschung und -aufklärung, Epilepsie-Fortbildungs- und Schulungsangeboten, Bundesverbänden der Epilepsie-Selbsthilfe sowie weitere Informationsquellen.

Deutsche Gesellschaft für Epileptologie e. V.
Informationszentrum Epilepsie (IZE)
Reinhardtstr. 27c
10117 Berlin
Tel.: 030 23 13 23 01
Fax: 0700 13 14 13 99
E-Mail: office@dgfe.info
Internet Informationspool: www.izepilepsie.de
Internet: www.dgfe.info

Deutsche Gesellschaft für Neurologie e. V.
Reinhardtstr. 27c
10117 Berlin
Tel.: 030 531 43 79 30
Fax: 030 30 531 43 79 39
E-Mail: info@dgn.org

Deutsche Epilepsievereinigung e. V.
Bundesgeschäftsstelle
Zillestrasse 102
10585 Berlin
Tel.: 030 342 44 14
Fax: 030 342 44 66
E-Mail: info@epilepsie.sh
Internet: www.epilepsie.sh

Epilepsie Bundeselternverband e. V. (e. b. e.)
Geschäftsstelle
Nadine Benzler
Bommerfelder Ring 29
58452 Witten
Tel.: 02302 2052859

Fax: 032222 126793
E-Mail: kontakt@epilepsie-elternverband.de
Internet: www.epilepsie-elternverband.de

Epilepsie und Arbeit
Bundesprojekt TEA (Teilhabe-Epilepsie-Arbeit)
Dachauer Straße 17
80335 München
Tel.: 089 540 497 700
Fax.: 0540 497 729
E-Mail: epilepsie-arbeit@im-muenchen.de

Epilepsie-Fachassistenz/-Fachberatung
Bildung & Beratung Bethel
Nazarethweg 7
33617 Bielefeld
Tel.: 0521 1445770
Fax: 0521 1446109
E-Mail: Bildung&Beratung@Bethel.de
Internet: www.bildung-beratung-bethel.de

PEPE – Psycho-edukatives Programm Epilepsie
Bildung & Beratung Bethel
Nazarethweg 7
33617 Bielefeld
Tel.: 0521 1445770
Fax: 0521 1446109
E-Mail: pepe@bethel.de
Internet: https://www.bethel-regional.de/angebote-details/pepe-psycho-edukatives-programm-epilepsie.html

EURAP Deutschland
Europäisches Register für Schwangerschaften unter Antiepileptika
Prof. Dr. Bettina Schmitz
Vivantes Humboldt Klinikum
Am Nordgraben 2
13509 Berlin
Tel.: 030 130 12 15 03
Fax: 030 130 12 15 12
E-Mail: eurap@vivantes.de

Gesellschaft für Epilepsieforschung e. V.
Maraweg 21
33617 Bielefeld
Tel.: 0521 77278011

Fax: 0521 77278013
Internet: www.epilepsieforschung.de

FAMOSES – Modulares Schulungsprogramm Epilepsie für Familien
MOSES Geschäftsstelle
Bettina Hahn
Rußheider Weg 3
33604 Bielefeld
Tel.: 0521 2700127
Fax: 0521 2704800
E-Mail: info@famoses.de
Internet: www.famoses.de

Flip & Flap-Schulungsprogramm
Klinik für Kinder- und Jugendmedizin
Universitätsklinikum Schleswig-Holstein Campus Lübeck
Ratzeburger Allee 160
Sekretariat Sozialpädiatrisches Zentrum und Neuropädiatrie
Tel.: 0451 50042981
Internet: www.epilepsieschulung.de

MOSES – Modulares Schulungsprogramm Epilepsie
MOSES Geschäftsstelle
Bettina Hahn
Rußheider Weg 3
33604 Bielefeld
Tel.: 0521 2700127
Fax: 0521 2704800
E-Mail: info@moses-schulung.de

STIFTUNG MICHAEL
Alsstraße 12
53227 Bonn
Tel.: 0228 94 55 45 40
Fax: 0228 94 55 45 42
E-Mail: post@stiftung-michael.de
Internet: www.stiftung-michael.de

Die Autorinnen, die Autoren

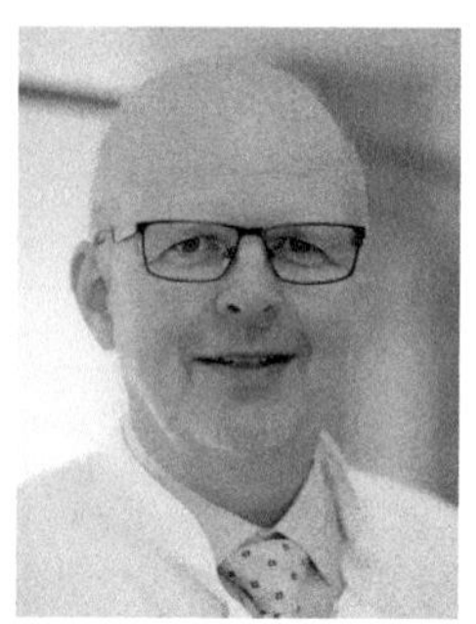

Christian Brandt, Facharzt für Neurologie. Er arbeitet als leitender Abteilungsarzt im Krankenhaus Mara, Universitätsklinik für Epileptologie, Epilepsie-Zentrum Bethel und leitet dort die Epilepsieambulanz und das Studien-Koordinierungszentrum; seine klinischen und wissenschaftlichen Interessen betreffen insbesondere die medikamentöse Behandlung der Epilepsie und die Belange von Menschen mit geistiger Behinderung. Er ist Vorsitzender der Kommission für Epilepsie und geistige Behinderung der Deutschen Gesellschaft für Epileptologie e. V. und der entsprechenden Arbeitsgruppe der Internationalen Liga gegen Epilepsie (ILAE).

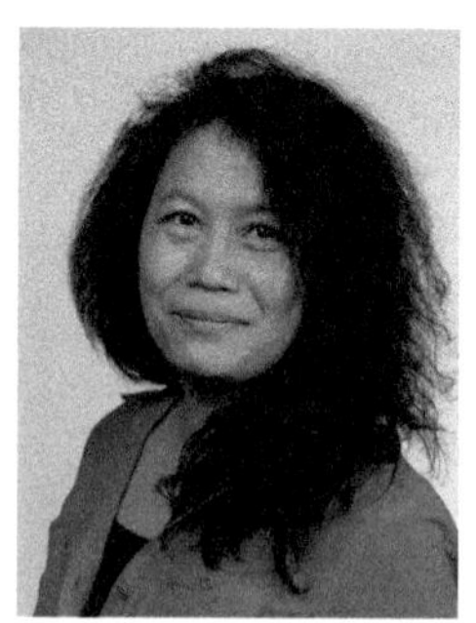

Nerissa Clavecilla, Pflege B. Sc., Schwerpunkt NeuroCare, Pflegeexpertin für psychosomatische Epileptologie, pflegerisch klinische Leitung der psychosomatischen Epileptologie und der konservativen Epileptologie im Krankenhaus Mara, Universitätsklinik für Epileptologie, Epilepsie-Zentrum Bethel mit den Schwerpunkten: Aufbau, Implementierung und Durchführung eines therapeutischen Konzeptes; Zusatzqualifikation in Tanz- und Theaterpädagogik, Tanz- und Ausdruckstherapie, Mediation, Biodynamische Craniosacraltherapie; Durchführung von Fortbildungen im Bereich der psychosomatischen Epileptologie; pflegerische Mitwirkende bei Tagungen der Arbeitsgemeinschaft Psychosomatische Epileptologie der Epilepsiezentren in Deutschland.

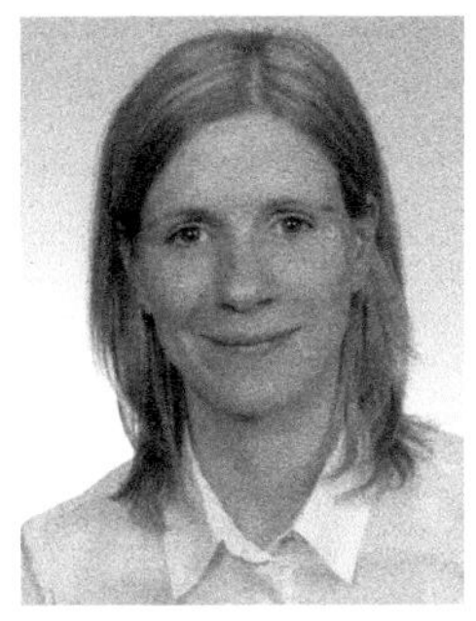

Rebekka Geelhaar, ausgebildete Krankenschwester und derzeit als Case Managerin auf der Station für Erwachsene mit Behinderungen im Evangelischen Krankenhaus Königin Elisabeth Herzberge in Berlin tätig. Sie hat Management und Qualitätsentwicklung im Gesundheitswesen an der Alice-Salomon-Hochschule studiert und mit dem Master of Science abgeschlossen.

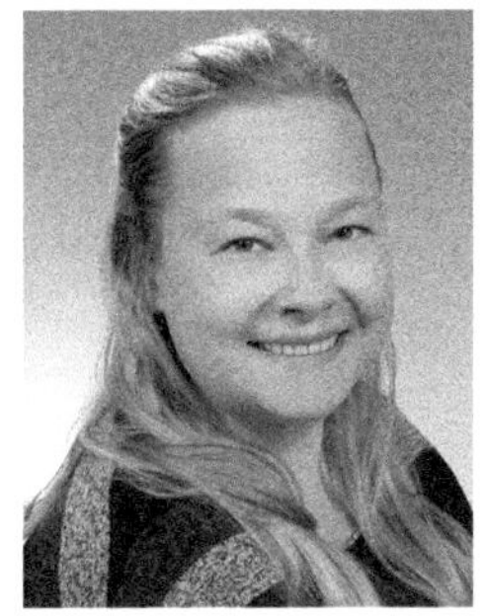

Merle Janetzki, duale Ausbildung von 2012 bis 2015, Studium mit Bachelorabschluss (B. Sc.) von 2012 bis 2017, seit 2015 als Gesundheits- und Krankenpflegerin in Bethel tätig. Seit Ende 2017 in der Epileptologie im Krankenhaus Mara, Universitätsklinik für Epileptologie, Epilepsie-Zentrum Bethel beschäftigt. Darüber hinaus ist sie seit Mitte 2019 als Praxisanleiterin tätig.

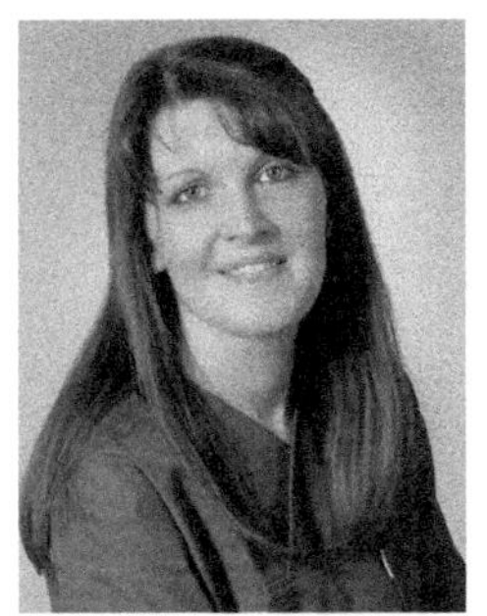

Margarete Lauber, geb. Albrecht (B. Sc.), seit 2006 als Gesundheits- und Kinderkrankenpflegerin, Praxisanleiterin und Primäre Pflegekraft im Krankenhaus Mara, Universitätsklinik für Epileptologie, Epilepsie-Zentrum Bethel tätig und als Honorardozentin zu verschiedenen pflegerischen Themen; Auszeichnung mit dem deutschen Pflegepreis in der Kategorie »Botschafterin der Pflege 2018«.

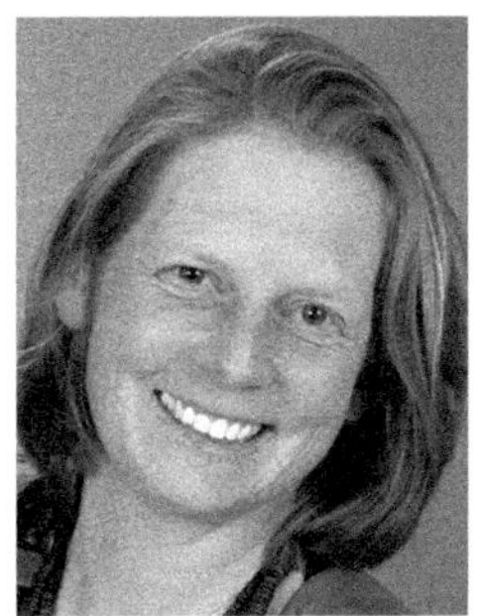

Petra Ott-Ordelheide, Diplom- Pflegewirtin (FH), ex. Gesundheits- und Krankenpflegerin, Senior Project Managerin (IAPM), mehrjährige Tätigkeit in unterschiedlichen Bereichen der Epileptologie, aktuell Stabstelle Pflegeentwicklung Ev. Klinikum Bethel und Krankenhaus Mara, Universitätsklinik für Epileptologie, Epilepsie-Zentrum Bethel. Dozententätigkeit für die Fachhochschule der Diakonie und weitere Bildungsträger. Veröffentlichungen zu den Themenbereichen Menschen mit Epilepsie und Pflegediagnosen. Mitglied in Referenzgruppen zum Thema Pflege- und Anfallsdokumentation. Schwerpunkte der beruflichen Tätigkeit: Menschen mit Epilepsie, Menschen mit Behinderungen, Digitalisierung, Expertenstandards und Reduktion freiheitsentziehender Maßnahmen.

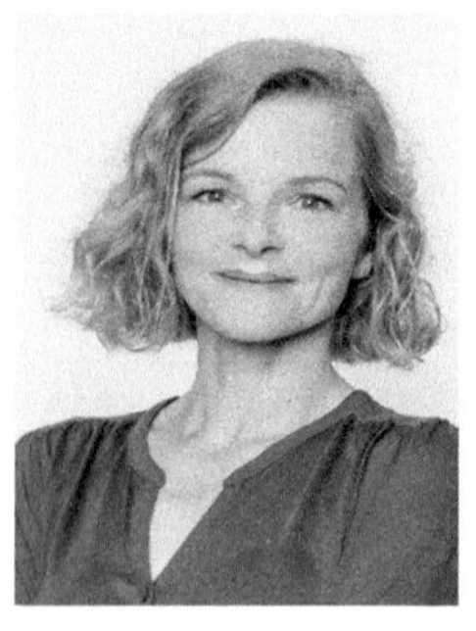

Michaela Ritze, examinierte Kinderkrankenschwester, war mehrere Jahre in der Kinder- und Jugendpsychiatrie tätig. Aktuell arbeitet sie auf einer Station für junge Erwachsene im Krankenhaus Mara, Universitätsklinik für Epileptologie, Epilepsie-Zentrum Bethel. Sie ist ausgebildete Tanz- und Theaterpädagogin. Nach einem berufsbegleitenden Studium zur Integrativen Tanztherapeutin am Fritz-Perls-Institut leitete sie mehrere Jahre Körperwahrnehmungs- und tanztherapeutische Gruppen für Epilepsiepatient*innen an. Während der Zeit als Teamkoordinatorin war sie an der Entwicklung neuer Konzepte für die Behandlung junger Erwachsener mit Epilepsie und deren Evaluation beteiligt. Neben ihrer Tätigkeit als pflegerische Stationsleitung studiert sie aktuell psychiatrische Pflege.

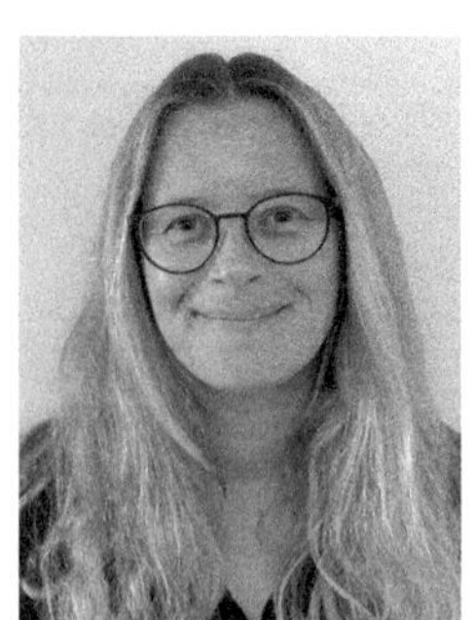

Christiane Schulte Döinghaus, Gesundheits- und Krankenpflegerin und stellvertretende pflegerische Klinikleitung der Station für präoperative Diagnostik und Epilepsiechirurgie im Krankenhaus Mara, Universitätsklinik für Epileptologie, Epilepsie-Zentrum Bethel. Sie hat Pflegewissenschaften an der Fachhochschule der Diakonie in Bielefeld studiert.

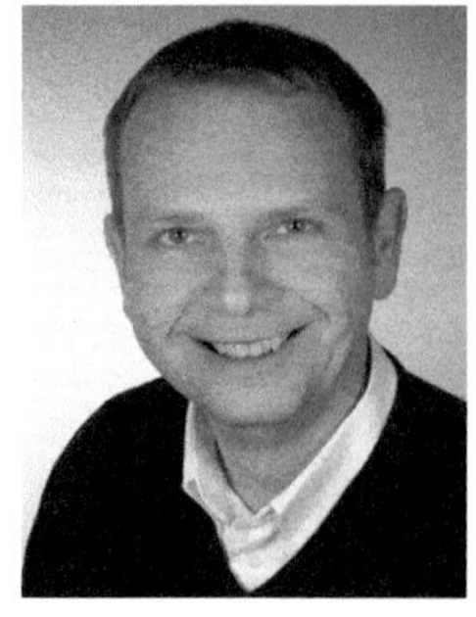

Hermann-T. Steffen, exam. Krankenpfleger und Gesundheitswissenschaftler. Nach langjähriger Tätigkeit in unterschiedlichen Praxisfeldern der Epileptologie und Psychiatrie bekleidet er eine Professur für Gesundheitswissenschaften und Versorgungsforschung an der Fachhochschule der Diakonie und ist Leiter der Epilepsie-Fachberatung, Bildung & Beratung Bethel. Seine Arbeits- und Forschungsschwerpunkte sind »Familie und chronische Krankheit«, »Partizipation im Gesundheitswesen« und »Anwendung von E-(Mental)Health«.

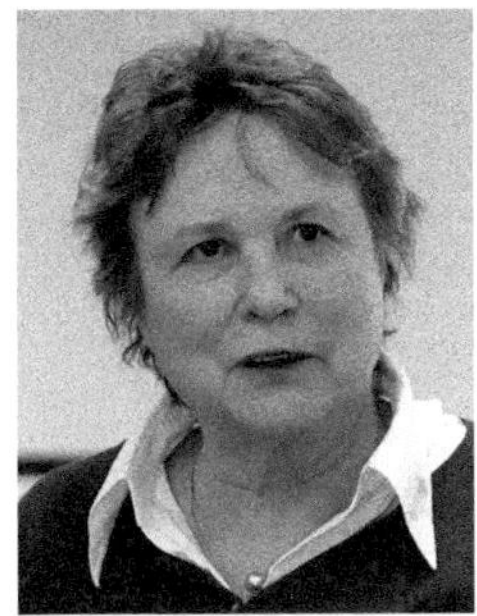

Hedwig Sudbrock, Krankenschwester, Diplom-Pädagogin (1994), Supervisorin (DGSv), langjährige Tätigkeit als Dozentin und Supervisorin (DGSv) im Institut Bildung & Beratung der Bodelschwinghschen Stiftungen Bethel. Entwicklung des Curriculums Epilepsie-Fachberatung (Epilepsie-Fachassistenz) und langjährige Kursleiterin dieser Weiterbildung; Mitglied der Kommission Epileptologische Weiterbildung für (nichtärztliche) Fachkräfte im Gesundheitswesen der Deutschen Gesellschaft für Epileptologie (DGfE); weitere Fortbildungsschwerpunkte: Praxisanleitung, pflegerische Beratung, Konzepte zur Assistenz von Menschen mit Behinderung sowie Supervision und Organisationsberatung.

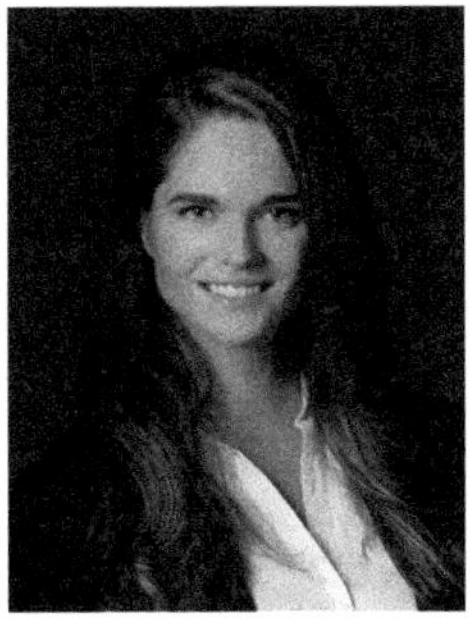

Christina Vollgraf, seit 2017 als Gesundheits- und Krankenpflegerin in der Rehabilitationsklinik Mara, Universitätsklinik für Epileptologie, Epilepsie-Zentrum Bethel tätig. Weitere Tätigkeitsbereiche: Primary Nurse, fortgebildet in lösungsorientierter Kurzzeitberatung. Seit 2017 Studentin des Studienganges »Management im Sozial- und Gesundheitswesen« an der Fachhochschule der Diakonie Bielefeld.

Stichwortverzeichnis

A

B

C

D

E

F

M

N

O

P

R

S

T

U

V

W